92

Anaesthesiology and Resuscitation
Anaesthesiologie und Wiederbelebung
Anesthésiologie et Réanimation

Editors:

R. Frey, Mainz · F. Kern, St. Gallen
O. Mayrhofer, Wien

Managing Editor: H. Bergmann, Linz

Anaesthesie in Augen- und HNO-Heilkunde Blutgerinnung Blutgasanalyse

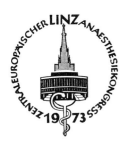

Beiträge und Diskussionen der 2 Workshops „Anaesthesie und Augenheilkunde" und „Anaesthesie und HNO-Heilkunde" und der 2 Seminare „Praxis der Blutgerinnung" und „Probleme der Blutgasanalyse" der XIII. Gemeinsamen Tagung der Deutschen, Schweizerischen und Österreichischen Gesellschaften für Anaesthesiologie und Reanimation vom 5.–8. September 1973 in Linz
(Anaesthesiekongreß Linz 1973, Teil 3)

Herausgegeben von

H. Bergmann und B. Blauhut

Mit 79 Abbildungen

Springer-Verlag
Berlin Heidelberg New York 1975

ISBN 3-540-07438-4 Springer-Verlag Berlin · Heidelberg · New York
ISBN 0-387-07438-4 Springer-Verlag New York · Heidelberg · Berlin

Die Wiedergabe von Gebrauchsnamen, Warenbezeichnungen usw. in diesem Werk berechtigt auch ohne besondere Kennzeichnung nicht zu der Annahme, daß solche Namen im Sinn der Warenzeichen- und Markenschutzgesetzgebung als frei zu betrachten wären und daher von jedermann benutzt werden dürften.

Das Werk ist urheberrechtlich geschützt. Die dadurch begründeten Rechte, insbesondere die der Übersetzung, des Nachdruckes, der Entnahme von Abbildungen, der Funksendung, der Wiedergabe auf photomechanischem oder ähnlichem Wege und der Speicherung in Datenverarbeitungsanlagen bleiben, auch bei nur auszugsweiser Verwertung, vorbehalten. Bei Vervielfältigungen für gewerbliche Zwecke ist gemäß § 54 UrhG eine Vergütung an den Verlag zu zahlen, deren Höhe mit dem Verlag zu vereinbaren ist.

© by Springer-Verlag Berlin Heidelberg 1975.
Printed in Germany.

Druck und Bindearbeiten: Meister Druck Kassel.

INHALTSVERZEICHNIS

WORKSHOP 1: ANAESTHESIE UND AUGENHEILKUNDE 2

Leiter: F. KERN, St. Gallen
Teilnehmer: A. GRAEMIGER (Ophthalmologie), St. Gallen; W. F. HENSCHEL (Anaesthesie), Bremen; K. HOMMER (Ophthalmologie), Linz; H. L'ALLEMAND (Anaesthesie), Gießen; F. SCHEURECKER (Anaesthesie), Linz.

THEMA 1: LOKALANAESTHESIE UND ALLGEMEINANAESTHESIE 2

Diskussionsbeiträge
E. DAMASKE: Lokalanaesthesie in der Katarakt-Chirurgie (Novocain versus Xylonest) 6
W. UNGER und H. ORTNER: Distraneurinnarkose bei anaesthesiologischen Risikofällen in der Ophthalmologie 12
V. WEISS: Fünf Jahre Narkosen bei Netzhautablösung 18

THEMA 2: DER INTRAOCULARE DRUCK 21

Diskussionsbeiträge
W. F. HENSCHEL und J. DRÄGER: Verhalten des intraocularen Druckes als Kriterium für die Brauchbarkeit eines Anaesthesieverfahrens in der Ophthalmochirurgie 27
A. BILLIG, K. BIHLER und J. KOBOR: Intraocularer Druck unter Neuroleptanalgesie und Diamox^R 36

THEMA 3: DER OCULOKARDIALE REFLEX 38

Diskussionsbeitrag
H. D. TAUBE, E. FESSL-ALEMANY und A. WESSING: Anaesthesieverfahren bei der Behandlung der Ablatio retinae 41

WORKSHOP 2: ANAESTHESIE UND HNO-HEILKUNDE (Leitthema: Tonsillektomie und Narkose) 50

Leiter: H. WEIGAND, Köln
Teilnehmer: E. BINKERT (Anaesthesie), Luzern; W. GABRIEL (Anaesthesie), Bonn; K. KRUMPHOLZ (HNO), Linz; K. MÜNDNICH (HNO), Münster; H. TREMEL (Anaesthesie), München.

THEMA 1: PRAEMEDIKATION 50

THEMA 2: ART DER ANRKOSE 53

Diskussionsbeitrag
I. PICHLMAYR: Vergleich der Intubations- und Insufflationsnarkose
bei Tonsillektomien und Adenotomien im Kindesalter auf Grund von
Blutgasanalyse 56

THEMA 3: INTRAOPERATIVE BLUTUNG 62

THEMA 4: POSTOPERATIVE ÜBERWACHUNG UND KOMPLIKATIONEN 64

Diskussionsbeitrag
P. FRITSCHE: Tonsillektomie und Narkose 65

FREIE THEMEN (HNO-Themen):

Vorsitz: K. HUTSCHENREUTER, Homburg (Saar); K. WIEMERS, Freiburg

Vortrag Nr. 180. W. E. SPOEREL: Jet-Ventilation bei endolaryngealen Eingriffen 72
Vortrag Nr. 181. L. RENDERS-VERSICHELEN, G. ROLLY und E. STEJSKAL: Oxygenation and Acid Base Balance during Intermittent Oxygen Jet Injection for Bronchoscopy and Laryngoscopy 77
Vortrag Nr. 182. G. BAER und R. EEROLA: Entwicklung eines elektronisch gesteuerten Ventilators zur Beatmung relaxierter Patienten bei Bronchoskopie und Laryngomikroskopie 85
Vortrag Nr. 183. E. GEBERT, C. VAN DE LOO, P. KAMGANG und
D. STANGE: Vergleichende Untersuchungen von NLA ohne Intubation und Injektorbeatmung nach Sanders 89
Vortrag Nr. 184. KOTSERONIS, J. und J. STOFFREGEN: Bronchoskopie in Kombination von Neuroleptanalgesie und Oberflächenanaesthesie.. 94
Vortrag Nr. 185. J. WAWERSIK, D. HARMS, K. J. FISCHER, K. VIETOR und A. BERNHARD: Behandlung und Verlauf einer seltenen Trachealstenose 99
Vortrag Nr. 186. P. FRITSCHE: Respiratorische Notsituationen in der Hals-Nasen-Ohrenheilkunde 103
Vortrag Nr. 187. H. HOLZHÄUSER und I. PICHLMAYR: Elektrokardiographische Untersuchungen bei mikrochirurgischen Eingriffen im Glottisbereich 110
Vortrag Nr. 188. F. J. LOERS und C. MARCUS: Anaesthesieverfahren zur Verhinderung größerer Blutverluste bei Eingriffen in der HNO-Heilkunde 117
Vortrag Nr. 189. P. RHEINDORF: Das Narkoseverfahren bei der Tympanoplastik 119

SEMINAR 1: DIE PRAXIS DER BLUTGERINNUNG 123
Leiter: H. VINAZZER, Linz

1. Vorträge
H. VINAZZER: Substitutionstherapie bei chirurgischen Eingriffen an Patienten mit Gerinnungsstörungen 124
J. TROKAN: Verbrauchskoagulopathie und Hyper-Fibrinolyse 127
E. WENZEL, H. HOLZHÜTER, K. H. STÜRNER und B. ANGELKORT: Die Bedeutung der Reptilase- und Thrombinkoagulase-Gerinnungszeit sowie von immunelektrophoretischen Bestimmungsmethoden zur Messung der "Antithrombin VI" Aktivität für die Differentialdiagnose von Verbrauchskoagulopathien 135

2. Diskussion 143

3. Praktische Übungen 147

SEMINAR 2: PROBLEME DER BLUTGASANALYSE 155

Leiter: E. JACOBSEN, Kopenhagen

1. Gewinnung von Blutproben 156
(Arteriell oder kapillär, Abnahmetechnik, Kunststoff- oder Glasspritzen, Spritzenkonstruktion, Heparineinfluß, Aufbewahrung)

2. Meßvorgang und Elektrodenprobleme 162
(Messen, Probleme der Glaselektroden, Eichung, Membranmaterial, Temperatur-Probleme, Temperaturkorrektur)

3. Berechnung abgeleiteter Parameter und Säure-Basen-Diagramme .. 166

4. Kontinuierliche Messung von Blutgasen und pH-Werten 171

5. Anaesthesiologische Anforderungen an ein Blutgas-Meßgerät 174

Referentenverzeichnis

ANGELKORT, B., Dr., Abteilung Innere Medizin II, Klinische Anstalten der Medizinischen Fakultät der RWTH, Aachen.
BAER, G., Dr., Anaesthesieabteilung, Zentralkrankenhaus, Tampere (Finnland).
BERNHARD, A., Prof. Dr., Abteilung für Cardiovaskuläre Chirurgie der Chirurgischen Universitätkliniken, Kiel.
BIHLER, K., Prof. Dr., Anaesthesieabteilung, Städtisches Krankenhaus, Ingolstadt.
BILLIG, A., Dr., Anaesthesieabteilung, Städtisches Krankenhaus, Ingolstadt.
BINKERT, E., Dr., Anaesthesieabteilung, Kantonspital, Luzern.
DAMASKE, E., Dr., Augenklinik der Universität, Münster.
DRÄGER, J., Dr., Städtische Krankenanstalten, Bremen.
EEROLA, R., Doz. Dr., Anaesthesieabteilung, Zentralkrankenhaus, Tampere (Finnland).
FESSL-ALEMANY, E., Dr., Anaesthesieabteilung, Universitäts-Klinikum der Gesamthochschule, Essen.
FISCHER, K. J., Dr., Zentrale Abteilung für Anaesthesie der Universität, Kiel.
FRITSCHE, P., Prof. Dr., Institut für Anaesthesie, Universitätskliniken, Homburg (Saar).
GABRIEL, W., PD Dr., HNO-Universitätklinik und Poliklinik, Bonn.
GEBERT, E., Dr., Institut für Anaesthesiologie der Universitätskliniken, Freiburg.
GRAEMIGER, A., Dr., Augenabteilung, Kantonspital, St. Gallen.
HARMS, D., PD Dr., Pathologisches Institut der Universität, Kiel.
HENSCHEL, W. F., Dr., Allgemeine Anaesthesieabteilung, Zentralkrankenhaus, Bremen.
HOLZHÄUSER, H., Dr., Institut für Anaesthesiologie der Medizinischen Hochschule, Hannover.
HOLZHÜTER, H., Dr., Abteilung Innere Medizin II, Klinische Anstalten der Medizinischen Fakultät der RWTH, Aachen.
HOMMER, K., Doz. Dr., Augenabteilung, Allgemeines Krankenhaus, Linz.
JACOBSEN, E., Dr., Department of Anaesthesia, University Hospital, Kopenhagen.
KAMGANG, P., Dr., Institut für Anaesthesiologie der Universität, Freiburg.
KERN, F., Dr., Institut für Anaesthesiologie, Kantonspital, St. Gallen.
KOBOR, J., Dr., Anaesthesieabteilung, Städtisches Krankenhaus, Ingolstadt.
KOTSERONIS, J., Dr., Institut für klinische Anaesthesie der Universität, Göttingen.
KRUMPHOLZ, K., Dr., HNO-Abteilung, Allgemeines Krankenhaus, Linz.
KUNTZE, D., Dr., Anaesthesie-Abteilung des Allgemeinen Krankenhauses, Hagen.
L'ALLEMAND, H., Prof. Dr., Abteilung für Anaesthesiologie der Universitätskliniken der Universität, Gießen.
LOERS, F. J., Dr., Abteilung für Anaesthesiologie, Klinische Anstalten der Medizinischen Fakultät der RWTH, Aachen.

LOO, van de, C., Dr., Institut für Anaesthesiologie der Universitätskliniken, Freiburg.
MARCUS, Ch., Dr., Abteilung für Anaesthesiologie, Klinische Anstalten der Medizinischen Fakultät der RWTH, Aachen.
MÜNDNICH, K., Prof. Dr., HNO-Klinik der Universität, Münster.
ORTNER, H., Dr., Ophthalmologische Abteilung, Krankenanstalt Rudolfstiftung, Wien.
PICHLMAYR, I., Prof. Dr., Institut für Anaesthesiologie der Medizinischen Hochschule, Hannover.
PÖLL, W., Dr., Institut für Anaesthesiologie der Medizinischen Hochschule, Hannover.
RENDERS-VERSICHELEN, L., Dr., Department of Anaesthesiology, University Gent (Belgien).
RHEINDORF, P., Dr., Institut für Anaesthesiologie der Universitätskliniken, Mainz.
ROLLY, G., Prof. Dr., Department of Anaesthesiology, University, Gent (Belgien).
SALEHI, E., Dr., Abteilung für Anaesthesiologie, Klinische Anstalten der Medizinischen Fakultät der RWTH, Aachen.
SCHEURECKER, F., Dr., Institut für Anaesthesiologie und Reanimation, Krankenhaus der Barmherzigen Brüder, Linz.
SPOEREL, W. E., Prof. Dr., Department of Anaesthesia, University of Western Ontario, London (Canada).
STEJSKAL, E., Dr., Department of Anaesthesiology, University, Gent (Belgien).
STOFFREGEN, J., Prof. Dr., Institut für klinische Anaesthesie der Universität, Göttingen.
STÜRNER, K. H., Dr., Blutspendedienst, Klinische Anstalten der Medizinischen Fakultät der RWTH, Aachen.
TAUBE, H. D., Dr., Anaesthesieabteilung, Universitäts-Klinikum der Gesamthochschule, Essen.
TREMEL, H., Dr., HNO-Klinik der Universität, München.
TROKAN, J., Dr., Merz-Dade AG, Bern.
UNGER, W., Dr., Anaesthesieabteilung, Krankenhaus Rudolfstiftung, Wien.
VIETOR, K., PD. Dr., Abteilung für Kinderkardiologie und biomedizinische Technik der Universitätskinderklinik, Kiel.
VINAZZER, H., Doz. Dr., Gerinnungslabor, Linz.
WALTER, B., Dr., Anaesthesieabteilung, Städtisches Krankenhaus, Holweide, Köln.
WAWERSIK, J., Prof. Dr., Zentrale Abteilung für Anaesthesie der Universität Kiel.
WEIGAND, H., Dr., Abteilung für Anaesthesiologie der Medizinischen Fakultät der Universität, Köln.
WEISS, V., Dr., Department d'Anesthésiologie, Hôspital pital Cantonal, Genf.
WENZEL, E., PD Dr., Abteilung Innere Medizin II, Klinische Anstalten der Medizinischen Fakultät der RWTH, Aachen.
WESSING, A., Prof. Dr., Augenklinik, Universitätsklinikum der Gesamthochschule, Essen.

Workshop 1

Anaesthesie und Augenheilkunde

Leiter: F. KERN, St. Gallen
Teilnehmer: A. GRAEMIGER (Ophthalmologie), St. Gallen
W. F. HENSCHEL (Anaesthesie), Bremen
K. HOMMER (Ophthalmologie), Linz
H. L'ALLEMAND (Anaesthesie), Gießen
F. SCHEURECKER (Anaesthesie), Linz

KERN: Meine Damen und Herren, ich begrüße Sie zum Workshop 1 über "Anaesthesie und Augenheilkunde", und möchte gleich mit dem Thema 1 "Lokalanaesthesie - Allgemeinanaesthesie" beginnen.

Die Bevorzugung der Lokalanaesthesie durch Ophthalmochirurgen ist zum Teil in der Geschichte, zum Teil in der Tradition und vielleicht auch in geringem Maße in Vorurteilen gegenüber der Narkose begründet. Die geschichtliche Motivation für den Siegeszug der Lokalanaesthesie bei den Ophthalmologen begann mit der Entdeckung der lokalanaesthetischen Wirkung des Cocains durch KARL KOLLER (1884), der selbst Ophthalmologe in Wien war und später Staffmitglied im Mount Sinai-Hospital in New York wurde. Beim damaligen Stand der Allgemeinanaesthesie war die Lokalanaesthesie eine neue Möglichkeit der Schmerzausschaltung. Sie hat bis heute in der Ophthalmochirurgie an vielen Orten ihren Platz beibehalten.

Die Auswahl des Anaesthesieverfahrens wird 1. von der Art des Eingriffes und 2. von der körperlichen und psychischen Verfassung des Patienten beeinflußt. Primär entscheidet meist der Ophthalmologe, welches der beiden Anaesthesieverfahren anzuwenden sein wird. Der Anaesthesist wird erst sekundär zur Durchführung der Allgemeinanaesthesie zugezogen, sollte dann aber selbstverständlich die Möglichkeit haben, eventuelle Bedenken gegen die vorgesehene Allgemeinanaesthesie anzubringen.

Nun erhebt sich zunächst die Frage, für welche Eingriffe sich die Lokalanaesthesie überhaupt eignet. Herr GRAEMIGER, bitte!

GRAEMIGER: Bei Operationen in der Augenheilkunde, die für die Lokalanaesthesie geeignet sind, muß zwischen diagnostischen Eingriffen, kleineren und einigen größeren Operationen unterschieden werden. Diagnostische Eingriffe (z. B. Tränenwegspülung oder Druckmessung) und kleinere chirurgische Eingriffe, vor allem am Lid, sei es ein Chalazion, eine Lidrandzyste oder ein Xanthelasma, können durchwegs in Lokalanaesthesie durchgeführt werden. Auch beim Pterygium sowie bei einigen wenigen größeren Augenoperationen (Cataracta senilis, Glaukom-, Schiel- und prophylaktische Netzhautoperationen) läßt sich die Lokalanaesthesie ohne größere Schwierigkeiten anwenden und empfehlen.

KERN: Nun Herr HENSCHEL als Anaesthesist, bitte!

HENSCHEL: In der Ophthalmologie sind für eine Lokalanaesthesie folgende Indikationen zu nennen:
1. sogenannte Bagatelleingriffe, z. B. Tränengangssondierungen, Pterygium, Chalazion und dgl;
2. kooperative Patienten, da kooperatives Verhalten m. E. Voraussetzung für eine Lokalanaesthesie ist;

3. Patienten die für eine Allgemeinanaesthesie nicht entsprechend vorbereitet worden sind;
4. Patienten, bei denen eine Allgemeinanaesthesie kontraindiziert ist;
5. das Fehlen der Voraussetzungen für eine ordnungsgemäße Durchführung einer Allgemeinanaesthesie. Darunter ist sowohl eine unzureichende instrumentelle oder apparative Ausrüstung als auch das Nichtvorhandensein eines mit der speziellen Problematik der Allgemeinanaesthesie in diesem Fachgebiet vertrauten Anaesthesisten zu verstehen.

KERN: Ich stimme der zuletzt genannten Indikation für eine Lokalanaesthesie Herrn HENSCHELs sehr zu, denn es ist nicht ungefährlich, den Ophthalmologen zum vermehrten Einsatz von Allgemeinanaesthesien überreden zu wollen, wenn die personellen Möglichkeiten dazu nicht vorhanden sind.
Nächste Frage: Bei welchen Eingriffen bzw. Patienten ist die Allgemeinanaesthesie der Lokalanaesthesie vorzuziehen? Herr GRAEMIGER, bitte.

GRAEMIGER: Eingriffe, bei denen wir eine Allgemeinanaesthesie bevorzugen, sind:
1. länger als 20 Minuten dauernde Operationen, und
2. technisch schwierigere Operationen. Dazu möchte ich die Hornhauttransplantation, die Netzhautoperationen, die Enukleation, größere plastische Operationen und vor allem auch die Schieloperationen bei Kleinkindern zählen. Des weiteren gehören zu dieser Gruppe die Reoperationen z. B. bei Schielpatienten, dann natürlich auch die Fälle mit Cataracta congenita, Cataracta traumatica oder subluxierte Linsen.

KERN: Zum gleichen Thema Herr HENSCHEL, bitte!

HENSCHEL: Eine Allgemeinanaesthesie in der Ophthalmochirurgie ist indiziert bei:
1. mikrochirurgischen Operationen,
2. Operationen, bei denen eine Bulbusakinesie oder eine Relaxierung der äußeren Augenmuskeln zur Vermeidung jeglichen Gegendruckes bei bulbuseröffnenden Eingriffen notwendig bzw. unerläßlich ist.
3. nicht kooperationsfähigen bzw. -willigen Patienten, also in erster Linie bei Kindern, aber auch bei labilen, aufgeregten Kranken und bei alten Patienten mit Verwirrtheit und Einsichtsschwäche.

KERN: Danke schön. Nun erhebt sich aber die Frage, worin denn überhaupt die Vorteile einer Lokalanaesthesie liegen. Meiner Meinung nach darin, daß sie die physiologischen Grundfunktionen des Patienten am wenigsten stört. Andererseits aber muß man sich fragen, ob eine Lokalanaesthesie auch immer imstande ist, dem Ophthalmochirurgen zur Durchführung einer subtilen Operation dieselben Bedingungen zu schaffen, die eine Allgemeinanaesthesie zu bringen vermag. Herr GRAEMIGER, bitte.

GRAEMIGER: Ein unbedingter Vorteil der Lokalanaesthesie besteht meiner Meinung nach in ihrem geringen personellen Aufwand. Wenn eine Augenabteilung nicht jederzeit einen speziellen Anaesthesisten zur Verfügung hat, dann ist es personell unbedingt von Vorteil, in Lokalanaesthesie zu operieren. Weiterhin muß der Patient bei dieser Methode der Schmerzausschaltung auch nicht unbedingt nüchtern sein. Dieser Faktor spielt besonders bei der Versorgung von frischverletzten Patienten, die gerade gegessen haben, eine Rolle. Schließlich bringt die Lokalanaesthesie auch einen gewissen Zeitgewinn mit sich. Die Allgemeinanaesthesie erfordert doch immer wieder 5 bis 10 Minuten Zwischenzeit (Ein- und Ausleitung einer Narkose), in Lokalanaesthesie dagegen kann man fortlaufend ohne Unterbrechung des Programmes operieren, was doch bei einem sehr großen Programm von nicht unwesentlicher Bedeutung ist.

HOMMER: Ich möchte voranstellen, daß die Anaesthesie als ein großartiges und vollwertiges Fach anzusehen ist. Jedoch auch die Ophthalmologie möchte vom Anaesthesisten als vollwertiges Fach anerkannt werden. Im Gegensatz zur großen Chirurgie arbeiten wir allerdings an einem sehr kleinen Organ. Aber schon das Durchschneiden einer Naht kann ein Auge sehr stark schädigen. Macht nun der Chirurg einen Fehler, dann kann der Patient sterben; machen wir aber einen Fehler, dann wird er blind. Und was das Augenlicht bedeutet, das hat schon Schiller im Wilhelm Tell gesagt: "Denn es ist die höchste Plage, wenn am Tage man das Licht nicht sehen kann". Außerdem kann ich mir eigentlich nicht vorstellen, daß ein Anaesthesist nur wenig Freude haben soll, einen Augenpatienten zu narkotisieren. Ich kann mir ebenso nicht vorstellen, daß ein Katarakt-Patient, der diese Operation eine halbe Stunde lang in Lokalanaesthesie über sich ergehen lassen muß, ein geringeres körperliches und psychisches Trauma erleiden soll als ein Patient, der eine gute Allgemeinanaesthesie bekommt.

HENSCHEL: Herr Kollege HOMMER, obwohl wir in den wesentlichsten Dingen einer Meinung sind, möchte ich doch einige Worte hinzufügen. Herr DRÄGER, mein Ophthalmologe, definiert ähnlich wie Sie die Ophthalmologie als ein großes Fach um ein kleines Organ. Dem stimmen wir völlig zu. Auch sträuben wir uns keineswegs gegen die Allgemeinanaesthesie in der Augenheilkunde, wir sind im Gegenteil sehr glücklich, einen engen Kontakt zur operativen Augenheilkunde zu haben. Man muß aber betonen, daß die Allgemeinanaesthesie, auch in ihrer heutigen Form, nicht gefahrlos ist, ihre Indikation daher abgewogen werden muß und besonders ein alter Patient einer entsprechenden Vorbereitung bedarf. Ich erlebe es in meiner Klinik sehr häufig, daß ein z. B. 95-jähriger Patient zu einer Kataraktentfernung um 20.00 Uhr aufgenommen wird, um 20.30 Uhr vom Anaesthesisten angesehen werden soll und am nächsten Morgen vom Ophthalmologen operiert werden möchte. Wenn ein solcher Patient aber nicht mindestens 3 Tage, was für einen so alten Menschen immerhin erforderlich ist, vernünftig durchuntersucht und vorbereitet wurde, dann halte ich die Lokalanaesthesie für die gefahrlosere Methode.

KERN: Herr L'ALLEMAND möchte sich zu diesem strittigen Punkt ebenfalls äußern.

L'ALLEMAND: Ich möchte hierbei die Frage aufwerfen: was versteht man unter einem großen Eingriff? Können wir das messen? Gibt es gewisse Parameter, die darüber eine Aussage machen können? Zur Verfügung stehen uns z. B. Meßgrößen des Stoffwechsels (Kohlenhydrate). In der Mehrzahl der Fälle führt nun die Lokalanaesthesie im Gegensatz zur Allgemeinanaesthesie zu keiner Störung der Zuckerverwertung, die stressorischen Elemente fallen also bei der örtlichen Schmerzausschaltung weitestgehend weg, vorausgesetzt, daß der Patient gut vorbereitet und kooperativ ist. Demzufolge muß eine Allgemeinanaesthesie vor allem bei kleinen Eingriffen wohl erwogen werden.

KERN: Danke. Ich bin froh darüber, daß die Ophthalmologen einerseits zu den Anaesthesisten Vertrauen haben, und daß andererseits die Anaesthesisten die Fälle für eine Allgemeinanaesthesie sorgfältig auswählen.

Die Lokalanaesthesie wird also durchaus ihren Platz in der Ophthalmochirurgie in mehr oder weniger großem Ausmaß beibehalten. Nun ist es aber in der Regel so, daß den wenigsten Patienten eine reine Lokalanaesthesie zugemutet wird. Die meisten Patienten werden dazu auch noch sediert. Nach meinem Dafürhalten ist es nun ein relativ heikler Punkt, das richtige Maß der SEDIERUNG zu finden. Bei zu niedriger Sedierung wird der Ophthalmologe einen unruhigen Patienten haben, zu tief kann die Sedierung aber einer Narkose gleichen ohne daß hierbei der Patient genügend überwacht wird. PETRUSCAK und Mitarbeiter haben 1973 eine Zusammenstellung über die Todesfälle in der Ophthalmochirurgie publiziert, und zwar in zwei Gruppen von je 5 Jahren. In der 1. Gruppe hatten sie 2 Exitus in tabula bei Eingriffen in Lokalanaesthesie, wobei es nicht unbedingt Lokalanaesthesiezwischenfälle gewesen sein müssen, sondern vielleicht auch unbemerkte Herzrhythmusstörungen oder eine Atemdepression mit einer schleichenden Hypoxie vorgelegen haben können. Es ist also durchaus nicht so, daß die Lokalanaesthesie keine Mortalität hat. In dieser Statistik z. B. ist andererseits kein Patient unter Narkose gestorben. Die übrigen Todesfälle traten postoperativ auf, die Altersverteilung der Verstorbenen lag zwischen 70 und 90 Jahren. Mortalitätsstatistiken der vierziger Jahre dagegen, z. B. die von KIRSCH und BILET, fanden die größte Todesfallhäufigkeit in den ersten 10 Lebensjahren. Wir wollen also doch festhalten, daß die Anaesthesie auch auf diesem Gebiet einen großen Fortschritt gebracht hat. Als Schlußfolgerung aus den Untersuchungen von PETRUSCAK und Mitarb. ergab sich, daß in der zweiten Periode bei allen ophthalmologischen Patienten, die für eine Operation vorgesehen waren, sei es in Allgemein- oder in Lokalanaesthesie, eine präoperative Visite mit Festlegung der entsprechenden Prämedikation durchgeführt wurde. Auch während des Eingriffes in Lokalanaesthesie wurden ferner die Patienten durch einen Anaesthesisten überwacht und eine evt. notwendige weitere Sedierung intraoperativ i. v. durchgeführt. Möchte sich noch jemand zur Sedierung äußern? Herr L'ALLEMAND, bitte!

L'ALLEMAND: Die Sedierung bei der Lokalanaesthesie in der Ophthalmochirurgie sollte drei Aufgaben erfüllen:
1. den Patienten psychisch zu sedieren,
2. schädliche Reflexe weitestgehend zu unterdrücken. Eine Atropinkomponente darf daher in der Prämedikation unter keinen Umständen fehlen.
3. den intraokulären Druck zu senken. Zu diesem letzten Punkt wird später sicherlich noch diskutiert werden.

Warnen möchte ich im Zusammenhang mit der Sedierung noch vor der mancherorts üblichen i. v. Verabreichung von Thalamonal oder Fentanyl zum Zwecke der ganz tiefen Sedierung ohne Intubation und ohne Überwachung in Kombination mit der Lokalanaesthesie.

GRAEMIGER: Herr L'ALLEMAND hat bereits erwähnt, daß auch der Chirurg einen gewissen sedativen Effekt auf den Patienten ausüben sollte. Ich habe im amerikanischen Schrifttum einen sehr treffenden Satz von einem gewissen Herrn HAVERNER gefunden: "Probably the best possible preoperative tranquilizer and sedative is the surgeon himself". Und noch etwas: Während meiner Ausbildung in New York habe ich beobachtet, daß Schieloperationen dort immer in Allgemeinanaesthesie ausgeführt wurden. Es wäre absolut unmöglich und undenkbar gewesen, einen New Yorker Patienten in Lokalanaesthesie zu operieren. In St. Gallen dagegen, hat es mich von Anfang an überrascht, daß man Schielkinder ohne größere Schwierigkeiten in Lokalanaesthesie operieren konnte. Ich glaube, daß das psychische Verhalten von Arzt und Patienten sicherlich von ausschlaggebender Bedeutung ist. Jetzt aber zeichnet sich bei uns wieder ein neuer Trend ab: Wir haben sehr viele Gastarbeiter und die Kinder dieser Gastarbeiter sind emotionell nicht so stabil wie die der einheimischen Bevölkerung. Bei diesen Kindern müssen wir nun fast ausnahmslos wieder die Allgemeinanaesthesie durchführen.

KERN: Nun darf ich Herrn DAMASKE zu seinem Diskussionsbeitrag: "<u>Lokalanaesthesie in der Katarakt-Chirurgie (Novocain versus Xylonest)</u>" bitten.

DAMASKE: Mit zunehmender Verfeinerung allgemeiner Betäubungsmethoden und der dadurch bedingten Entwicklung schonender Narkoseverfahren ist die Zahl der in der operativen Augenheilkunde in Allgemeinnarkose operierten Patienten sprunghaft angestiegen. Dabei ist die Allgemeinnarkose nicht nur auf das Kindesalter beschränkt, sondern bietet auch beim Erwachsenen eine Reihe von Vorteilen für Operateur und Patient (Mikrochirurgie). Der Trend zur Allgemeinnarkose hat sich in einigen größeren ophthalmologischen Zentren so stark entwickelt, daß die bis dahin zahlenmäßig überwiegenden Operationen in Lokalanaesthesie verdrängt wurden. Trotzdem kommt gerade in der operativen Augenheilkunde der Lokalanaesthesie eine durchaus berechtigte Bedeutung zu. Die Einführung weniger toxischer und langwirkender Lokalanaesthetika, sowie die Verbesserung bereits bekannter Techniken haben zu einer Renaissance der Lokalanaesthesie geführt. Für die Bevorzugung lokaler Anaesthesieverfahren in der Augenheilkunde ist auch die Tatsache maßgebend, daß sich ein großer Teil des Patientengutes dieses Fachgebietes in fortgeschrittenem Lebensalter befindet, besonders in der zahlenmäßig überwiegenden Katarakt-Chirurgie. Bei diesen Patienten ruft in der Regel eine sachgemäß durchgeführte Lokalanaesthesie eine weniger ausgeprägte Störung der Homöostase hervor als eine sorgfältig durchgeführte Allgemeinanaesthesie.

Die Entdeckung der örtlichen Betäubung durch den Wiener Sekundararzt KARL KOLLER (1884) war eine der segensreichsten Taten der Medizin. KARL KOLLER hatte gemeinsam mit SIGMUND FREUD am Pharmakologischen Institut in Wien über Cocain gearbeitet. Sie beobachteten zunächst die leistungssteigernde und euphorische Wirkung des Cocains. Die anaesthesierende Wirkung auf der Zunge bei peroraler Einnahme des Cocains war schon früheren Experimentatoren bekannt gewesen, doch nicht weiter verfolgt worden. Das Cocain war sogar in Tropfenform schon am Auge bei Versuchstieren angewendet worden. Das Interesse hatte sich aber lediglich der dadurch bewirkten Pupillenerweiterung zugewendet. KOLLER ist als erster auf die geniale Gedankenverbindung gekommen, die anaesthesierende Wirkung des Cocains auch für Augenoperationen zu verwenden! Seine Entdeckung, die 1884 anläßlich des Ophthalmologenkongresses in Heidelberg vorgetragen wurde, fand schnell in alle operativen Disziplinen der Medizin Eingang. Der bekannte Augenarzt LINDNER (Wien) wandte die Lokalanaesthesie mit subconjunctivaler Injektion einer 3%igen Cocain-Lösung fast ausschließlich für Operationen in Lokalanaesthesie an. Die Ära der Lokalanaesthesie wurde durch einen Augenarzt begründet. Die erste Staroperation mit Cocainanaesthesie hat v. REUSS (Direktor der II. Augenklinik in Wien) unter KOLLERs Assistenz durchgeführt. HIRSCHBERG in Berlin operierte allein 38 Patienten innerhalb von 8 Wochen mit Erfolg und schrieb: "Ich glaube, daß auf unserem Gebiet, wenigstens bei Erwachsenen, die lokale Narkose den Sieg über die allgemeine Narkose davontragen wird".

Seit KOLLERs Entdeckung 1884 wurden immer neue und bessere Lokalanaesthetika gefunden und beschrieben: z. B. Procain = Novocain (EINHORN, 1905), Lidocain = Xylocain (LÖFGREN, 1948) und Mepivacain = Scandicain (1956). Verglichen mit Novocain haben Scandicain, Xylocain sowie Xylonest eine vierfache anaesthesiologische Wirkung. Das bedeutet, daß bei der Hälfte der Dosierung gegenüber Procain, also bei gleicher Toxizität, der doppelte lokalanaesthesiologische Effekt erreicht wird. Das Novocain (Procain) ist in der Augenheilkunde immer noch sehr stark verbreitet. Die eigenen Erfahrungen mit weniger toxischen und langwirkenden Lokalanaesthetika - wie z. B. Xylonest - haben dazu geführt, die Lokalanaesthesie mit Novocain immer mehr zu verlassen. Novocain ist ein Lokalanaesthetikum vom Ester-Typ, das in Lösung weniger stabil ist und ein begrenztes Penetrationsvermögen zeigt. Vorteilhaft ist, daß es einer raschen hydrolytischen Spaltung im Gewebe unterliegt und schnell in der Leber entgiftet wird; eine Nachinjektion ist schon nach

20 - 30 Minuten möglich. Xylonest (Prilocain) ist ein Lokalanaesthetikum vom Amid-Typ, damit sehr stabil und mehrmals durch Autoklavierung
sterilisierbar. Prilocain ist noch weniger toxisch als Lidocain. Xylonest wirkt in vivo besser als Xylocain, wird schnell abgebaut und
die bei möglicher Überdosierung auftretenden toxischen Symptome sind
deshalb nur von kurzer Dauer. Die zulässige Höchstdosis in der Augenheilkunde wird nur in seltenen Fällen erreicht, erst bei einer Injek-
tionsmenge von 15 - 20 ml kommt eine solche Überlegung in Frage. Die
Höchstdosis für einen Erwachsenen bei 70 kg Körpergewicht beträgt:
Xylonest ohne Vasokonstriktor 400 mg = 20 ml (2%ige Lösung)
Xylonest mit Vasokonstriktor 600 mg = 30 ml (2%ige Lösung)
(2%ige Novocainlösung = 40 ml).

Der Zusatz von Adrenalin (Suprarenin, Epinephrin) zur lokalanaesthetischen Lösung führt zur örtlichen Vaso-Konstriktion, diese verzögert
die Resorption und verlängert so die Wirkungsdauer, die Toxizität wird
verringert. In der Regel ist ein Adrenalinzusatz von 1 : 200 000 =
5 γ/ml ausreichend (Tabelle 1, 2).

Tabelle 1. Gegenüberstellung der wichtigsten Eigenschaften von Novocain und Xylonest. Der besondere Vorteil des neuen Lokalanaesthetikums
Xylonest liegt in seiner außergewöhnlich geringen Toxizität und seiner
größeren Wirksamkeit

	Ophthalmologie	
	Novocain	Xylonest
Typ	Ester	Amid
Maximaldosis	~ 1 g	400 - 600[a] mg
Chemisch	Procain	Prilocain
Gefahr	allergenes Risiko (Paragruppensensi-bilisierung)	selten
Wirkungseintritt	langsamer 5 - 10 Min.	schneller 5 Min.
Wirkungsdauer	30 Min.	1 Std. und länger
Konzentration	1,0 - 2,0 %	0,5; 1,0; 2,0; (4,0 %)
Anwendung	Injektion	Injektion, Oberfläche
Toxizität	1,0	1,0
Wirkung	1,0	4,0

[a] mit Epinephrin-Zusatz 1 : 200 000

Die empfohlenen Höchstdosen sind allerdings keine festen Werte. Da die
Reaktion auf ein bestimmtes Anaesthetikum individuell erheblich schwan-
ken kann, ist es nicht möglich, eine für alle Situationen gültige
Höchstdosis anzugeben. Die für die retrobulbäre Injektion angegebene
empfohlene Höchstdosis von 2 - 4 ml einer 2%igen Xylonest-Dosis ist daher für die ophthalmologischen Operationen in Lokalanaesthesie eine
Dosis, bei der der Erfahrene im allgemeinen keine gefährlichen Nebenwirkungen erwartet.

Tabelle 2. Die wichtigsten Lokalanaesthetika (Angaben über Wirksamkeit und Toxizität bezogen auf Procain)

Internationaler Freiname E = Ester [a] A = Amid [b]	Firmenbezeichnung	Wirk-sam-keit	Toxi-zität	Empfohlene Höchstdosis [c]			
				mit Vasokonstriktion mg	mit Vasokonstriktion mg/kg Körpergewicht	ohne Vasokonstriktion mg	ohne Vasokonstriktion mg/kg Körpergewicht
Procain E	Novocain[R]	1	1	1000	15	500	8 - 10
Tetracain E	Pantocain[R]	10	10	100	1,5	50	0,8
Cocain E	keine	2 - 3	4	Wird nur als Oberflächenanaesthetikum verwendet. Einzelmaximaldosis (IPP): 30 mg			
Lidocain A	Xylocain[R]	4	2	500	7	300	4
Mepivacain A	Scandicain[R]	4	2	500	7	300	4
Bupivacain A	Carbostesin[R]	16	8	150	2	75	1

[a] Ester (Procain, Cocain und Tetracain) werden unterschiedlich schnell von Plasmacholinesterase abgebaut

[b] Amide (Lidocain, Mepivacain und Bupivacain) sind bezüglich ihrer Abbaurate von der Leberzelle abhängig

[c] Die "empfohlenen Höchstdosen" sind klinische Erfahrungswerte und gelten für robuste Individuen von etwa 70 kg Körpergewicht. Vorsicht bei Alters- und Gewichtsextremen!

Technik

Die retrobulbäre Injektion (Abb. 1) ist zugleich Leitungs- und Infiltrationsanaesthesie, bei der Akinesie ist die Methode nach O'BRIEN eine typische Leitungsanaesthesie, während die nach van LINDT durch Infiltration wirkt. Durch die retrobulbäre Injektion, die bei den meisten chirurgischen Eingriffen am Augapfel angewendet wird, wird eine sensorische und motorische Anaesthesie erreicht. Bei der intrakapsulären Staroperation bezweckt man mit der retrobulbären Injektion vorwiegend eine Hypotonie und Ruhigstellung des Augapfels.

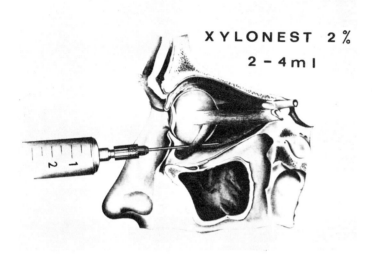

Abb. 1. Retrobulbäre Injektion: Die Lage der Hohlnadel im retrobulbären Raum; Tiefe der Injektion ca. 3 cm. Die Kanüle wurde durch das Unterlid gestochen, zuerst gerade nach hinten und dann nach oben gerichtet

In der Regel wird mit einer 3,5 cm langen Nadel durch das Unterlid am temporal unteren Rand der Orbita eingestochen (der Patient wird aufgefordert, nach oben und innen zu schauen), die Nadel zunächst gerade nach rückwärts geführt und dann aufwärts gegen die Orbitaspitze vorgeschoben. Vor der Injektion wird aspiriert, um sicher zu sein, daß die Hohlnadel nicht intravaskulär liegt. In der Regel injizieren wir 2 bis 4 ccm einer 2%igen Xylonest-Lösung. Die Injektion wird als operativer Eingriff gewertet und unter allen Bedingungen der Sterilität ausgeführt.

Die retrobulbäre Injektion ist nicht ungefährlich, Todesfälle wurden in der Literatur beschrieben; eine eigene Beobachtung bei einer 62-jährigen Patientin mit Diabetes mellitus führte zu den Überlegungen, ein Lokalanaesthetikum ohne großes allergenes Risiko in der Zukunft bei Retrobulbärinjektionen zu verwenden. Bei der Operation älterer Menschen wird man mit Adrenalin zurückhaltend sein. Adrenalinzusatz zum Lokalanaesthetikum hat mehrere Wirkungen:
1. Es bewirkt örtlich eine intensivere Nervenblockade,
2. es verlängert die Analgesiezeit beträchtlich,
3. es verzögert die Resorptionszeit.
Obwohl eine adrenalinhaltige Lokalanaesthesielösung prinzipiell als potentiell weniger toxisch (Resorptionsgeschwindigkeit!) betrachtet

werden muß - vorausgesetzt, es findet keine unbeabsichtigte intravasale Injektion statt und beim Patienten selbst besteht keine Kontraindikation gegenüber einer Adrenalinanwendung - wird in neuerer Zeit bei Verwendung der Amide (die im Gegensatz zum Procain keine gefäßerweiternde Wirkung haben) ganz auf Adrenalinzusatz verzichtet, dafür sprechen die gleichfalls nach Injektion von Novocain mit Adrenalinzusatz beobachteten transitorischen wie auch echten Amaurosefälle (DODEN, BÖCK u. a.). Die eigenen Erfahrungen kommen zu dem Schluß, daß bei der retrobulbären Injektion die Notwendigkeit von Adrenalinzusatz bezweifelt wird. Auf größere Injektionsmengen als 4 ml kann verzichtet werden, da wir zur weiteren Hypotension des Augapfels die Bulbuskompression mit dem Gerät nach VÖRÖSMARTHY (1964) erzielen. Retrobulbäre Blutungen nach retrobulbärer Injektion sind selten. DODEN ist der Ansicht, daß diese Blutungen arterieller Natur sind. Sie verlangen die gleiche Behandlung wie andere traumatische Orbitalblutungen. Für die Lokalanaesthesie bei augenärztlichen Operationen spricht ihre Einfachheit. Der Operateur kann sie selbst ausführen. Die Lokalanaesthesie kann nach jedem Eingriff abgestuft werden, sie kann schnell ausgeführt werden, es besteht kein Mißverhältnis zu den oft kurzdauernden augenärztlichen Eingriffen. Die krankenpflegerische Betreuung nach der Operation ist wesentlich einfacher. Postoperative Komplikationen (Embolie, Infarkt, Pneumonie) sind bei den meist älteren Patienten wesentlich seltener. Die Anwendung von Lokalanaesthetika vom Amid-Typ vermindert das allergene Risiko. Das in der Augenheilkunde bisher sehr häufig angewendete Novocain (Ester-Typ) führte relativ häufig zu allergischen Nebenreaktionen. Unter allergischen Reaktionen werden ungewöhnliche spezifische Empfindlichkeitszustände gegenüber einer Substanz verstanden, die in gleicher Menge verabreicht von den meisten Menschen vertragen wird. Dabei wird zwischen Anaphylaxie (ungewöhnliche und übertriebene Reaktion des Organismus gegenüber körperfremdem Eiweiß oder anderer Substanzen), Idiosynkrasie (individuelle oder besondere Empfindlichkeit gegen ein Medikament) und Hypersensibilität (Reaktion unter charakteristischen Symptomen auf Substanzen, die in gleicher Menge für den Menschen unschädlich sind) unterschieden. Die Symptomatik der selten vorkommenden allergischen Reaktionen reicht vom urtikariellen Exanthem, angioneurotischen Ödem, Bronchospasmus, Laryngospasmus und sogenannten anaphylaktischen Schock bis zum irreversiblen cardiovaskulären Schock. Im Bereich des Auges werden Quincke-Ödem, Chemosis conjunctivae, ekzemartige Dermatitis beobachtet. Anlaß zu unseren Untersuchungen - Novocain versus Xylonest - war ein tödlicher Zwischenfall nach retrobulbärer Novocain-Injektion mit Adrenalin-Zusatz bei einer 62-jährigen Frau (Diabetes mellitus, Myocardschaden, Retinopathia diabetica bds.) mit schnellem Verlauf und primärem Herzversagen (pathologisch-anatomisch fand man ein diffuses, z. T. hämorrhagisches Lungenödem bei allgemeiner Arteriosklerose, Diabetes mellitus, und genuiner Hypertonie).

Die Nebenwirkungen lokaler Anaesthetika sind pathologisch nicht einheitlich. Man unterscheidet in der Regel 3 Gruppen:
1. Zwischenfälle durch die allen Lokalanaesthetika gemeinsame Eigenschaft eines zentralnervösen Krampfgiftes,
2. versehentliche intravenöse Injektion mit plötzlich auftretendem schweren Kollapssyndrom, Blässe, Abfall des Blutdrucks, frequentem, nicht fühlbarem Puls, Ohnmacht mit tiefer Bewußtlosigkeit, u. U. Exitus,
3. allergische Nebenwirkungen, der anaphylaktische Schock und die Kontaktreaktion der Haut.

Die oft primären anaphylaktischen Schockerscheinungen beruhen auf einer Sensibilisierung gegenüber Para-Gruppen, z. B. bei der Sulfonamid-Therapie. Sie treten nur bei Verwendung von Lokalanaesthetika auf, die zu den Estern der Paraaminobenzoesäure und ihren Derivaten

gehören, wie Novocain, Anaesthesin, Panthesin, Tutocain, Pantocain. Überkreuzungsreaktionen fehlen dagegen gegenüber Anaesthetika, die das typische Strukturmerkmal nicht besitzen (z. B. Cocain, Xylocain, Xylonest). Die Zunahme allergischer Schockreaktionen nach Novocain ist durch folgende Umstände bedingt:
1. die seit der Sulfonamid-Ära gegebene Möglichkeit einer Paragruppensensibilisierung;
2. die Verwendung von Procain als Depotkörper und Resorptionsverzögerer (Penicillin-Procain);
3. die wachsende Anzahl pharmazeutischer Decknamen für gleiche Verbindungen.

Bei der Durchsicht der an unserer Klinik im Jahre 1972 durchgeführten 600 Katarakt-Operationen in Lokalanaesthesie, vorwiegend mit Novocain (Procain), fanden sich in 10 % der Fälle Komplikationen in Form von Kollapsneigung, Blässe, Unwohlsein des Patienten, Abfall des Blutdrucks, frequentem, oft nicht tastbarem Puls sowie verzögerter Wirkungseintritt ("Novocainversager"). Der mitgeteilte Todesfall nach Gabe von Novocain mit Adrenalinzusatz ereignete sich bei einer ambulanten Lichtkoagulation zur Behandlung der diabetischen Retinopathie und führte zum vorwiegenden Einsatz der Lokalanaesthetika vom Amid-Typ (Xylonest). Die Auswertung der jetzt in einem Zeitraum von mehr als 14 Monaten durchgeführten retrobulbären Injektionen, vorwiegend mit Xylonest, zeigte, daß die Komplikationen bedingt durch die Abnahme des Allergierisikos bei Verwendung von Xylonest auf 1 bis 2 % zurückgingen.

Zusammenfassend kann gesagt werden, daß die Lokalanaesthesie trotz aller Fortschritte moderner allgemeiner Anaesthesieverfahren einen festen Platz in der Katarakt-Chirurgie hat. Die in letzter Zeit zunehmende Anwendung von Xylonest in der Augenheilkunde hat auch in diesem Fach zu einer deutlichen Verminderung der Nebenwirkungen der Lokalanaesthesie am Auge geführt. Das allergene Risiko bei Verwendung von Lokalanaesthetika des Amid-Typs ist auf ein Mindestmaß herabgesetzt.

KERN: Danke, Herr DAMASKE. Aus Ihren Ausführungen ist zu entnehmen, daß auch Lokalanaesthetika Nebenwirkungen leichterer oder schwererer Natur haben können und daß die Beherrschung von Zwischenfällen auch bei Lokalanaesthesien eine wichtige Aufgabe ist.

Und nun zur Besprechung der Allgemeinanaesthesie in der Ophthalmologie. Wir wollen aus dem Problemkatalog nur drei Punkte herausgreifen:
1. die intravenöse Anaesthesie und dabei die Mononarkose,
2. die Notwendigkeit der Intubation und
3. Spontanatmung oder kontrollierte Beatmung.

In Bezug auf die intravenöse Narkose hat sich bis heute in England noch vereinzelt die Methode erhalten, daß für Kataraktoperationen z. B. ein Barbiturat-Curare-Gemisch ohne Intubation verwendet wird. Niemand hier wird wohl mehr mit dieser Methode einverstanden sein und sie auch nicht lehren. Ketamine dagegen hat sich als intravenöses Narkosemittel einen sicheren Platz in der Anaesthesie der Augenheilkunde erobert, es darf aber keineswegs als gefahrloses Wundermittel angesehen werden. Wir wissen z. B., das Ketamine einen Laryngospasmus und auch eine Aspirationsbereitschaft verursachen kann. Wir selbst verwenden Ketamine ausschließlich bei Schieloperationen im Kindesalter, wobei die Narkose von einem Anaesthesisten verabreicht und auch überwacht wird.

Möchte sich noch jemand zum Ketamine äußern?

HENSCHEL: Wir beobachten immer wieder, daß die Patienten nach Ketamine-
gabe ungerichtete Bulbusbewegungen und einen groben Nystagmus zeigen.
Wird dies nicht bei einer Schieloperation als störend empfunden? Außerdem wurde im letzten Heft der Zeitschrift "Praktische Anaesthesie und
Wiederbelebung" berichtet, daß Ketamine eine intraoculäre Drucksteigerung bewirkt. Wie stellen sich die Augenärzte dazu?

GRAEMIGER: Bulbusbewegungen während der Ketaminenarkose sind uns bekannt. Sie stören aber eigentlich nicht, da sie nicht so grobschlägig
sind und wir den Bulbus durch einen zusätzlichen Haltefaden fixieren.

SCHEURECKER: Wir verwenden das Ketamine als Mononarkose bei allen
Strabismusoperationen. Bei uns werden jedoch nur reine Muskelplastiken
gemacht, also keine Vor- oder Rücklagerungen und es wird auch nicht
die Sklera angestochen. Deswegen bleibt die Steigerung des intraocularen Druckes praktisch ohne Bedeutung. Der Nystagmus verschwindet in
dem Augenblick, in dem das Schielhäkchen eingesetzt und der Muskel an-
gespannt wird. Der Bulbus bewegt sich dann nicht mehr.

KERN: Auf die Beeinflussung des intraocularen Druckes durch Ketamine
werden wir später noch zu sprechen kommen. Nun darf ich die Herren
UNGER und ORTNER zum Diskussionsbeitrag: "Distraneurinnarkose bei anaesthesiologischen Risikofällen in der Ophthalmologie" bitten.

UNGER: Nach der erfolgten Abgrenzung der Indikationsgebiete für die
Allgemein- und Lokalanaesthesie möchte ich Ihnen ganz kurz eine intravenöse Methode der Allgemeinanaesthesie und zwar die mit Distraneurin
vorstellen. Das Indikationsgebiet stellt jene Patientengruppe dar, die
vom Ophthalmologen aus gesehen nur in Allgemeinanaesthesie erfolgreich
operabel erscheint, bei welcher die Internisten jedoch aus Sorge um
die "Vita" für die übliche Pentothal-Lachgas-Sauerstoff-Halothan-Intu-
bationsnarkose Bedenken anmelden. Allein die Formulierung unserer Internisten - "Erhöhtes Narkoserisiko, in Distraneurinnarkose operations-
fähig" - läßt erkennen, daß sie die Distraneurinnarkose auf Grund ihrer
postoperativen Erfahrungen bei distraneurinanaesthesierten chirurgischen Ikterusfällen für eine sehr schonende Form der Allgemeinanaesthesie, wenn nicht für die schonendste schlechthin halten. In Zusammenarbeit mit ORTNER, der die Augendruckmessungen durchgeführt hat, wenden wir dabei an der ophthalmologischen Abteilung der Krankenanstalt
Rudolfstiftung Wien seit langem folgende Technik an:

Die Patienten werden mit Pethidin, Valium^R und Atropin in entsprechender Dosierung eine Stunde vor der Operation vorbereitet. Dann wird eine
Ghordnadel von mindestens 1,2 mm Durchmesser gelegt und mit der Infusion
der 0,8%igen handelsüblichen Distraneurinlösung in rascher Tropfenfolge
begonnen, so daß die sogenannte Einschlafdosis von 100 bis 150 ml in
fünf bis maximal zehn Minuten einfließt. Sobald der Patient eine bla-
sende bzw. leicht schnarchende Atmung zeigt, wird die Infusion gedrosselt. Unmittelbar nach Beginn der Distraneurininfusion geben wir routinemäßig 1/4 bis 1/2 mg Atropin und 2 mg Effortil^R intravenös; ersteres
zur Vermeidung eines eventuell auftretenden Hustenreizes, letzteres,
um dem auf Distraneurin üblichen leichten Blutdruckabfall von 10 bis
15 mm Hg zu begegnen. Nun wird am schlafenden Patienten vom Operateur
eine nicht unbedingt notwendige, jedoch ophthalmologischerseits oft
erwünschte Akinese des Bulbus mit Novocain-Corbasil^R bzw. 2%igem
Scandicain^R gesetzt, der Patient gewaschen, abgedeckt und mit der
Operation begonnen. Vor der Linsenextraktion wird, da diese erfahrungsgemäß einen starken Reiz darstellt, die Infusionsgeschwindigkeit kurzfristig erhöht. Am Schluß der Operation wird die Infusion beendet, und
der Patient mit liegender Nadel der Stationsschwester überantwortet.
Augendruckkontrollen werden unmittelbar vor der Distraneurininfusion
und nach Verabreichung der Einschlafdosis an beiden Augen, am Opera-

tionsende am nicht operierten Auge durchgeführt. Die erste Druckmessung wird durch vorhergehendes Eintropfen von Novesin^R ermöglicht.

Wir überblicken derzeit 50 in Distraneurinnarkose operierte Patienten, also 100 Augen. Davon 48 Kataraktextraktionen und zwei Glaukompatienten (ein Elliot und eine Iridenclesis). Die Operationszeiten bewegten sich zwischen 25 und 45 Minuten, die durchschnittlich verbrauchte Distraneurinmenge pro Patient lag bei 400 ml. Einmal wurde die Distraneurinnarkose nach 500 ml abgebrochen, da keine ausreichende Narkosetiefe erzielt werden konnte, und eine weitere Flüssigkeitszufuhr auf Grund des schlechten cardialen Zustandes als zu riskant erschien. Ein Patient verstarb einige Stunden nach Operationsende, die Obduktion ergab einen bereits vor der Narkose und Operation stattgehabten Vorderwandinfarkt. Zwei Patienten verstarben einige Tage nach der Operation an einem Pulmonalinfarkt. Einen Hustenreiz beobachteten wir am Beginn der Distraneurinserie, als noch kein Atropin zusätzlich intravenös verabreicht wurde, dreimal: einmal bei Operationsbeginn nach Anlegen der Zügelnaht und zweimal am Operationsende. Die Aufwachphase war verschieden lang, die ersten Schmerzreaktionen traten etwa nach einer Stunde auf. Als postoperatives Analgeticum verwenden wir ausschließlich Novalgin^R und Pethidin-Valium^R. Barbiturate sollen mit Distraneurin nicht kombiniert werden.

Der Augendruck ist nach der Einschlafdosis statistisch signifikant erniedrigt, wobei ein erhöhter Ausgangsdruckwert stärker als ein normaler gesenkt wird. Bei Operationsende ist der Ausgangswert meist wieder erreicht.

Als Vorteile der Methode können angesehen werden:
1. Erschließung eines neuen Patientenkreises für die Allgemeinanaesthesie,
2. Augendrucksenkende Wirkung des Distraneurins (Linsenextraktion, Glaskörperkomplikation!)
3. Einfache Methodik, geringer Zeitaufwand.

Nachteile der Methode sind:
1. das Freihalten der Atemwege ist ohne Intubation nicht unbedingt gewährleistet, zumal da auch auf einen Airway verzichtet werden muß, da ein solcher bei tiefer Distraneurinnarkose mit erloschenem Cornealreflex unerwünschte Rachenreflexe (Würgen, Husten) auslösen könnte. Bei den eher selten auftretenden Schwierigkeiten hilft daher nur das Anheben des Kinns unter der Abdeckung durch den Anaesthesisten.
2. Die Distraneurinnarkose ist keine Anaesthesieform für den anaesthesiologisch Unerfahrenen, da die Narkosetiefe nicht leicht zu beurteilen ist (Atmung!).

Bei der Durchsicht der Literatur nach der Verwendbarkeit des Distraneurins in der Ophthalmologie fand sich nur eine einzige Veröffentlichung von M. A. PASTRE (Revue d'Oto-Neuro-Ophthalmologique 1959), der Distraneurin bei Lokalanaesthesie zwecks Ruhigstellung des Bulbus als Adjuvans bei 23 Augenoperationen verwendet hat. Ein Hinweis auf eine augendrucksenkende Wirkung des Mittels wird nicht gegeben, gelegentlich wurde es auch in Kombination mit Nembutal^R verwendet. Wir selbst haben bei Narkosen in der Augenheilkunde Distraneurin erst nach orientierenden Untersuchungen über das Verhalten des Augendruckes verwendet und sehen gerade wegen seiner augendrucksenkenden Wirkung seine Hauptindikation in der Ophthalmoanaesthesie bei Patienten mit erhöhtem intraoculärem Druck.

KERN: Danke, Herr UNGER. Ich muß sagen, ich wäre nicht ganz glücklich bei dieser intravenösen Anaesthesietechnik. Es deckt sich mit dem, was ich eingangs über die intravenöse Narkose gesagt habe, was aber nicht ausschließt, daß die Methode in Einzelfällen ihre annehmbaren Resultate zutage bringen kann. Herr L'ALLEMAND bitte!

L'ALLEMAND: Die Distraneurinnarkose wurde bei Oesophagusvarizenblutungen und beim Ikterus empfohlen. Ich habe die Methode aus folgenden Gründen schnell wieder verlassen:
1. Distraneurin wird in der Leber abgebaut.
2. Die atemdepressorische Wirkung von Distraneurin erreicht fast den Depressionsgrad des Morphins, was sehr kritische Untersuchungen von GEISSLER (Gießen) ergeben haben. Wenn man damit also eine Sedierung erreichen will, findet man speziell bei rechtsinsuffizienten Patienten PCO_2 Drucke bis über 50 Torr, was ich für sehr bedenklich halte.

KERN: Danke für diesen sehr wichtigen Hinweis. Die nächste Frage: "<u>Intubation, ja oder nein?</u>" Eigentlich haben wir uns nach dem bisher Gesagten mit Ausnahme von kleineren Eingriffen allgemein schon aus folgenden Gründen dafür entschieden:
1. ist insbesondere für den vorgeschädigten Patienten eine Hypoxie in jeglicher Form immer noch die gefährlichste Komplikation, mit der Intubation können wir aber offene Luftwege sicherstellen.
2. stehen dem Ophthalmochirurgen bei intubiertem Patienten im Operationsfeld mehr Platz und bessere Sterilität zur Verfügung.
Gelegentlich mag bei kleinen Eingriffen auch die Insufflationsnarkose verwendet werden, die allerdings im deutschen Sprachgebiet wenig Eingang gefunden hat.

Nächste Frage: "<u>Spontanatmung oder kontrollierte Beatmung?</u>" Hierzu möchte ich gleich vorweg sagen, daß bei uns die Patienten in oberflächlicher Halothannarkose in der Regel spontan atmen und damit der intrathorakale Druck und so auch der Venendruck niedrig gehalten werden. Ein niedriger Venendruck vermindert aber die operative Blutung und trägt auch dazu bei, daß der intraoculare Druck weniger ansteigt. Ich erwarte Gegenargumente zur Spontanatmung!

SCHEURECKER: Die Spontanatmung ist für kurzdauernde Eingriffe von höchstens 30 Minuten zu rechtfertigen. Die allgemeine anaesthesiologische Erfahrung lehrt, daß die Gefahr der respiratorischen Azidose etwa nach dieser Zeit beginnt. Der Vorteil der assistierten Beatmung hingegen besteht neben der Vermeidung von Hypoxie und Hyperkapnie auch darin, die Auslösung eines oculokardialen Reflexes durch eine leichte Hyperventilation hemmen zu können.

KERN: Danke. Ich stimme Ihnen völlig zu, daß die Spontanatmung nur so lange erlaubt ist, als keine respiratorische Azidose entsteht. Herr HENSCHEL bitte!

HENSCHEL: Auch wir verfahren ähnlich: bei relativ kurzdauernden Eingriffen, die nicht mehr als 30 Minuten in Anspruch nehmen, führen wir die Narkose bei Spontanatmung durch. Außerdem richten wir uns auch nach dem Alter des Patienten. Beim Kind mit einem elastischen Thorax und einer dehnbaren Lunge kann man eine Spontanatmung viel leichter akzeptieren als bei einem alten Patienten mit einem Lungenemphysem und der dazugehörigen chronischen Bronchitis. Beim alten Patienten kann es eben doch sehr leicht zur respiratorischen Azidose kommen und dem PCO_2-Anstieg folgt dann natürlich auch der intraoculäre Druckanstieg.

KERN: Danke Herr HENSCHEL! Bevor wir das Kapitel "Lokalanaesthesie-Allgemeinanaesthesie" abschließen, muß noch festgehalten werden, daß auf Grund meiner Umfrage bei den Anaesthesisten dieses Workshops der <u>Trend</u> bei der Schmerzausschaltung in der Ophthalmologie in Richtung Allgemeinanaesthesie geht. Nicht unwesentlich ist dabei allerdings auch die Einstellung des Ophthalmochirurgen. In unserem Spital ist in den letzten 10 Jahren die Zahl der Allgemeinanaesthesien bei ophthalmochirurgischen Eingriffen von 10 auf 16 %, bei Herrn HENSCHEL von 0 auf 50 % angestiegen. Bei Herrn L'ALLEMAND werden etwa 35 % und bei Herrn SCHEURECKER 32 % aller ophthalmologischen Eingriffe in Allgemeinanaesthesie durchgeführt. Dazu noch Herr HENSCHEL bitte!

HENSCHEL: Meine Damen und Herren, einige statistische Angaben zu diesem Punkt: In Abb. 1 wurden die Altersverteilung und die Anaesthesiearten bei 12.161 ophthalmologischen Eingriffen vom 1. Januar 1969 bis zum 30. Juni 1973 aufgezeichnet. Man erkennt dabei die absolute Domi-

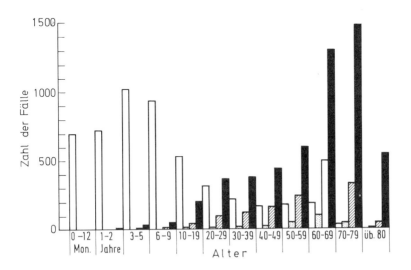

Abb. 1. Altersverteilung und Anaesthesiearten bei 12.161 ophthalmologischen Eingriffen (1.1.1969 - 30.6.1973)
☐ Halothan, ▩ "Balancierte Anaesthesie", ▨ NlA, ■ LA
Ordinate: Zahl der Fälle, Abzisse: Alter

nanz der Allgemeinanaesthesie in den ersten zehn Lebensjahren. Dabei handelt es sich fast ausschließlich um Halothannarkosen mit Lachgas- und Sauerstoffzusatz. Die Einleitung erfolgte per inhalationem oder vorzugsweise intravenös, sodann Maske oder auch endotracheale Intubation. Mit zunehmendem Alter wird der Anstieg der Lokalanaesthesie deutlich, da die Zahl der Gegenindikationen für eine Allgemeinanaesthesie zunimmt. Unter den Allgemeinanaesthesien fällt mit zunehmendem Alter das Ansteigen der Neuroleptanalgesie und das Verschwinden der Halothannarkose auf. Die Abb. 2 zeigt eine jährlich geordnete Aufschlüsselung von 6.828 Allgemeinanaesthesien für ophthalmochirurgische Eingriffe im gleichen Zeitraum. Die Halothannarkose steht wegen der großen Zahl der Anaesthesien für operative und diagnostische Eingriffe im Kindesalter an erster Stelle. Dann folgt zahlenmäßig die Neuroleptanalgesie für die Keratoplastik und Kataraktoperation bei meist älteren Patienten. Die klassische balancierte Anaesthesie, die wir ab und zu noch anwenden, spielt eine nur untergeordnete Rolle. Wenn wir die 2.592 Allgemeinanaesthesien für intraokulare Operationen aufschlüsseln (Abb. 3), so fällt die Dominanz der Neuroleptanalgesie besonders auf. Daneben ist aber auch die relativ hohe Zahl von Halothan-

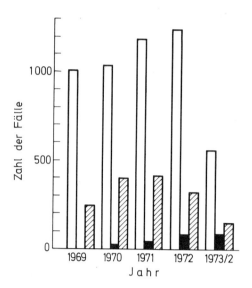

Abb. 2. Aufschlüsselung von 6.828 Allgemeinanaesthesien für ophthalmologische Eingriffe (nach Jahren geordnet, 1.1.1969 - 30.6.1973).
☐ Halothan, ■ "Balancierte Anaesthesie", ▨ NlA
Ordinate: Zahl der Fälle, Abzisse: Alter

narkosen bemerkenswert, die in erster Linie aus ihrer Anwendung bei der Versorgung von bulbusperforierenden Augenverletzungen im Kindesalter resultiert.

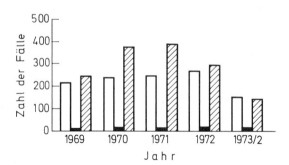

Abb. 3. Aufschlüsselung von 2.592 Allgemeinanaesthesien für intraokulare Eingriffe (nach Jahren geordnet, 1.1.1969 - 30.6.1973).
☐ Halothan, ■ "Balancierte Anaesthesie", ▨ NlA
Ordinate: Zahl der Fälle, Abzisse: Alter

In Abb. 4 erkennt man schließlich den Anstieg der Gesamtzahl der ophthalmologischen Operationen im Berichtszeitraum: es steigt dabei sowohl die Zahl der Allgemeinanaesthesien als auch die Zahl der Operationen, die in Lokalanaesthesie vorgenommen wurden, an. Die Frequenz der Allgemeinanaesthesien liegt deutlich über der der Lokalanaesthesien.

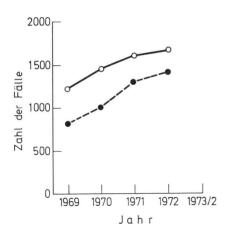

Abb. 4. Ansteigende ophthalmologische Operationszahlen im Berichtszeitraum 1.1.1969 - 30.6.1973.
o Allgemeinanaesthesie, ● Lokalanaesthesie
Ordinate: Zahl der Fälle, Abzisse: Jahr

Exakte Vergleichszahlen zu früheren Jahren liegen nicht vor. 1968 fand ein Wechsel in der Leitung unserer Augenklinik statt, vor diesem Zeitpunkt hatte die Allgemeinanaesthesie für Augenoperationen praktisch überhaupt keine Rolle gespielt. Mit dem neuen Chefophthalmologen und unserem Tätigwerden ab diesem Zeitpunkt setzte erst ein sprunghafter Anstieg der Zahl derjenigen Eingriffe ein, die in Allgemeinanaesthesie durchgeführt werden. Ganz allgemein gesehen, wird dieser Trend zur Allgemeinanaesthesie hin anhalten. Man darf jedoch nicht unkritisch sein und sollte immer eine strenge Indikation zur Allgemeinanaesthesie voll und ganz beachten.

KERN: Danke, Herr HENSCHEL, für diese schöne Zusammenstellung.

HOMMER: Ich möchte doch noch einmal zum Abschluß dieses Kapitels sagen, daß ich mich sehr wundere, warum eigentlich die Lokalanaesthesie einen festen Platz behalten sollte. Sie wird m. E. diesen Platz im Gegenteil völlig zurecht verlieren! In dem Wissen nämlich, daß man als Ophthalmologe der Allgemeinmedizin entfernter gegenübersteht als ein Anaesthesist und in der Kenntnis um die Kontraindikationen und Zwischenfälle auch einer Lokalanaesthesie - retrobulbäre Hämatome z. B. sind gar nicht genannt worden - liegt das Interesse an einer möglichst komplikationsarmen Narkoseform und einer möglichst engen Zusammenarbeit mit dem Anaesthesisten nahe. Bei einem etwaigen Herzstillstand bei einer Lokalanaesthesie ist man als Augenarzt doch völlig allein und machtlos, während bei einer Allgemeinanaesthesie der Patient zumindest schon intubiert und damit schon ein wesentlicher Teil der Reanimation erfüllt ist. Von den letzten 240 Katarakten habe ich z. B. nur mehr eine einzige wegen einer bestehenden chronischen Pneumonie in Lokalanaesthesie operiert. Innerhalb der letzten vier Jahre ist dabei an meiner Abteilung zweimal bei der Einleitung der Narkose ein Herzstillstand aufgetreten. Beide Patienten überlebten, einen von beiden habe ich gerade vor 14 Tagen wieder in Allgemeinanaesthesie komplikationslos operiert. Meines Erachtens wird also die Lokalanaesthesie bei größeren ophthalmologischen Operationen und insbesondere bei den bulbuseröffnenden Eingriffen ihren Platz verlieren.

HENSCHEL: Herr HOMMER, wir sind uns in unseren Anschauungen ja ganz nah. Als Anaesthesist bin ich allerdings der Meinung, daß die Lokalanaesthesie so lange nicht verdrängt werden kann, so lange sich bei den Kollegen der Ophthalmologie nicht die Meinung durchsetzt, daß ein 80- oder 90-jähriger Patient eben doch auch einmal einer 2 - 4tägigen Vorbereitung bedarf. Diese noch fehlende Einsicht ist eigentlich von Seiten des Anaesthesisten der Hauptgrund für die Ablehnung einer Allgemeinanaesthesie, die womöglich gar bei einem ambulanten Kataraktpatienten durchgeführt werden sollte. In einem solchen Fall ist die Lokalanaesthesie der sicherere Weg und das kleinere Risiko und ein Weg, den man nicht verlassen sollte.

KERN: Danke schön. In der Vorbesprechung habe ich von Herrn HOMMER erfahren, daß seine Patienten praeoperativ internistisch abgeklärt werden. Die erhobenen Befunde bekommt dann der Anaesthesist, der über das Anaesthesieverfahren entscheidet. Das ist ein Vorgehen, das wir uns alle nur wünschen können. Aus der Gesamtdiskussion ist hervorgegangen, daß auch die Lokalanaesthesie nicht frei von Zwischenfällen ist. Bei Auftreten solcher Zwischenfälle ist der Anaesthesist sicher besser in der Lage, diese vitalgefährdenden Situationen zu beherrschen als der Ophthalmologe. Dies ist glaube ich, eine Tatsache.

Nun darf ich noch als Abschluß des ersten Themas Frau WEISS zu Ihrem Diskussionsbeitrag "Fünf Jahre Narkosen bei Netzhautablösung" bitten.

WEISS: Die Zahl der Anaesthesien für Operationen bei der Ablatio retinae haben in den letzten Jahren in unserem Krankenhaus zugenommen. Für den vorliegenden Bericht wurden Anaesthesieprotokolle der Fünf-Jahresperiode 1968 - 1972 herausgegriffen. In dieser Zeit wurden an der Augenklinik Genf 565 Operationen zur Behandlung von Netzhautabhebung an 307 Männern und 258 Frauen durchgeführt.

Von der Gesamtheit der erhobenen Fälle konnten für die vorliegende Arbeit 558 Fälle verwendet werden. Die Zahl der Eingriffe hat in den 5 Jahren kontinuierlich zugenommen. Während es im Jahre 1968 81 Patienten waren, stieg die Zahl der Operationen im Jahre 1972 auf 166 Patienten an. Der älteste Patient war zur Zeit der Operation 91 Jahre alt; der jüngste 6 Jahre. Bezüglich der Verteilung der Anaesthesien stehen 554 Allgemeinanaesthesien 4 Lokalanaesthesien gegenüber. Nach der üblichen Prämedikation mit Analgetika und Atropin im Durchschnitt eine Stunde vor Operationsbeginn wurde in 443 Fällen die Anaesthesie mit Thiopental^R eingeleitet und eine Kombinationsnarkose mit Lachgas/Sauerstoff und Halothan durchgeführt. In 110 Fällen wurde mit Epontol^R eingeleitet, relaxiert, intubiert und mit einer Neuroleptanaesthesie fortgesetzt; ein Fall wurde mit Ketamine anaesthesiert.

Die mittlere Narkosedauer betrug 1971 103,94 Minuten und repräsentiert in unserem Kollektiv die längste Zeit; die kürzeste Zeit konnte im Jahre 1970 mit 93,38 Minuten im Mittel gefunden werden. Lokalanaesthesien wurden dabei nicht berücksichtigt.

In 541 Fällen wurde Succinylcholin zur Intubation verwendet. 364 Patienten wurden anschließend mit Alloferin^R curarisiert, 16 Patienten erhielten Pavulon^R und wurden kontrolliert von Hand beatmet. Die nicht curarisierten Patienten wurden assistiert beatmet; kein Patient war unter Spontanatmung. Von den insgesamt 380 curarisierten Patienten wurden nur 76 Patienten decurarisiert.

In 29 Fällen bestand ein Diabetes mellitus; 14 Patienten davon waren nur mittels Diät behandelt worden, acht Patienten hatten eine perorale Therapie und sieben Patienten standen unter Insulindauerbehandlung.

Bei 31 Patienten bestanden präoperative Herzrhytmusstörungen; in acht Fällen bestand Vorhofflimmern, 30 Patienten waren unter Digitalisdauerbehandlung. Bei einem dieser Herzkranken trat während der Operation eine schwere Bradycardie auf, die intraoperativ mit Atropin behandelt wurde und prompt reagierte.

Bei 28 Patienten traten beim Erwachen aus der Anaesthesie Schwierigkeiten auf. Davon hatten 12 Patienten eine stark verlängerte Aufwachzeit; in neun Fällen trat starkes Erbrechen auf; sechs Patienten hatten starken Hustenreiz und einmal kam es zu einem Laryngospasmus.

Bei Aufschlüsselung unseres Kollektives innerhalb der einzelnen Jahre des Berichtszeitraumes in verschiedene Altersgruppen und Narkosetypen (Abb. 1) und über den ganzen Berichtszeitraum in Altersgruppen, Erst- und Mehroperationen, Narkosetyp und Operationsindikation (Abb. 2) zeigt sich folgendes: die Operationsfrequenz steigt mit dem Alter an, um in der Altersgruppe von 61 - 70 Jahren mit 145 Eingriffen ein Maximum zu erreichen. Innerhalb dieser Gruppe finden sich 116 Erstoperationen. Die Zahl der Operationen an beiden Augen, der Rezidivoperationen und vier der zweiten Rezidiveingriffe geht aus Abb. 2 hervor. Bei Untersuchung des Narkosetyps in bezug auf das Alter zeigt sich, daß in dieser Altersgruppe 99 Halothannarkosen, 45 Neuroleptanalgesien und eine Lokalanaesthesie zu verzeichnen sind. In der Altersgruppe von 71 - 80 Jahren steigt der Prozentsatz der Neuroleptanalgesie auf 37 % an und in der Gruppe von 81 - 90 Jahren finden wir bis auf eine Narkose nur mehr diesen Narkosetyp.

Zusammenfassend können wir also sagen, daß bei unseren Patienten der Typ Halothan-Kombinationsnarkose im Vordergrund stand und von unseren Patienten gut toleriert wurde; im ganz hohen Alter haben wir jedoch die Neuroleptanalgesie vorgezogen.

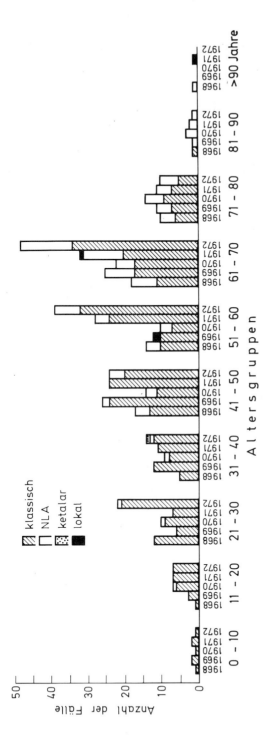

Abb. 1. Fünf Jahre Anaesthesie bei Netzhautabhebungen (1968 – 1972)
Aufschlüsselung des Narkosetyps und der Anzahl der Narkosen nach Jahren und nach Altersgruppen

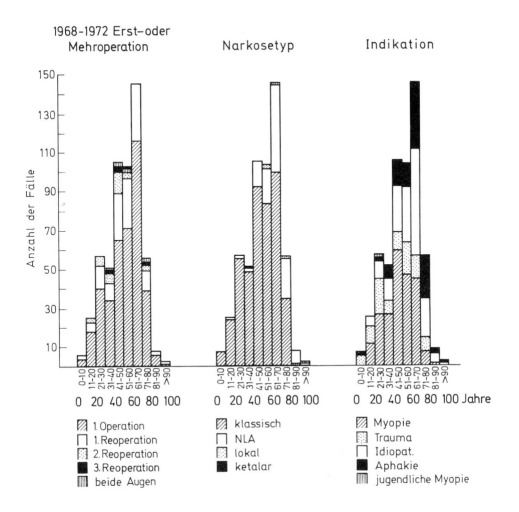

Abb. 2. Fünf Jahre Anaesthesie bei Netzhautabhebungen (1968 - 1972) Graphische Darstellung der Erst- und Mehroperationen, des Narkosetyps und der Operationsindikation in Abhängigkeit vom Alter und der Anzahl der durchgeführten Narkosen

KERN: Danke Frau WEISS. Ich möchte mit dem Wort unseres Kongreßpräsidenten dieses Kapitel abschließen: "In der Anaesthesie kann man fast alles tun, wenn man weiß, was man tut".

Nun wollen wir zum Thema 2: "Der intraoculare Druck" übergehen. Wenn bei intraocularen Eingriffen die Indikation zur Allgemeinanaesthesie gestellt wird, so muß der Anaesthesist alle Faktoren, die zu einer Drucksteigerung führen können, kennen und die anaesthesiologischen Maßnahmen zur Vermeidung von Drucksteigerungen beherrschen. Ich bitte nun zunächst Herrn HOMMER zur Physiologie des intraocularen Druckes.

HOMMER: Durch den normalen Augendruck wird die für die Bilderzeugung notwendige Form des Augapfels (der Kamera) erhalten. Ohne hier auf die Probleme des statistisch oder individuell normalen Druckes, der das Auge nicht schädigt, eingehen zu wollen, beträgt der Mittelwert gesunder Augen, der im Sitzen mit dem Applanationstonometer gemessen wird, 15 mm Hg. Als obere Grenze werden 21 mm Hg (GOLDMANN) bzw. 24,5 mm Hg (NORDMANN) angenommen.

Der Augendruck kann mit sogenannten Tonometern gemessen werden:
1. Beim Impressionstonometer (Abb. 1) wird das Eindellen der Hornhaut durch einen Stempel von genau definierten Maßen als Kriterium verwendet. Die Eindringtiefe wird über ein Hebelsystem auf einer Skala angezeigt.

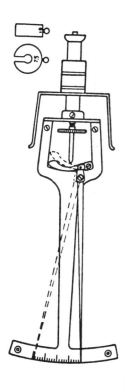

Abb. 1. Impressionstonometer von SCHØITZ mit Zusatzgewichten (nach WEVE)

2. Beim Applanationstonometer, welches nach dem Fick'schen Prinzip arbeitet, wird jener Druck gemessen, der notwendig ist, um einen bestimmten Durchmesser der Applanationsfläche zu erhalten. Wegen der geringen Volumsverdrängungen sind die Ergebnisse dieses Verfahrens meist genauer als die der Impressionstonometrie.

Die Konstanz des intraocularen Druckes hängt beim intakten Augapfel hauptsächlich vom Abflußwiderstand und vom Minutenvolumen des Kammerwassers ab.

Das Kammerwasser wird, von kleinen Blutdruckschwankungen unbeeinflußt, durch den Ciliarkörper (Abb. 2) gebildet. Das auch von Lebensalter und Höhe des intraocularen Druckes weitgehend unabhängige Minutenvolumen des Kammerwassers Gesunder beträgt 2,2 mm^3/min und entspricht

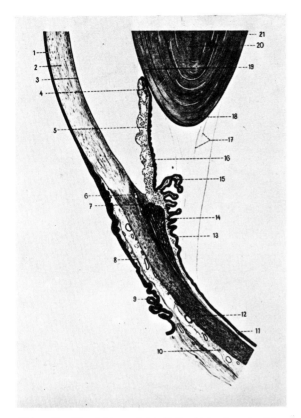

Abb. 2. Meridionaler Schnitt durch die vordere Hälfte des menschlichen Bulbus (nach WOLF-HEIDEGGER)

1 Epithelium corneae
2 Substantia propria corneae
3 Endothelium corneae
4 Musc. sphincter pupillae
5 Irisstroma
6 Sinus venosus sclerae
7 Spongium anguli iridocornealis
8 Subconjunctivales Bindegewebe
9 Epithel der Tunica conjunctiva bulbi
10 Episclerales Bindegewebe
11 Retina
12 Sclera
13 Pars ciliaris retinae
14 Corpus ciliare
15 Processus ciliaris
16 Pars iridica retinae
17 Apparatus suspensorius lentis (= Zonula)
18 Kernzone im Äquatorialbereich der Linse
19 Linsenepithel
20 Linsenprismen (Linsenfasern)
21 Linsenkapsel

damit größenordnungsmäßig 1/100 des Volumens der vorderen Augenkammer. Von der hinteren Augenkammer gelangt das Kammerwasser durch die Pupille in die Vorderkammer und fließt im Kammerwinkel durch das Trabekelsystem in den Schlemmschen Kanal. Von hier erreicht es durch die Kammerwasservenen die episkleralen Venen. Der Abflußwiderstand bzw. die Leichtigkeit des Kammerwasserabflusses wird mit Hilfe der Tonographie ermittelt. Dazu wird die durch eine genau definierte Kompression des Augapfels verursachte Drucksenkung gemessen.

Der Augendruck wird durch alle äußeren Einflüsse, die zu einer Deformierung des Augapfels führen, erhöht:

Das Zukneifen der Lider kann beim Menschen den intraocularen Druck von 18 auf 65 mm Hg erhöhen. Selbst wenn Ober- und Unterlid durch Sperrung aufgehalten werden, kann der Druck auf 40 mm Hg steigen (COMBERG). Bei Kontraktion des m. rectus superior hat HALLERMANN eine Drucksteigerung gefunden. Tierexperimentell konnte eine Drucksteigerung infolge Kompression des Augapfels durch Anspannung der äußeren Augenmuskeln nachgewiesen werden, was in Anbetracht des Verlaufes der Muskeln und ihrer Zugwirkung nicht verwundert. Nach RYCROFT steigert bei der Katze insbesondere die Anspannung der schrägen Augenmuskeln den Augendruck.

Bei bulbuseröffnenden Operationen ist daher nicht nur ein normaler oder möglichst niedriger intraocularer Druck - für den der Augenarzt zu sorgen hat - erforderlich sondern auch die völlige Entspannung der äußeren Augenmuskeln. Alle Muskelrelaxantien, die nicht schon von Anfang an erschlaffend wirken, dürfen daher bei Augenoperationen nicht verwendet werden. Nach HOFMANN und LEMBECK bewirken die Succinylcholinester eine vorübergehende Augendrucksteigerung und sind daher für die bulbuseröffnenden Operationen ungeeignet. Bei den nicht depolarisierenden Muskelrelaxantien, d-Tubocurarin[R], Alloferin[R] etc. hat sich gezeigt, daß mitunter höhere Dosen notwendig sind als in der Abdominalchirurgie. Im Gegensatz zur Ansicht KIRBYs ergab sich denn auch bei unseren seit über vier Jahren routinemäßig in Allgemeinnarkose durchgeführten Operationen, daß zur notwendigen kompletten Lähmung der Augenmuskeln höhere Dosen notwendig sind als zur Lähmung der Atemmuskulatur, so daß die Narkose bei bulbuseröffnenden Operationen nur nach Intubation und mit künstlicher Beatmung durchgeführt werden darf.

Ungenügende Erschlaffung bzw. eine Anspannung der äußeren Augenmuskeln führt zu einer Deformierung des eröffneten Augapfels. Der leicht verschiebliche Bulbusinhalt (Iris, Linse und Glaskörper) wird vorgedrängt. Es kommt zum gefürchteten Glaskörpervorfall, eine der schwersten Komplikationen der Staroperation.

Die zweite, noch dramatischer verlaufende Komplikation, die zu ihrer Vermeidung gemeinsamer Anstrengungen des Anaesthesisten und Ophthalmologen bedarf, ist die expulsive Blutung: Die beim Eröffnen des Augapfels plötzlich auftretende Senkung des intraocularen Druckes ist nach MANSCHOTT der unmittelbare Anlaß zum Bersten der hinteren Ciliararterien. Die rasch größer werdende Blutung der Aderhaut drängt dann den gesamten Bulbusinhalt (Linse, Glaskörper und Netzhaut) aus dem Augapfel heraus. Bei dieser meist während des Eingriffes auftretenden Komplikation, die in 0,1 - 0,3 % der bulbuseröffnenden Operationen beobachtet wird, werden als Ursache Bluthochdruck, sklerotische und nekrotische Veränderungen der Aderhautgefäße sowie Glaukom angesehen. Die vorbeugende medikamentöse Senkung des Blutdruckes sowie die medikamentöse oder auch operative Senkung des Augendruckes können jedoch das Auftreten einer expulsiven Blutung nicht mit Sicherheit verhindern.

Zur Vermeidung und Behandlung der beiden wichtigsten während der bulbuseröffnenden Operationen möglichen Komplikationen ist demnach in erster Linie die komplette Relaxation der Augenmuskeln herbeizuführen.

Die Höhe der für diesen Zweck erforderlichen d-Tubocurarin- bzw. Alloferin[R]-Dosis kann vom Operateur unmittelbar nach Eröffnung der vorderen Augenkammer leicht direkt erkannt werden. Nützlich ist dabei das sorgfältige Palpieren im Bereich des unteren Limbus mit Hilfe eines Löffels oder Hakens. Die "aufgehobene Vorderkammer" und die erhöhte "Augenspannung" normalisieren sich nach Erhöhung der Relaxans-Dosis innerhalb weniger Minuten, wobei natürlich alle übrigen Möglichkeiten zur Deformierung des Augapfels (Lidsperrer, Ring oder Muskelnaht) peinlichst vermieden werden müssen. Beginnt sich jedoch der Bulbusinhalt allmählich zu entleeren und liegt demnach der Verdacht auf eine beginnende expulsive Blutung vor, so ist es notwendig, die Wunde mit Hilfe der vorgelegten Nähte sofort zu schließen. Der Anaesthesist senkt den Blutdruck und der Augenarzt führt eine sogenannte hintere Sklerotomie durch, um Blut und Glaskörper abzulassen. Mitunter kann nach diesen Maßnahmen der Eingriff bei weichem Bulbus zu Ende geführt werden.

Bei guter Zusammenarbeit zwischen Ophthalmochirurgen und Anaesthesisten sind aber nur sehr selten Komplikaktionen zu erwarten. Alle Möglichkeiten der Mikrochirurgie können damit voll ausgenützt werden.

KERN: Danke, Herr HOMMER! Anschließend kann vielleicht Herr DRÄGER zu dem von ihm konstruierten Applanationstonometer einige Worte sagen.

DRÄGER: Das Tonometer arbeitet nach dem von Herrn HOMMER schon erwähnten Applanationsprinzip. Der praktische Unterschied zum Impressionstonometer besteht darin, daß man den Augendruck in jeder Körperhaltung, sowohl also beim sitzenden als auch beim liegenden etwa narkotisierten Patienten, messen kann und die Applanation im Prinzip genauer ist. Das Applanationstonometer ist also sowohl für die Allgemeinpraxis als auch für die Klinik, vor allem aber für Kinder, sehr gut geeignet. Man kann damit am wenige Tage alten Säugling die Anlage zum angeborenen Glaukom entdecken und sofort die allein aussichtsreichen operativen Maßnahmen durchführen, wobei uns natürlich auch die Fortschritte auf dem Sektor der Säuglingsanaesthesie sehr helfen. In diesem Falle interessiert dann nicht die Frage, wie die Allgemeinanaesthesie den Augendruck beeinflußt, sondern die Allgemeinanaesthesie ermöglicht es uns erst, den Augendruck operativ zu behandeln. Inwieweit nun die Allgemeinanaesthesie selbst den Augendruck so weit zu beeinflussen vermag, daß daraus allgemein operative Vorteile für die Ophthalmochirurgie gezogen werden können, wird ja noch zu besprechen sein.

KERN: Danke, Herr DRÄGER. Sicher ist es für den Ophthalmologen nicht unwichtig, eine Anaesthesieform zu haben, bei der er möglichst den wahren Druck messen kann. Für die meisten Patienten, also für Erwachsene und Jugendliche, ist daher zur Druckmessung die Lokalanaesthesie sicher das Verfahren der Wahl. Bei unkooperativen Patienten, namentlich bei Kleinkindern, muß aber die Druckmessung in Allgemeinanaesthesie durchgeführt werden. Damit ergibt sich die Frage, welches Narkosemittel für die Augendruckmessung am geeignetsten ist? Herr HENSCHEL hat anfangs schon erwähnt, daß Ketamine den Augendruck steigert. Nach Untersuchungen von CORSSEN sind nun die Augendrucksteigerungen so klein, daß sie den Druck noch im physiologischen Bereich halten. Er ist sogar der Ansicht, daß eine Augendruckmessung unter Ketamine dem wahren Augeninnendruck näher komme als unter dem Einfluß von Inhalationsnarkotika, die den Augendruck senken und einen falsch-normalen Wert vortäuschen können.

HENSCHEL: Wenn Herr CORSSEN das bezüglich des Ketamine sagt, dann muß ich ihm das glauben. Bei Operationen mit geschlossenem Bulbus bei Kindern spielt es ja an sich keine Rolle, wenn geringfügige Augendruckänderungen vorhanden sind. Das Problem tritt erst in dem Augenblick auf, wenn der Bulbus eröffnet wird. Dann können sich auch schon noch am Rande eines physiologischen Augendruckwertes befindliche Augendrucksteigerungen störend auswirken.

KERN: Danke schön. Nun möchte ich dem Ophthalmologen die Frage stellen, worin denn die Gefahren einer intraocularen Drucksteigerung, sei es nun bei geschlossenem oder bei eröffnetem Bulbus, bestehen.

HOMMER: Die Gefahren eines erhöhten intraocularen Druckes beim geschlossenen Bulbus sind den Symptomen und Folgeerscheinungen des grünen Stars gleichzusetzen und im einzelnen für den Anaesthesisten nicht interessant. Wenn bei diesen Fällen eine bulbuseröffnende Operation durchgeführt wird, dann kommt es auf den Druck am eröffneten Augapfel an. Darf ich daher gleich zum eröffneten Bulbus übergehen: Wenn man die Vorderkammer aufmacht, dann ist der Druck in der Vorderkammer natürlich null. Bei normalen Verhältnissen erfolgt nun ein gewisser Ausgleich zwischen den hinteren Augenabschnitten und der Vorderkammer über die Pupille. Ist dieser Weg nicht vorhanden, insbesondere bei primär gesteigertem Augendruck, dann kommt es beim Einschneiden zu einer schlagartigen, fast explosionsartigen Entleerung der Vorderkammer. Die hinteren Bulbusabschnitte versuchen, den Druckausgleich herbeizuführen, und dabei werden Iris, Linse und Glaskörper nach vorne gedrängt. Um diese intraoperativen Komplikationen zu vermeiden, ist streng darauf zu achten, daß vor Beginn einer bulbuseröffnenden Operation der Augendruck normalisiert, ja möglichst gesenkt wird.

KERN: Danke schön. Die unerwünschte Druckerhöhung während einer bulbuseröffnenden Operation ist also für das Auge sehr gefährlich. Daraus ergibt sich die Frage, auf welche Art und Weise die Anaesthesie den intraocularen Druck beeinflussen kann. Ihnen allen ist zunächst sicher bekannt, daß schwerste Augenschädigungen durch direkten äußeren Druck auf das Auge während der Anaesthesie entstehen können.

1950 berichteten GIVNER und JAFFE über vier Fälle von Erblindung infolge Maskennarkosen. Die Operationszeiten bei diesen Maskennarkosen betrugen: 4 Stunden, 1 1/2 Stunden, 2 Stunden 40 Minuten, 1 1/2 Stunden. Bei solchen Operationszeiten würden Patienten heute sicher alle intubiert werden. Faktoren, die bei der Maskennarkose zu einer gefährlichen Erhöhung des Druckes im Auge führen können, sind: zu große Maske, flache Nasenwurzel, niedriger Blutdruck und schließlich lange Operationsdauer. Man sollte Schwestern und Ärzte in Ausbildung auf diese Gefahr immer wieder aufmerksam machen und die richtige Maskengröße wählen.

Eine weitere Schädigung eines normalen Auges während der Anaesthesie ist die unsachgemäße Lagerung. WALKUP hat 1952 zwei Fälle mit einseitiger Erblindung publiziert, bei denen in Overholt-Lage, also einer Seiten-Bauchlage, die Kopfstütze auf das eine Auge gedrückt und zur Erblindung geführt hat. Der Anaesthesist hat also stets auch die richtige Lagerung des Patienten zu überwachen.

Bei der Anaesthesie bei erhöhtem intraoculärem Druck, also bei einem Glaukompatienten, der sich irgend einer Operation zu unterziehen hat, sollte man weiter wissen, welche Narkosemittel man anwenden und welche man vermeiden soll. Zu einem Glaukomanfall kann z. B. ein enger Kammerwinkel führen. Meine Frage nun an den Ophthalmologen: wie kann der Anaesthesist feststellen, daß eine solche Disposition besteht? Herr HOMMER bitte!

HOMMER: In Bezug auf die Druckischämie des Auges darf ich vorerst auf Grund eigener Untersuchungen sage, daß das Auge eigenartigerweise eine Druckischämie von über einer Stunde toleriert. Bei entsprechenden Druckeinwirkungen von mehr als zwei Stunden wird das Auge aber sicher blind werden. Einen Glaukomanfall während einer Narkose wird nun ein Nichtaugenarzt kaum diagnostizieren können, da er nicht feststellen kann, ob eine Vorderkammer seicht ist oder zum Kammerwinkelblockglaukom neigt. Selbst dem Fachmann würde eine solche Diagnose Schwierigkeiten bereiten. Wenn jedoch ein Glaukom, gleichgültig welcher Art (chronisches oder akutes Glaukom, akutes Kammerwinkelglaukom, Kombinationsform) vorliegt, ist es notwendig, den Patienten vorher selbst zu fragen, oder seinen Augenarzt zu Rate zu ziehen, um zu erfahren, welche lokalen Medikamente der Patient praeoperativ angewendet bzw.

eingetropft hat. Diese müssen dann weiter verabreicht werden. Kommt
es bei diesen Patienten zu einer intraoculären Drucksteigerung während einer Operation, dann muß eben sofort ein Augenarzt geholt werden, der das Kammerwinkelblockglaukom fachgerecht versorgen kann, was
zunächst ja konservativ geschieht.

KERN: Danke schön. WANG (1961) hat unter 25.000 Narkosen immerhin
fünf Fälle von akutem Glaukom während einer Narkose für nicht ophthalmologische Eingriffe gefunden. Die Möglichkeit einer solchen Komplikation ist also immerhin vorhanden.

Welche Maßnahmen hat nun der Anaesthesist bei einem zu operierenden
Glaukompatienten konkret zu treffen? Schon bei der Praemedikation
taucht die Frage auf, ob ein solcher Patient die übliche Atropindosierung erhalten darf. Untersuchungen von SCHWARTZ, PAPPER und ROETTH
haben gezeigt, daß die normale intramuskuläre Dosis von 0,5 mg Atropin
bei Patienten mit akutem oder chronischem Glaukom zu keinen signifikanten Augendruckanstiegen führt. Sie haben bei Glaukompatienten sogar
auf die vorherige miotische Therapie verzichtet. Empfohlen wird ja,
wie sie vorher von Herrn HOMMER gehört haben, daß alle in Behandlung
stehenden Glaukompatienten auch noch vor der Anaesthesie ihre lokale
miotische Therapie erhalten.

Stellen wir einmal folgende Rechnung an: gibt man einem Patienten
0,5 mg Atropin intramuskulär, so werden bei einem Gesamtgewicht beider
Augen von unter 10 Gramm auf ein Auge etwa 0,1 µg Atropin entfallen.
Gibt man dagegen einen Tropfen 0,5%iges Atropin direkt auf ein Auge,
dann appliziert man lokal 250 µg, also eine 2500 mal größere Dosis.
Diese Rechnung kann Ihnen vielleicht zeigen, daß parenteral verabreichtes Atropin am Auge kaum eine mydriatisch wirksame Konzentration erreichen kann.

Über die Auswirkung der Narkotika auf den intraocularen Druck sind
zahlreiche Untersuchungen bekannt. Alle Inhalationsnarkotika und
Barbiturate senken mit zunehmender Narkosetiefe den intraocularen
Druck. Das gleiche ist, wie die Ausführungen von Herrn UNGER gezeigt
haben, auch vom Distraneurin zu erwarten. Einzig das Ketamine macht
eine gewisse Drucksteigerung, die bei intraocularen oder bulbuseröffnenden Eingriffen ins Gewicht fällt, beim gesunden Auge aber wahrscheinlich unbedeutend ist. CORSSEN hat ja Ketamine sogar als Idealanaesthetikum zur intraoculären Druckmessung angegeben. Mit der Neuroleptanalgesie in der Ophthalmochirurgie habe ich nun persönlich wenig Erfahrung. Es wird immer wieder angegeben, daß die Neuroleptanalgesie eine Miosis machen würde, die z. B. bei der Linsenextraktion
bei Kataraktoperationen störe. Darf ich gerade dazu und zum gesamten
Diskussionsbeitrag "Verhalten des intraoculären Druckes als Kriterium
für die Brauchbarkeit eines Anaesthesieverfahrens in der Ophthalmochirurgie" Herrn HENSCHEL gemeinsam mit Herrn DRÄGER bitten.

HENSCHEL: Meine Damen und Herren, für intraoculäre Eingriffe und besonders für die Mikrochirurgie am offenen Auge stellt der Ophthalmologe an ein Anaesthesieverfahren und damit an den Anaesthesisten folgende Forderungen:
1. Optimale intraoculäre Drucksenkung
2. Vermeidung jedes noch so kurzfristigen Druckanstieges während des
bulbuseröffnenden Eingriffes und
3. eine von Reflexausbrüchen freie postoperative Phase, in der der
Patient wach und kooperativ ist.

Von den allermeisten zur Praemedikation und zur Anaesthesie benutzten
Pharmaka kennen wir nun ihre Wirkung auf den intraocularen Druck. Wegen der Vielfalt seien nur einige wenige Präparate angeführt:

Eine augendrucksenkende Wirkung wurde für Meprobamat, Chlorpromazin, kurzwirkende Barbiturate, den Coctail lytique, Thalmonal, Pethidin und Propanidid nachgewiesen. Wir wissen auch vom Aether, Cyclopropan, Methoxyfluran und Halothan, daß sie ab einer bestimmten Narkosetiefe den Augeninnendruck senken, während eine zu flache Narkose, besonders mit Aether, den Druck erhöht. Barbiturate wirken bereits in hypnotischen Dosen augendrucksenkend und auch einige Analgetika verändern den intraocularen Druck: Intravenöse Gaben von Morphin und Pethidin bewirken eine deutliche Drucksenkung, wogegen interessanterweise CALDEIRA fand, daß das stärkste Analgetikum, nämlich Fentanyl, keinen senkenden, in hohen Dosen sogar einen Druck erhöhenden Effekt hat. Vom Ketamine wurde gerade erst eben wieder berichtet, daß es zu einer Erhöhung des intraocularen Druckes führt. Bei der Anwendung von nicht depolarisierenden Relaxantien wird stets eine intraoculare Drucksenkung beobachtet, während unter Succinylcholin intraoculare Druckanstiege registriert werden.

Es muß bei all diesen Effekten natürlich berücksichtigt werden, daß es sich nicht immer um eine spezifische Wirkung des betreffenden Pharmakons handelt, sondern daß vielmehr eine sekundäre Beeinflussung durch andere Effekte bzw. Nebenwirkungen der einzelnen Substanzen vorliegt. So führt z. B. eine Hypotonie zu einem Abfall des intraocularen Druckes, während eine Atemdepression mit Hyperkapnie und Hypoxie ebenso eine Drucksteigerung bewirkt wie ein starker Blutdruckanstieg.

Es stellt sich also die Frage nach derjenigen Anaesthesiemethode, die optimale Operationsbedingungen für intraoculare Eingriffe bietet und gleichzeitig die anaesthesiologische Forderung nach größter Sicherheit, vor allem für Patienten in höherem Lebensalter, erfüllt.

In einer Studie an 140 Patienten (280 Augen) haben wir daher versucht, zwei bewährte und heute weit verbreitete Narkoseverfahren und deren Kombination mit Praemedikation und Osmotherapie hinsichtlich ihres Einflusses auf den Augeninnendruck miteinander zu vergleichen. Für die Auswahl der Patienten galten dabei folgende Feststellungen: die Augen waren normoton, ein Auge war zur Operation vorgesehen, die Patienten waren älter als zwanzig Jahre und litten nicht an Erkrankungen, die ein wesentlich erhöhtes Narkoserisiko bedeutet hätten. Darüber hinaus wurde die Auswahl nur mehr vom Zufall des Operationsprogrammes bestimmt. Wir untersuchten 72 Männer und 78 Frauen im Alter von 20 - 86 Jahren, an diesen 140 Patienten wurden 90 Kataraktextraktionen, 18 Keratoplastiken und 32 Ablatio-Operationen vorgenommen.

Untersucht wurden an jeweils 20 Patienten folgende Narkoseverfahren und Kombinationen mit Praemedikation und Osmo-Therapie:
1. Halothan-Spontanatmungsnarkose
2. Halothan-Spontanatmungsnarkose mit Praemedikation
3. Halothan-Beatmungsnarkose mit Osmotherapie und Praemedikation
4. Neuroleptanalgesie
5. Neuroleptanalgesie mit Praemedikation
6. Neuroleptanalgesie mit Osmotherapie
7. Neuroleptanalgesie mit Osmotherapie und Praemedikation.

Die Verteilung der verschiedenen Untersuchungsgruppen auf die Operationsarten ist in Tabelle 1 wiedergegeben.

Die Narkosetechnik kann aus Zeitgründen hier im einzelnen nicht geschildert werden, sie entsprach dem heute allgemein üblichen Vorgehen. Alle Patienten erhielten zur Praemedikation Atropin; diejenigen Patienten, bei denen die Kombination mit einer Praemedikation untersucht werden sollte, erhielten als solche außerdem je nach Lebensalter und Allgemeinzustand 1,5 - 2,0 ml Thalmonal. In 60 Fällen (Gruppe 3, 6

Tabelle 1. Verteilung der Untersuchungsgruppen auf die Operationsarten

	Kataraktextrakt.	Keratoplast	Ablatioop.
Halo	3	–	17
Halo + P	7	–	13
Halo + O + P + R	15	3	2
NLA	18	2	–
NLA + P	16	4	–
NLA + O	15	5	–
NLA + O + P	16	4	–

Halo: Halothan; P: Praemedikation; O: Osmotherapie; R: Beatmung (Respirator)

und 7 untersuchten wir die Wirkung einer Osmotherapie, wobei die Patienten 70 - 90 Minuten vor Beginn der Operation eine Infusion einer 30%igen Harnstofflösung in 10%iger Invertzuckerlösung intravenös erhielten. Die Dosierung betrug in Abhängigkeit vom Lebensalter, Allgemeinzustand und besonders der kardiovaskulären Belastungsfähigkeit 40 - 75 g, die innerhalb von 45 - 60 Minuten infundiert wurden.

Der intraoculare Druck wurde mit dem Applanationstonometer nach DRÄGER gemessen. Die Messung des Blutdruckes erfolgte nach der Methode von RIVA-ROCCI, die für das Ziel dieser Untersuchung hinreichend genau erschien. Der intraoculare Druck und der Blutdruck wurden bei allen 140 Patienten jeweils fünfmal (Abb. 1) gemessen:

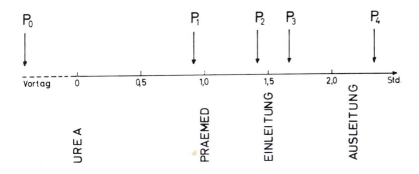

Abb. 1. Schematische Darstellung des Untersuchungsvorganges mit Zeitangabe der intraocularen Druckmessungen, der Osmotherapie und des Narkoseablaufes. Zeichenerklärung siehe Text

P_0 ca. 24 Std. vor der Operation an beiden Augen,
P_1 ca. 60 Min. nach Beginn der Harnstoffinfusion an beiden Augen,
P_2 ca. 30 Min. nach Verabfolgen der Praemedikation an beiden Augen,
P_3 ca. 10 Min. nach Einleitung der Anaesthesie, bei den Beatmungsnarkosen nach Applikation des Relaxans, in unserem Falle Alloferin^R und P_4 ca. 15 Min. nach Ausleitung der Anaesthesie am nicht operierten Auge.
Für die Auswertung der Augendruckmessungen wurde von den Ergebnissen P_O - P_3 der Mittelwert beider Augen herangezogen.

Die Ergebnisse unserer Untersuchungen lassen sich folgendermaßen zusammenfassen:
1. Halothan-Spontanatmungsnarkose (Gruppe 1): (Tabelle 2).

Tabelle 2. Mittelwerte des intraocularen Druckes und des systolischen Blutdruckes in mm Hg bei Halothan-Spontanatmungsnarkose (Gruppe 1)

	P_0	P_1	P_2	P_3	P_4
i. o. Druck	13,6	13,7	13,6	11,0	13,5
s^2	5,42	5,24	4,92	5,53	5,56
syst. RR	134	131	133	126	108
s^2	595	623	684	753	278

s^2 = mittlere quadratische Abweichung; Zeichenerklärung siehe Text

Während sich der mittlere intraoculare Druck von P_0 bis P_2 erwartungsgemäß nicht nennenswert ändert, fällt er unter der Halothannarkose signifikant um 2,6 mm Hg ab und erreicht nach Ende der Narkose wieder annähernd den Ausgangswert. Der systolische Blutdruck fällt bis zur Messung RR_3 nicht signifikant um nur 8 mm Hg, bis RR_4 aber signifikant um weitere 18 mm Hg, so daß eine systolische Blutdrucksenkung gegenüber RR_0 von 26 mm Hg resultiert.

2. Halothan-Spontanatmungsnarkose mit Praemedikation (Gruppe 2): (Tabelle 3).

Tabelle 3. Mittelwerte des intraocularen Druckes und des systolischen Blutdruckes mit Praemedikation (Gruppe 2)

	P_0	P_1	P_2	P_3	P_4
i. o. Druck	13,0	13,1	11,0	9,7	11,3
s^2	5,74	5,92	5,68	6,0	6,42
syst. RR	135	135	128	115	110
s^2	542	608	553	421	268

s^2 = mittlere quadratische Abweichung; Zeichenerklärung siehe Text

Der intraoculare Druck wird durch die Praemedikation gegenüber P_0 um 2,0 mm Hg signifikant gesenkt. Nach der Narkoseeinleitung senkt sich der Druck um weitere 1,3 mm Hg und steigt nach P_4 um 1,6 mm Hg wieder an. Der maximale intraoculare Druckabfall beträgt 3,3 mm Hg. Die systolische Blutdrucksenkung nach der Praemedikation ist mit 7 mm Hg nicht signifikant. Die Narkoseeinleitung bringt eine Senkung um 13 mm Hg, nach Beendigung der Narkose liegt der systolische Druck um weitere 5 mm Hg niedriger. Insgesamt ergibt sich bis RR_4 eine signifikante Blutdrucksenkung von 25 mm Hg.

3. Halothan-Beatmungsnarkose mit Osmotherapie und Praemedikation (Gruppe 3): (Tabelle 4).

Eine Stunde nach der Applikation der Osmotherapie ist der intraoculare Druck signifikant um 3,0 mm Hg gefallen. Die Praemedikation bewirkt eine Drucksenkung von 0,9 mm Hg und unter der Narkose und Relaxation

Tabelle 4. Mittelwerte des intraocularen Druckes und des systolischen Blutdruckes in mm Hg bei Halothan-Beatmungsnarkose mit Osmotherapie und Praemedikation (Gruppe 3)

	P_O	P_1	P_2	P_3	P_4
i. o. Druck	13,5	10,5	9,6	4,7	5,6
s^2	5,40	8,32	7,42	7,05	4,58
syst. RR	134	123	119	90	99
s^2	689	550	510	234	122

s^2 = mittlere quadratische Abweichung; Zeichenerklärung siehe Text

fällt der intraoculare Druck signifikant um 4,9 mm Hg, so daß die maximale mittlere Drucksenkung 8,8 mm Hg beträgt. Bei P_4 macht die Druckminderung noch 7,9 mm Hg aus. Während der systolische Blutdruck nach der Osmotherapie um 11 mm Hg und nach der Praemedikation um weitere 4 mm Hg jeweils nicht signifikant gefallen ist, sind sowohl die Blutdrucksenkung durch die Narkose mit 29 mm Hg als auch der Gesamtdruckabfall von RR_O nach RR_3 mit 44 mm Hg hoch signifikant. Bei RR_4 ist der Blutdruck wieder um 9 mm Hg angestiegen.

4. Neuroleptanalgesie (NLA) (Gruppe 4): (Tabelle 5).

Tabelle 5. Mittelwerte des intraocularen Druckes und des systolischen Blutdruckes in mm Hg bei Neuroleptanalgesie (Gruppe 4)

	P_O	P_1	P_2	P_3	P_4
i. o. Druck	13,8	13,9	13,8	10,2	11,5
s^2	9,58	8,96	8,32	7.05	6,05
syst. RR	138	135	137	123	130
s^2	527	487	521	483	437

s^2 = mittlere quadratische Abweichung; Zeichenerklärung siehe Text

Die NLA bewirkt eine signifikante intraoculare Drucksenkung von 3,6 mm Hg, die nach Ausleitung der Narkose um 1,3 mm Hg zurückgeht. P_4 liegt um 2,3 mm Hg signifikant unter dem Ausgangswert. Der systolische Blutdruck fällt unter der NLA um 14 mm Hg ab und steigt wie Narkoseende wieder um die Hälfte (7 mm Hg) an. Gegenüber den praenarkotischen Werten RR_O und RR_2 ist der Druck postnarkotisch um 8 bzw. 7 mm Hg gesenkt. Diese Blutdruckänderungen sind nicht signifikant.

5. NLA mit Praemedikation (Gruppe 5): (Tabelle 6).

Im Vergleich zum Ausgangswert bewirkt die Praemedikation auch in dieser Untersuchungsgruppe eine Augendrucksenkung von 2,0 mm Hg. Der Druckabfall unter der NLA beträgt weitere 2,9 mm Hg, der maximale Abfall somit 4,9 mm Hg. Bis auf den geringen Druckanstieg nach P_4 von 0,2 mm Hg sind die Ergebnisse signifikant. Nach der Praemedikation ist der systolische Blutdruckabfall mit 15 mm Hg signifikant, dagegen nicht nach der Narkoseeinleitung mit 8 mm Hg. Am Narkoseende steigt der Blutdruck um 11 mm Hg an. Gegenüber dem praeoperativen Wert (RR_1) liegt der systolische Blutdruck bei der letzten Messung um 13 mm Hg, aber nicht signifikant, niedriger.

Tabelle 6. Mittelwerte des intraocularen Druckes und des systolischen Blutdruckes in mm Hg bei NLA mit Praemedikation (Gruppe 5)

	P_0	P_1	P_2	P_3	P_4
i. o. Druck	13,3	13,2	11,3	8,4	8,6
s^2	7,95	7,05	7,16	6,89	5,42
syst. RR	136	135	120	112	123
s^2	532	483	457	381	374

s^2 = mittlere quadratische Abweichung; Zeichenerklärung siehe Text

6. NLA mit Osmotherapie (Gruppe 6): (Tabelle 7).

Tabelle 7. Mittelwerte des intraocularen Druckes und des systolischen Blutdruckes in mm Hg bei NLA mit Osmotherapie (Gruppe 6)

	P_0	P_1	P_2	P_3	P_4
i. o. Druck	13,8	10,5	10,3	6,8	8,8
s^2	6,42	6,68	6,42	5,26	4,26
syst. RR	137	122	123	108	119
s^2	527	642	483	452	521

s^2 = mittlere quadratische Abweichung; Zeichenerklärung siehe Text

Durch die Applikation von Harnstoff wird der intraoculare Druck innerhalb einer Stunde signifikant um 3,3 mm Hg und 30 Min. später um weitere 0,2 mm Hg gesenkt. Die anschließende NLA senkt den Druck noch einmal signifikant um 3,5 mm Hg, so daß ein maximaler Druckabfall von 7,0 mm Hg gemessen wird. Der Anstieg nach P_4 beträgt 2,0 mm Hg. Postoperativ bleibt der Augendruck also noch 5 mm Hg unter dem Ausgangswert. Der systolische Blutdruck ist eine Stunde nach der Osmotherapie um 15 mm Hg und unmittelbar nach der NLA-Einleitung um weitere 15 mm Hg gesenkt. Da er bei RR_2 geringfügig angestiegen ist, macht die Blutdrucksenkung von RR_0 nach RR_3 insgesamt 29 mm Hg aus. Auch hier kommt es zu einem postoperativen Blutdruckanstieg, der aber mit 11 mm Hg nicht signifikant ist. Im Vergleich zum Ausgangswert liegt RR_4 um 18 mm Hg signifikant niedriger.

7. NLA mit Osmotherapie und Praemedikation (Gruppe 7): (Tabelle 8).

Tabelle 8. Mittelwerte des intraocularen Druckes und des systolischen Blutdruckes in mm Hg bei NLA mit Osmotherapie und Praemedikation (Gruppe 7)

	P_0	P_1	P_2	P_3	P_4
i. o. Druck	13,0	9,6	9,2	5,1	6,3
s^2	6,53	6,89	4,74	8,59	8,60
syst. RR	137	123	115	110	121
s^2	538	623	395	363	626

s^2 = mittlere quadratische Abweichung; Zeichenerklärung siehe Text

Durch die Osmotherapie wird der intraoculare Druck um 3,4 mm Hg signifikant gesenkt. Die anschließende Praemedikation bewirkt dagegen nur noch eine Druckminderung von 0,4 mm Hg. Der stärkste Druckabfall mit 4,1 mm Hg erfolgt unter der NLA. Insgesamt resultiert eine maximale mittlere Augendrucksenkung von 7,9 mm Hg. Der postoperative Druckanstieg beträgt 1,2 mm Hg und ist nicht signifikant. Um 14 mm Hg sinkt der systolische Blutdruck nach der Osmotherapie, um weitere 8 mm Hg nach der Praemedikation. Die Blutdruckabnahme während der Narkose beträgt 5 mm Hg, postoperativ steigt der Blutdruck um 11 mm Hg an. Diese Ergebnisse sind nicht signifikant. Gegenüber dem praeoperativen Wert liegt der systolische Blutdruck bei RR_4 um 16 mm Hg signifikant niedriger. Der maximale mittlere Blutdruckabfall von RR_0 nach RR_3 mit 27 mm Hg ist signifikant.

Beim Vergleich der einzelnen Anaesthesiemethoden in ihrem Einfluß auf den intraocularen Druck sollen nun bei der Diskussion unserer Ergebnisse nur einige besonders interessante Momente herausgegriffen werden: Vergleichen wir z. B. den postoperativ gemessenen intraocularen Druck bei den verschiedenen Anaesthesiemethoden mit den dazugehörigen Ausgangswerten, so kann festgestellt werden, daß der intraoculare Druck ca. 15 Minuten nach Beendigung der Anaesthesie immer unter dem Ausgangswert liegt, und zwar nach einer NLA sehr viel deutlicher als nach einer Halothan-Spontanatmungsnarkose. Das stimmt mit den Beobachtungen von SAMANY überein, der nach dem Erwachen aus einer Halothannarkose nur geringfügig verminderte Augendruckwerte fand, nach einer NLA dagegen eine Druckminderung von 15 % beobachtete, die auch noch am ersten postoperativen Tag 10 % betrug.

Recht interessant ist weiterhin die Frage der Abhängigkeit von Blutdruck und Augendruck in Narkose. In Abb. 2 sind die Ergebnisse in den Gruppen 1 und 4 dargestellt und zeigen, daß sich Blutdruck und Augendruck über den ganzen Versuchsverlauf hinweg grundsätzlich gleichsinnig verhalten, d. h. jede Blutdrucksenkung geht mit einem Abfall des intraocularen Druckes einher. Eine solche Gleichsinnigkeit ist im Prinzip praktisch bei allen untersuchten Methoden nachzuweisen.

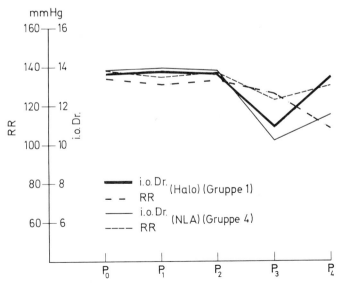

Abb. 2. Augendruck und Blutdruckverhalten unter Halothanbeatmungsnarkose (Gruppe 1) und NLA (Gruppe 4). Zeichenerklärung siehe Text

Die Druckänderungen verlaufen allerdings nicht parallel, der intraoculare Druck sinkt vielmehr relativ stärker ab als der systolische Blutdruck. Das ändert sich allerdings nach Ausleitung der Anaesthesie: während der intraoculare Druck nach Halothan-Spontanatmungsnarkosen signifikant stärker ansteigt als nach vergleichbaren Neuroleptanalgesien, verhält sich der systolische Blutdruck umgekehrt. Er fällt nach den genannten Halothannarkosen weiter ab, während er nach der Neuroleptanalgesie deutlich ansteigt. Diese Unterschiede sind hoch signifikant.

Eine Ausnahme zu diesem Verhalten bildet die Halothan-Beatmungsnarkose mit Osmotherapie und Praemedikation (Gruppe 3), unter der der geringste durchschnittliche systolische Blutdruck von 90 mm Hg gemessen wurde (Abb. 3). Hierbei kommt es postoperativ zu einem signifikanten Blutdruckanstieg von 9 mm Hg. Allerdings liegt der Meßwert nach der Narkoseausleitung bei der Halothan-Beatmungsnarkose 35 mm Hg unter dem Ausgangswert, während vergleichsweise bei der NLA mit Osmotherapie und Praemedikation (Gruppe 7) sich der postoperative Blutdruckwert nur 16 mm Hg unter dem zugehörigen Ausgangswert befindet.

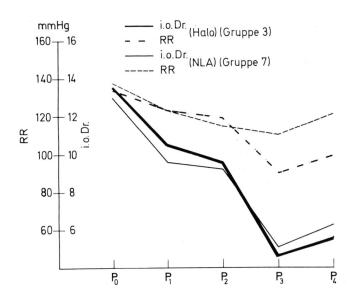

Abb. 3. Augendruck und Blutdruckverhalten unter Halothanbeatmungsnarkose mit Osmotherapie und Praemedikation (Gruppe 3) und NLA mit Osmotherapie und Praemedikation (Gruppe 7). Zeichenerklärung siehe Text

Die anfängliche Korrelation zwischen Blut- und Augendruck kann als Bestätigung vieler Autoren angesehen werden, welche Augendruckveränderungen, vor allem in Narkose, hauptsächlich als Reaktion auf das Blutdruckverhalten interpretieren. Selbstverständlich muß sich der Systemdruck auch auf den Augeninnendruck auswirken. Unsere Ergebnisse während der Narkose sprechen dabei allerdings eher für das Überwiegen einer Blutdruck-unabhängigen augendrucksenkenden Wirkung der angewandten Pharmaka: Halothan wird relativ schnell abgeatmet und die analgetische Wirkung des Stickoxyduls endet mit dem Erwachen. Entsprechend ist der Augendruck mit Nachlassen des narkotischen und hypnotischen Effektes

trotz des noch niedrigen Blutdruckes schon auf praenarkotische Werte
angestiegen. Die Substanzen der NLA, vor allem das Dehydrobenzperidol,
wirken länger; daher hält auch die Augendrucksenkung nach einer NLA
länger an, obwohl der Blutdruck schon vorher deutlich ansteigt. Um
nun den Einfluß eines Blutdruckabfalls auf den Augendruck während der
NLA auszuschalten, hat HALLETT jeder Blutdrucksenkung bewußt mit Volumensubstitution und Adrenergika entgegengewirkt. Daß es trotzdem
zu einer konstanten Senkung des intraocularen Druckes bis zu 15 %
kam, führt er ausschließlich auf zentrale Hemmung und Muskelentspannung zurück.

BENJUMEDA und RUITZ-KONSTANTINO weisen auf den unter der NLA von 0,238
auf 0,142 absinkenden Koeffizienten der Abflußleichtigkeit hin und machen darüber hinaus die Muskelentspannung, die zentrale Hemmung und
die Stabilisierung des vegetativen Nervensystems für den intraocularen
Druckabfall verantwortlich.

Unsere Untersuchungen haben gezeigt, daß sich eine Halothan-Beatmungsnarkose und die NLA besonders in Kombination mit einer Thalamonal-Praemedikation und Harnstoffinfusion gleichermaßen günstig auf den Augendruck während des Eingriffes auswirken. Der Augendruck sinkt im Mittel
um 61 bzw. 65 %, der Glaskörper sinkt zurück, die Augen stehen absolut
ruhig und zentriert und die Patienten schlafen. Da also die Bedingungen
für intraoculare Eingriffe aus der Sicht des Ophthalmologen unter beiden Anaesthesieverfahren gleich sind, stellt sich die Frage, welche
Methode anaesthesiologischerseits vorzuziehen ist. Wir bevorzugen für
Operationen am offenen Auge die Neuroleptanalgesie, vor allem im Hinblick auf das hohe Durchschnittsalter unseres ophthalmologischen Krankengutes, aus folgenden Gründen: Die NLA zeichnet sich durch kardiovasculäre Stabilität mit geringem initialen Blutdruckabfall aus. Die allgemeine Toxizität der spezifischen Substanzen ist gering, vor allem
fehlt eine negative Beeinflussung des Myokards. Die Patienten erwachen
schnell, schmerzfrei, ohne Übelkeit und Exzitation (z. B. fehlt das
sog. Halothan-"shivering"). Der Endotrachealkatheter wird auch vom erwachenden Patienten ohne Würgen oder Pressen toleriert. Die Patienten
sind kooperativ. Der intraoculare Druck liegt auch postoperativ unter
dem Ausgangswert.

KERN: Ich danke Herrn HENSCHEL für seine Ausführungen und für sein
Plädoyer für die Neuroleptanalgesie. Das ist wiederum so: wenn man
weiß, was man tut, kann man vieles tun. Englische Anaesthesisten verwenden vorwiegend die Halothannarkose für die Ophthalmochirurgie und
kommen zu ähnlich guten Resultaten. Natürlich kommt es letztlich immer
darauf an, wie man eine solche Narkose durchführt.

Nun sollte noch die Frage der Anwendung von Succinylcholin zur Einleitung der Anaesthesie bei erhöhtem intraocularem Druck diskutiert werden. Meiner Meinung nach und auch nach Ansicht vieler anderer Autoren
ist Succinylcholin zur Intubation bei geschlossenem Bulbus ohne weiteres erlaubt. Der mit der Succinylcholinanwendung verbundene intraoculare Druckanstieg übersteigt nämlich auch bei einem Glaukompatienten
nicht die Grenzen der Gefährlichkeit. Hingegen kann diese Druckerhöhung bei eröffnetem Bulbus immer zu weiteren Schädigungen des Auges
führen.

Nun eine wichtige Frage: wenn ich einen nicht nüchternen Notfallpatienten mit eröffnetem Bulbus bekomme, der rasch operiert werden muß, wie
leite ich dabei die Narkose ein? Es muß dabei sowohl an die Vermeidung
von Erbrechen und Aspiration als auch an die Vermeidung einer intraocularen Drucksteigerung gedacht werden. Herr SCHEURECKER, darf ich
Sie dazu bitten!

SCHEURECKER: Jegliche Augendrucksteigerung, sei es medikamentös oder durch eine venöse Hyperämie, infolge von Husten, Pressen oder Atemanhalten muß in solchen Fällen vermieden werden. Eine Entleerung des Magens bei nicht nüchternen Patienten mit einer bulbuseröffnenden Verletzung ist daher schon aus dieser Überlegung heraus nicht durchführbar, da es hierbei unweigerlich zum Würgen bzw. Husten oder Pressen käme und intraocularer Inhalt durch die Bulbuswunde austreten könnte. Unser Vorgehen bei solchen Fällen besteht im Anlegen einer intravenösen Infusion, antiemetischer Medikation im Rahmen der Praemedikation, Lagerung mit erhöhtem Oberkörper, Cricoiddruck mit Abdichtung des Oesophagus im Falle einer Regurgitationsgefahr, rascher Einleitung der Narkose mit einem Barbiturat und einer genügend hohen Dosis eines nichtdepolarisierenden Muskelrelaxans (Curaretyp). Die bekannte im Vergleich zu Succinylcholin weniger gute Relaxation der Stimmbänder durch solche nicht depolarisierenden Muskelrelaxantien ist nur eine Frage der Dosierung. Verabreicht man z. B. d-Tubocurarin in einer Dosierung von 5 mg/10 kg Körpergewicht, so erreicht man auch eine genügende Relaxation der Stimmbänder, um die Intubation ohne Schwierigkeiten durchführen zu können. Erst nach der Intubation erfolgt die Lagerung zur Operation und erst jetzt soll der Magen entleert werden.

KERN: Danke schön. Gibt es nun etwa doch Möglichkeiten, die durch Succinylcholin bedingte Drucksteigerung hintanzuhalten, um in der Situation des traumatisch eröffneten Bulbus doch Succinylcholin zur Narkoseeinleitung verwenden und die damit verbundenen offensichtlichen Vorteile der rascheren Einleitung und rascheren Intubationsbereitschaft ausnützen zu können? Herr L'ALLEMAND, bitte.

L'ALLEMAND: Diesem Problem ist eine Arbeitsgruppe in Freiburg nachgegangen. DICKMANN und WIEMERS haben gefunden, daß eine Vorinjektion von d-Tubocurarin in einer Dosierung von 0,04 mg/kg KG sich als brauchbare Methode erwiesen hat, um die Drucksteigerung durch Succinylcholin bei der Intubation hintanzuhalten. Es muß aber erwähnt werden - und das ist in dieser Arbeit leider nur als Fußnote vermerkt -, daß diese einmalige Dosis von d-Tubocurarin nicht ausreicht, um eine Augendrucksteigerung auch bei wiederholter Succinylcholingabe hintanzuhalten. 0,04 mg/kg KG d-Tubocurarin verhindern also nur den Druckanstieg als Folge einer Succinylcholindosis, die etwa für die Intubation notwendig ist. Weniger wirksam hat sich Alloferin^R erwiesen.

KERN: Nun darf ich noch Herrn BILLIG und Mitarbeiter um ihren Diskussionsbeitrag: "Intraocularer Druck unter Neuroleptanalgesie und Diamox^R" bitten.

BILLIG: Es ist allgemein anerkannt, daß die von EEROLA 1966 auf dem 3. Bremer Neuroleptanalgesie-Symposion zusammengefaßten Forderungen der Augenchirurgie an die Allgemeinanaesthesie von der Neuroleptanalgesie (NLA) in hohem Maße erfüllt werden.

Bei unseren Untersuchungen haben wir zu klären versucht, inwieweit sich der augendrucksenkende Effekt der NLA durch vorherige Verabreichung des Carboanhydrasehemmers Azetazolamid (Diamox^R) beeinflussen läßt. An 20 augenchirurgischen Patienten (Gruppe 1) mit einem Durchschnittsalter von 70 Jahren, die sich einer Kataraktoperation unterzogen, wurde der intraoculare Druck morgens in Ruhe als Ausgangswert, zwei Stunden nach oraler Einnahme von 500 mg Diamox^R, 30 Min. nach intramuskulärer Prämedikation mit 1 - 2 ml Thalamonal^R, 5 Min. nach Relaxierung mit Succinylcholin im Rahmen der NLA-Narkoseeinleitung und 5 Min. nach Relaxierung mit Alloferin^R gemessen.

Als Kontrollgruppe dienten 20 chirurgische Patienten (Gruppe 2) mit einem Durchschnittsalter von 62 Jahren, bei denen die Versuchsanordnung mit Ausnahme der Diamox^R-Verabreichung der augenchirurgischen Gruppe entsprach. Gemessen wurde an den oberflächenanaesthesierten, normotonen Augen der horizontal liegenden Patienten mit dem Tonometer nach SCHIÖTZ. Eine abnorme Rigidität des Auges wurde bei dieser Methode nicht berücksichtigt.

Die Meßergebnisse zeigten, daß bei der augenchirurgischen Gruppe (Abb. 1) die Verabreichung von Diamox^R zu einem Abfall des intraocularen Druckes auf 78 % des Ausgangswertes führte. 30 Min. nach Prämedikation sank der Druck auf 67 %, 5 Min. nach Relaxierung mit Succinylcholin auf 51 % und 5 Min. nach Alloferin^R auf 48 %, jeweils bezogen auf den Ausgangswert, ab. Diese Meßwerte waren statistisch hochsignifikant ($p < 0{,}0005$).

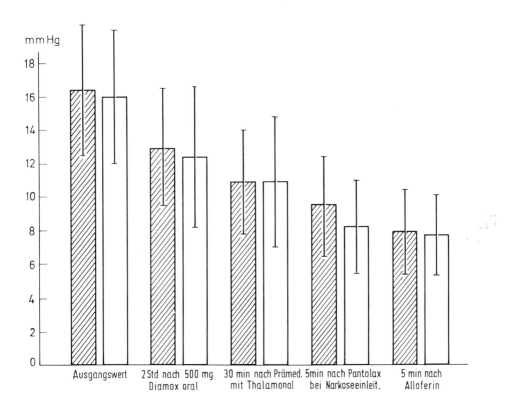

Abb. 1. Verhalten des intraocularen Druckes unter NLA nach vorheriger Verabreichung von Diamox^R (Gruppe 1: schraffierte Säule - rechtes Auge, weiße Säule - linkes Auge)

Bei der allgemeinchirurgischen Kontrollgruppe ohne Diamox^R (Abb. 2) ging der intraoculare Druck nach der Prämedikation auf 79 %, 5 Min. nach Relaxierung mit Succinylcholin auf 77 % und 5 Min. nach Alloferinrelaxierung auf 69 %, jeweils bezogen auf den Ausgangswert, zurück. Diese Ergebnisse waren ebenfalls statistisch hochsignifikant ($p < 0{,}0005$).

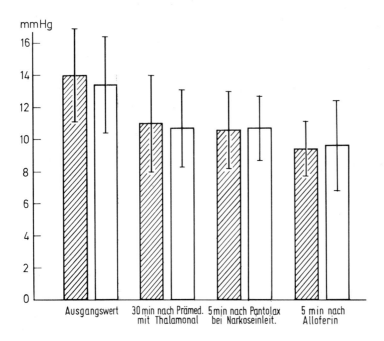

Abb. 2. Verhalten des intraocularen Druckes unter NLA (Gruppe 2: schraffierte Säule - rechtes Auge, weiße Säule - linkes Auge)

Es fiel ferner auf, daß bei Gruppe 2 der stärkste Druckabfall 30 Min. nach der Prämedikation mit Thalamonal^R registriert wurde. Die weiterhin zur Anaesthesie verabreichten Substanzen führten zu einer vergleichsweise geringen Drucksenkung.

Während aber bei der Gruppe 1 (Augenchirurgie) vom Ruhewert bis zum Wert 5 Min. nach Alloferingabe ein Druckabfall von 52 % eintrat, ging der Augendruck in der Kontrollgruppe nur um 31 % zurück. In Gruppe 1 (Augenchirurgie) zeigten auch die dem Diamox^R-Meßwert folgenden Werte ein prozentual stärkeres Absinken. Dies konnte bei der zum Zeitpunkt dieser Messungen noch andauernden Diamoxwirkung als Additionseffekt gedeutet werden. Die Wirkung von Diamox^R trat bereits 20 - 30 Min. nach oraler Gabe ein und erreichte nach zwei bis drei Stunden das Wirkungsmaximum. Drei bis fünf Stunden später klang die Wirkung wieder ab.

Zusammenfassend kann festgestellt werden, daß durch die NLA bei vorheriger Verabreichung von Diamox^R für die Kataraktoperation günstige Operationsbedingungen, insbesondere in Bezug auf das Verhalten des intraocularen Druckes, geschaffen wurden.

KERN: Ich danke Herrn BILLIG für seine Mitteilung, die sich weitgehend mit den Untersuchungen von Herrn HENSCHEL deckt. Ich möchte nun das Kapitel "Intraocularer Druck" abschließen und zum Thema 3: "Der oculokardiale Reflex" übergehen.

Der Reflex wurde erstmals von ASCHNER und DAGNINI 1908 beschrieben. Obwohl seine klinischen Auswirkungen meistens recht harmlos sind, besteht doch die Möglichkeit eines Herzstillstandes. Die Literatur weiß bis in die heutige Zeit von dieser ernsten Komplikation zu berichten. DAMASKE hat 1971 in der Zeitschrift "Der Anaesthesist" drei Fälle von Herzstillstand publiziert, die auf den oculokardialen Reflex zurückzuführen waren.

Herr SCHEURECKER, wie verläuft nun die Reflexbahn bei diesem Reflex und welches sind seine klinischen Manifestationen?

SCHEURECKER: Die Reflexbahn des oculokardialen Reflexes (OCR) (Abb.1) verläuft afferent von den Rezeptoren über die nn. ciliares-ganglion ciliare-n. ophtalmicus - zum ganglion Gasseri und schließlich zum Trigeminuskern - dann überspringend auf den Vaguskern (Beginn der efferenten Bahn) über den Vagus zu den entsprechenden Erfolgsorganen

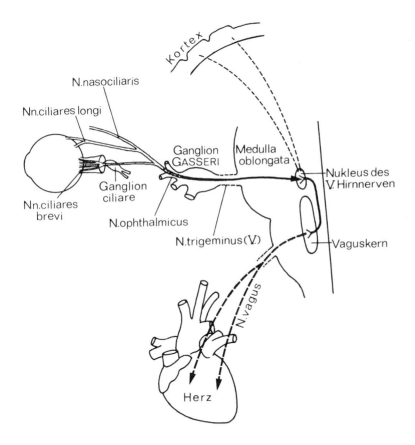

Abb. 1. Reflexbahn des ASCHNER-DAGNINI-Reflexes (nach HOLLWICH, BRANDT und ZINTL)

(Lunge, Herz). Es gibt aber außer der efferenten vagalen Bahn noch sympathische Efferenzen, die konträre Effekte an den Erfolgsorganen hervorrufen.

Bei der für den Anaesthesisten so wichtigen Frage nach dem klinischen Bild des OCR muß man zwei Grundformen des OCR, die sogenannte vagotone Form (langsame Form) und die sympathikotone Form (schnelle Form) unterscheiden. Bradykardie und Tachykardie sind also die klinischen Grundmanifestationen des OCR, wobei bei beiden Formen Rhythmusstörungen vorkommen, die im Extremfall bei der vagotonen Form zur Asystolie, bei der sympathikotonen Form zum Kammerflimmern führen können. In Tabelle 1 sind die klinischen Manifestationen des OCR und deren Zeichen im EKG zusammengestellt.

Tabelle 1. Klinische Formen und EKG-Manifestation des oculokardialen Reflexes (OCR)

1. Vagotone Form (langsame Form)
    1) Sinusbradycardie
    2) Schrittmacherwandern
    3) Nodalrhythmus
    4) AV Block
    5) Systolenausfälle
    6) Asystolie

2. Sympathikotone Form (schnelle Form)
    1) Tachycardie
    2) Tacharhythmie (Bigeminie, supraventrikuläre und ventrikuläre Extrasystolie)
    3) Kammerflattern
    4) Kammerflimmern

KERN: Die Angaben über die Häufigkeit des Auftretens des OCR sind auf Grund der unterschiedlichen Überwachung durch die Anaesthesie (nur Pulspalpation oder auch EKG) recht uneinheitlich. Würden Sie bitte auch dazu Stellung nehmen, Herr SCHEURECKER?

SCHEURECKER: Tabelle 2 zeigt eine Zusammenstellung der den OCR auslösenden Ursachen: während der Bulbusdruck erst eine gewisse Intensität haben muß, um den OCR auszulösen, der bei Überschreitung einer kritischen Grenze dann auch in 80 % der Fälle auftritt, kann der Reflex wesentlich leichter bei Augenoperationen durch Zug an den geraden Augenmuskeln verursacht werden. Bei Zug am rectus medialis findet man den OCR z. B. in 16 bis 86 % der Fälle, bei unseren Ketamine-

Tabelle 2. Auslösende Ursachen des oculokardialen Reflexes (OCR)

1. Druck auf den Bulbus (ASCHNER, DAGNINI)
    1) Aus diagnostischen oder therapeutischen Gründen (Paroxysmale Tachycardie)
    2) Zu straffer Augenverband (VIALARD, TREIGNY)
    3) Eine auf die Bulbi drückende Kopfstütze bei Bauchlage des Patienten (HOWLAND, PAPPER)
    4) Zu groß gewählte, auf die Augen drückende Narkosemaske
    5) Trauma in Form von Schlag oder Stoß (CALA)

2. Zug an den geraden Augenmuskeln (BOSOMWORTH und Mitarb., KIRSCH und Mitarb., KUDO, PODLESCH und Mitarb., YILMAZ und DODEN, HANINA und UKRASCHCHENOK)
    1) Rectus medialis (16 - 86 %)
    2) Rectus lateralis (10 - 40 %)

3. Zug an der Iris (PALM, KIRSCH, MENDELBLATT, DAMASKE)

4. Manipulation am apex orbitae nach Enucleation oder Exenteration (BAILEY, PODLESCH)

5. Beim Setzen eines retrobulbären Blocks (LANDERS) in 10 %

narkosen bei Strabismusoperationen sogar bis zu 100 % der Fälle. Bei Zug am m. rectus lateralis tritt der OCR nur in 10 bis 40 % der Fälle auf. Er kann auch durch Manipulation an der Iris und etwa auch beim Versuch, die prolabierte Iris nach einem bulbuseröffnenden Trauma zu reponieren, ausgelöst werden. Manipulationen am Apex der Orbita nach Enucleation des Bulbus oder nach Evisceration der Orbita und auch das Setzen eines retrobulbären Blocks (Reflexfrequenz = 10 %) sind schließlich noch weitere Auslösungsursachen.

KERN: Tritt der OCR bei Verwendung verschiedener Anaesthetika verschieden häufig auf?

SCHEURECKER: Im allgemeinen ist die Auslösung des OCR unabhängig von der Art des Anaesthetikums, wenngleich dem Cyclopropan eher eine hemmende Wirkung und dem Halothan eine fördernde Wirkung nachgesagt wird. Zweifelsohne kann man aber sagen, daß die Auslösung des OCR sicher abhängig von der Tiefe der Narkose vor sich geht.

KERN: Nun bitte ich Herrn TAUBE und Mitarbeiter zu dem Diskussionsbeitrag: "Anaesthesieverfahren bei der Behandlung der Ablatio retinae".

TAUBE: Bei der operativen Behandlung der Ablatio retinae gelangen eine ganze Reihe, z. T. sehr diffiziler Verfahren zur Anwendung. Die Operationen werden wegen der erforderlichen Operationszeiten, der psychischen Schonung der Patienten, der besseren Sterilität und der Ruhigstellung des Operationsfeldes bevorzugt in Allgemeinnarkose durchgeführt.

Abb. 1. zeigt die Relation von Lokalanaesthesie und Vollnarkose bei ablatiochirurgischen Eingriffen in den Jahren 1971 und 1972. Insgesamt wurden 1971 589 und 1972 720 Ablatiooperationen vorgenommen, davon knapp 90 % in Allgemeinanaesthesie.

Die Altersverteilung der 1158 in Vollnarkose operierten Patienten und das angewandte Anaesthesieverfahren ergibt sich aus Abb. 2. Den weitaus größten Anteil machen die Patienten in der 7. Lebensdekade mit 364 Fällen (= 31,4 %) aus, gefolgt von der Altersgruppe 50 - 59 Jahre mit 201 Operationen (17,3 %). Halothan kam vorwiegend bei Kindern und Jugendlichen zur Anwendung, ansonsten bevorzugen wir die NLA.

Bei der Auswertung der Narkoseprotokolle fand sich gelegentlich eine droperidolbedingte, mäßige Blutdrucksenkung in der Einleitungsphase vor Operationsbeginn. Nach Stabilisierung des Kreislaufes konnten intraoperative Veränderungen desselben fast immer auf Manipulationen am Auge zurückgeführt werden.

In der Einteilung nach SABENA und POSTELLI (Tabelle 1) wurde als "normaler" oculocardialer Reflex (OCR) ein Pulsfrequenzabfall bis zu 20 Schlägen/min gewertet, wenn er akut, z. B. bei Muskelzug, auftrat. Ein stärkerer Rückgang der Frequenz, der "positive" OCR, machte in 134 von 198 Fällen die Gabe von Atropin, oder selten Alupent^R notwendig. Reflektorische Pulsanstiege von mehr als 30 Schlägen/min, die nicht umgehend durch Vertiefung der Narkose behoben werden konnten, wurden dem "inversen" OCR zugeordnet. In 15 Fällen mußte in dieser Gruppe die Frequenz pharmakologisch gesenkt werden, 12 mal mit Verapamil (Isoptin^R) und 3 mal mit Pindolol (Visken^R). Arrhythmien wurden bei 12 Patienten (1 %) beobachtet.

In Halothannarkose lag ein deutlich anderes Reflexverhalten vor als in NLA (Tabelle 2): Der positive OCR, also ein Pulsfrequenzabfall von mehr als 30/min, wurde in NLA bei 19,2 %, in Halothannarkose dagegen nur in 3,8 % registriert. Dagegen trat der inverse OCR in Halothan-

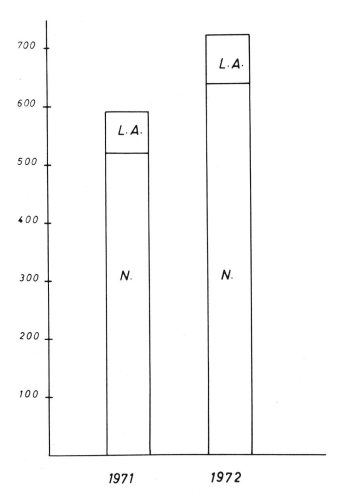

Abb. 1. Relation von Lokalanaesthesie (L. A.) und Vollnarkose (N.) bei 1309 Operationen zur Behandlung der Ablatio retinae in den Jahren 1971 und 1972

Tabelle 1. Absolute und prozentuale Frequenz des OCR (Einteilung nach SABENA und POSTELLI)

OCR	Häufigkeit	% der Fälle
fehlend	704	60,8
normal	177	15,3
positiv	198	17,1
invers	67	5,8
Arrhythmie	12	1,0

narkose mit 22,4 % wesentlich häufiger auf als in NLA (3,8 %). Nach unseren Untersuchungen ist die prozentuale Häufigkeit des inversen OCR in Halothannarkose bei allen Altersgruppen gleich hoch, doch liegen die Fallzahlen für das Kollektiv über 30 Jahre so niedrig, daß eine Praedisposition zu Tachycardien im jugendlichen Alter nicht ausgeschlossen werden kann.

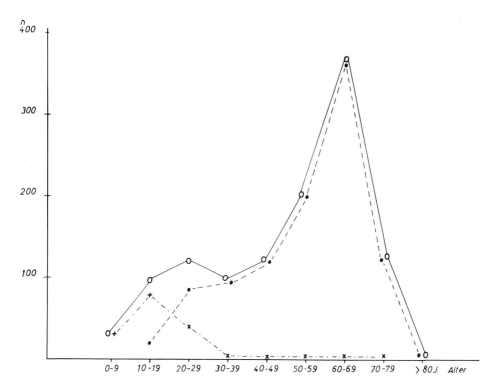

Abb. 2. Altersverteilung bei 1158 Narkosen für ablatiochirurgische Eingriffe
n = Anzahl der Patienten
●--● = NLA
x-·-x= Halothannarkose
o——o = Gesamtzahl

Tabelle 2. Abhängigkeit des OCR vom Narkoseverfahren

Art der Narkose	positiver OCR	inverser OCR
NLA n = 1002	192 (19,2 %)	32 (3,2 %)
Halothan n = 156	6 (3,8 %)	35 (22,4 %)

Der OCR führte in keinem Fall zu einer kritischen Situation. Es muß jedoch eine kontinuierliche Überwachung des Patienten mit Monitoring der Herzaktion, regelmäßiger Blutdruckmessung und Kontrolle der Ventilation gewährleistet sein. Bei bedrohlicher Bradycardie muß eine Hypoxie als Ursache einwandfrei ausgeschlossen werden.

KERN: Vielen Dank. Darf ich nun Herrn SCHEURECKER bitten, gleich fortzufahren und diese etwas divergierenden Untersuchungsergebnisse und Häufigkeitszahlen, die hier genannt wurden, zu kommentieren.

SCHEURECKER: Die Differenz in der Häufigkeit der Auslösbarkeit des OCR kann natürlich verschiedene Ursachen haben. Es steht z. B. die Strabismusoperation in der Häufigkeit der Auslösung des OCR sicher an der Spitze. Wir dürfen bei den Ablatio-Operationen bei weitem nicht diese Häufigkeit erwarten. Eine weitere Ursache der Diskrepanzen wird darin liegen, daß während derjenigen Operationen, bei denen die Möglichkeit der Auslösung des OCR besteht, die Herzaktion unterschiedlich überwacht wird: entweder rein klinisch mit der Radialispulspalpation, mit einem integrationsfreien Pulsschreiber, einem präcordialen Stethoskop oder mit einem EKG. Es gibt Formen des OCR, die bei hohen Ausgangsfrequenzen einen Pulsfrequenzrückgang von nur einigen Schlägen pro Minute zeigen, rein klinisch also absolut übersehen werden können, im EKG aber deutlich zu erkennen sind.

In den nun folgenden Abbildungen sollen kurz einige Fälle von OCR an hand von Elektrokardiogrammen demonstriert werden: In Abb. 2 erkennt man eine vagale Form mit extremer Sinusbradycardie, Schrittmacherwandern (die P-Zacke rückt immer näher an den QRS Komplex heran), und schließlich Nodalrhythmus (die P-Zacke verschwindet). Bei diesem Fall wurde absichtlich auf Atropin in der Praemedikation verzichtet, um den OCR besser demonstrieren zu können.

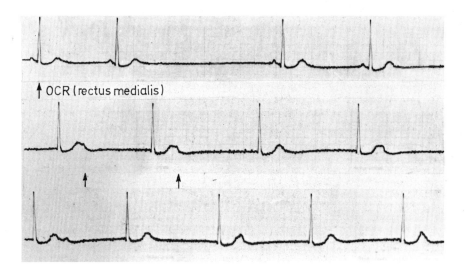

Abb. 2. Vagotone Form eines oculokardialen Reflexes (OCR). (N. C., 13a ♀, Schieloperation li. Auge III/67, in der Praemedikation kein Atropin); EKG: Sinusbradykardie, Schrittmacherwandern, Nodalrhythmus

Dieselben EKG-Veränderungen werden (Abb. 3) nun aber auch bei der Halothan- oder Methoxyflurannarkose, unter Hypoxie- und Hyperkapniebedingungen und auch nach wiederholter Verabreichung von Succinylcholin beobachtet. Man muß also streng auf die zeitliche Koinzidenz der reflexauslösenden Manipulation und der entsprechenden EKG-Veränderung achten, um Fehlinterpretationen zu vermeiden. Am Streifen 1 der Abb. 3 wird deutlich, daß die P-Zacke ganz nahe an den QRS-Komplex heranrückt und schließlich ganz verschwindet (Schrittmacherwandern, Nodalrhythmus); und dies zu einer Zeit, da die Operation noch gar nicht begonnen hat. Diese EKG-Veränderungen wurden also rein durch die Halothannarkose hervorgerufen und sind den nicht Halothanbedingten ocularkardialen Reflexen in den Streifen 2 und 3 der gleichen Abbildung (zeitliche Koinzidenz mit Muskelzug) sehr ähnlich.

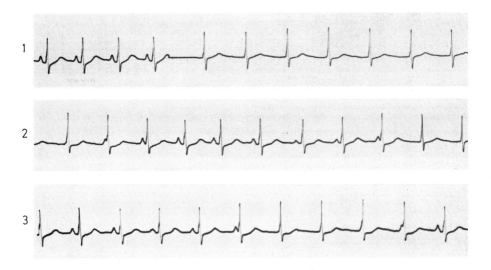

Abb. 3. Gegenüberstellung von EKG-Veränderungen bei Halothannarkose und bei oculokardialem Reflex (Z. B., 6a ♀, Iridektomie wegen Glaukom III/67). Streifen 1: Halothanwirkung; Streifen 2 und 3: OCR

In Abb. 4 wurde das EKG auf Streifen 1 vor der Narkoseeinleitung und auf Streifen 2 während der Narkoseeinleitung mit 2 mg/kg KG Ketamine i. v. dargestellt. Man erkennt die deutliche Herzfrequenzzunahme bei der Ketamineeinleitung und im Streifen 3 einen OCR in Form einer Sinusbradycardie mit angedeutetem Schrittmacherwandern. Auf Streifen 4 wird die Reflexunterbrechung durch 1/4 mg Atropin, intravenös verabreicht, deutlich. Die daraufhin auftretende Tacycardie versuchten wir mit Isoptin^R auf ein erträgliches Maß zu reduzieren. In Abb. 5 erkennt man einen OCR mit Nodalrhythmus bei einer sehr hohen Frequenzausgangslage. Der nur geringe Rückgang der Frequenz könnte hier bei rein klinischer Beobachtung leicht übersehen werden. Die sympathikotone Form des OCR ist viel seltener als die vagale Form, aber um so gefährlicher. Es ist mir bisher nicht gelungen, diese Form des OCR im EKG aufzuzeichnen.

Wie oben schon erwähnt, konnten wir bei 300 Strabismusoperationen in Ketaminenarkose bei Zug am m. rectus medialis eine Auslösung des OCR in 100 % der Fälle beobachten. Der Vorteil einer Ketaminenarkose hinsichtlich des OCR ist das ketaminebedingte Ansteigen der Pulsfrequenz schon bei der Narkoseeinleitung, also vor einer eventuellen Auslösung eines OCR. Pulsfrequenzrückgänge von 50 bis 60 % bei der vagalen Form des OCR sind nämlich nichts außergewöhnliches, werden aber bei hohen Ausgangsfrequenzen selbst in diesem Ausmaß nie bedrohliche Folgen haben.

KERN: Danke schön. Welche Maßnahmen sollte nun der Anaesthesist bezüglich der Prophylaxe des OCR vor und nach dessen Auftreten treffen?

SCHEURECKER: Das rechtzeitig im Rahmen der Praemedikation i. m. verabreichte Atropin kann die Auslösung des OCR zwar nicht verhindern, wir hatten aber beim Vergleich unserer Fälle mit und ohne Atropin den Eindruck, daß der OCR bei den Fällen mit Atropin nicht in so exzessiver Form auftrat wie bei den Fällen ohne Atropin. Ein Parasympathicolytikum sollte also bei der Praemedikation unbedingt verabreicht werden. Bei Patienten mit niederen Ausgangspulsfrequenzen ist die

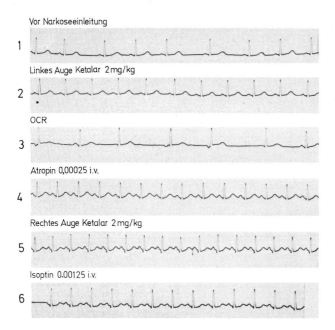

Abb. 4. EKG-Veränderungen bei Ketaminenarkose, OCR und medikamentöser Beeinflussung desselben (S. J., 5a ♂, Schieloperation, kein Atropin in der Praemedikation)
Streifen 1: vor Narkoseeinleitung
Streifen 2: nach Ketamine 2 mg/kg i. v., Frequenzzunahme
Streifen 3: vagotoner OCR (Bradykardie, Schrittmacherwandern)
Streifen 4: Beeinflussung des OCR durch Atropin 0,00025 i. v.
Streifen 5 und 6: Beeinflussung der Tachykardie durch Isoptin^R 0,00125 i. v.

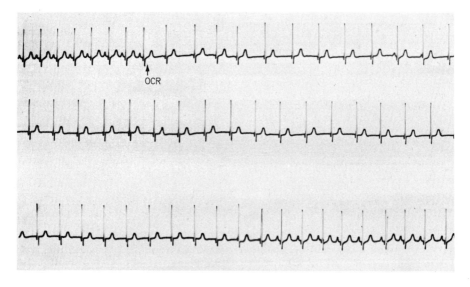

Abb. 5. Vagotone Form des OCR bei hoher Ausgansfrequenz (S.B., 4a ♂, Schieloperation re. Auge III/67) Beachte: nur geringer Frequenzrückgang

halbe Praemedikationsdosis von Atropin 3 bis 4 Minuten vor Operationsbeginn zusätzlich intravenös sehr zu empfehlen. Sie bietet einen fast 100%igen Schutz.

Eine weitere Möglichkeit der Prophylaxe ist der retrobulbäre Block, der nach Literaturangaben allerdings nur 50 bis 70 % der Fälle schützen soll. Außerdem tritt beim Setzen des Blocks selbst auch in 10 % der Fälle ein OCR auf und es sind dabei retrobulbäre Hämatome, Optikusschäden sowie transitorische Amaurosen beschrieben worden. Tabelle 3 zeigt nun eine Zusammenstellung derjenigen Maßnahmen, die therapeutisch bei intraoperativ aufgetretenem bedrohlichem oculokardialem Reflex eingeleitet werden sollen. Summarisch kommt bei der vagotonen Form dem Atropin eine bedeutende therapeutische Rolle zu, bei der sympathikotonen Form sollten Betarezeptorenblocker zur Anwendung kommen. Daß in beiden Fällen die reflexauslösenden Manipulationen sofort unterbrochen werden müssen und daß die Operation erst nach entsprechender Therapie bzw. nach kardiorespiratorischer Wiederbelebung fortgesetzt werden darf, ist selbstverständlich.

Tabelle 3. Therapeutische Maßnahmen bei intraoperativ auftretendem bedrohlichem OCR (Frequenz unter 50/min oder über 180/min)

---

1. Vagotone Form
    1) Sofortige Unterbrechung der reflexauslösenden Manipulation
    2) Die halbe Prämedikationsdosis Atropin i. v.
    3) Bei Asystolie voller Einsatz aller Maßnahmen der cardio-respiratorischen Wiederbelebung
    4) Fortsetzung der Operation nach entsprechendem Frequenzanstieg bzw. nach gelungener cardiorespiratorischer Wiederbelebung

2. Sympathikotone Form
    1) Sofortige Unterbrechung der reflexauslösenden Manipulation
    2) Beta-Rezeptorenhemmer bzw. -Blocker (Isoptin 0,03 mg/kg, Inderal 0,025 mg/kg - 0,05 mg/kg)
    3) Ev. retrobulbärer Block
    4) Bei Kammerflimmern voller Einsatz aller Maßnahmen der cardiorespiratorischen Wiederbelebung
    5) Fortsetzung der Operation bei entsprechendem Rückgang der Pulsfrequenz bzw. nach Verschwinden der Rhythmusstörungen oder nach gelungener cardiorespiratorischer Wiederbelebung

---

KERN: Nun noch eine letzte Frage: Ist der OCR so gefährlich, daß bei den ihn auslösenden Operationen eine elektrokardiographische Überwachung stets notwendig ist? Wie häufig treten gefährliche Zustände auf?

SCHEURECKER: Die Gefährlichkeit bzw. Ungefährlichkeit des OCR wurde bereits zahlenmäßig erfaßt. Die Frequenz von Kreislaufstillständen infolge des OCR liegt bei 0,2 bis 1 %. Bei unserem Patientgut trat bisher kein solcher Fall eines Kreislaufstillstandes ein. In Tabelle 4 sind nun die wichtigsten prophylaktischen Maßnahmen zusammengestellt, die bei OCR-gefährdeten Augenoperationen Beachtung finden sollten. Bezüglich der Überwachung der Patienten wäre noch hinzuzufügen, daß man mit der Radialispulskontrolle oder einem präcordialen Stethoskop im täglichen Routinebetrieb auskommen kann. Wer allerdings einen Monitor besitzt, sollte die geringe Mühe nicht scheuen und ihn bei jeder Augenoperation benützen.

Tabelle 4. Prophylaktische Maßnahmen bei OCR-gefährdeten Augenoperationen (Narkoseführung und Patientenüberwachung)

1. Vermeidung von Hypoxie und Hyperkapnie (PÖNTINEN, LIST)
2. Keine exogene Zufuhr von Katecholaminen (PÖNTINEN, LIST)
3. Unbedingt Atropin in der Praemedikation, ev. Prophylaxe mit der halben Atropin-Praemedikationsdosis i. v. 3 - 4 Minuten vor Operationsbeginn, besonders zu empfehlen bei niedriger Ausgangs-Pulsfrequenz
4. Ev. retrobulbärer Block
5. Kontinuierliche Pulskontrolle (SORENSEN und GILMORE, SCHLAG, PLANTEN)
   1) Radialispuls
   2) Praecordiales Stethoskop
   3) Bei Augenoperationen in Lokalanaesthesie ohne Überwachung durch einen Anaesthesisten:
      Praecordiales Stethoskop nach GOLDSTEIN und MEYERS
      (Operateur hört während der Operation die Herzaktion mit)
   4) EKG Monitor
   5) Integrationsfreier Pulsschreiber (BENZER und Mitarbeiter)

L'ALLEMAND: Ich möchte noch ein paar Literaturangaben bezüglich Herzstillstand und Letalität beim OCR hinzufügen: KNOBLOCH und LORENZ geben 54 Herzstillstände auf 100.000 Augeneingriffe, SNIDER einen auf 2500 und MEISMANN drei Herzstillstände auf 1500 Augenoperationen an. Die Letalität wird mit 1 : 3500 beziffert. Wir selbst haben bei bisher 10 000 Narkosen in der Augenheilkunde keinen Herzstillstand und keinen Todesfall zu verzeichnen gehabt.

KERN: Der letzten Aussage kann ich mich anschließen. Auch wir haben nie einen letalen Zwischenfall respektive einen Herzstillstand gehabt, obwohl bei uns sehr viele zum OCR praedestinierende Schieloperationen durchgeführt werden. Sicher ist, daß der Anaesthesist während der gefährlichen Phasen des Eingriffes den Finger am Puls haben soll oder ein präcordiales Stethoskop benutzen sollte. Ein EKG wird ihm sicher nicht immer zur Verfügung stehen.

Damit möchte ich das Workshop 1 beenden, obwohl in der zur Verfügung stehenden Zeit nur ein Teil der Probleme der Anaesthesie in der Augenheilkunde diskutiert bzw. gestreift werden konnte und noch zahlreiche Fragen offen geblieben sind.

Workshop 2

Anaesthesie und HNO-Heilkunde

Leiter: H. WEIGAND, Köln
Teilnehmer: E. BINKERT (Anaesthesie), Luzern
            W. GABRIEL (Anaesthesie), Bonn
            K. KRUMPHOLZ (HNO), Linz
            K. MÜNDNICH (HNO), Münster
            H. TREMEL (Anaesthesie), München

WEIGAND: Meine Damen und Herren, ich darf das Workshop 2 über Anaesthesie und Hals-Nasen-Ohren-Heilkunde eröffnen. Das Workshop ist als Aussprache über Fragen und Probleme zum Thema "Tonsillektomie in Narkose" gedacht. Wir haben das Thema in vier Hauptpunkte gegliedert:
1. Prämedikation
2. Art der Narkose
3. intraoperative Blutung und
4. postoperative Überwachung und Komplikationen.

Zum Punkt 1 "Prämedikation" möchte ich zunächst Herrn GABRIEL bitten.

GABRIEL: Die ausreichend und zeitgerecht applizierte Prämedikation ist ein integrierender Bestandteil der Anaesthesie. Sie ist nach BARTH und MEYER eine Sicherheitsmaßnahme, auf die unter keinen Umständen verzichtet werden darf. Das Operieren in unmittelbarer Nähe der Luftwege, der großen Gefäße, des Gehirns, der vegetativen Zentren und der Sinnesorgane bringt im HNO-Bereich besondere Probleme mit sich.

Der Kopf- und Halsbereich ist unter anderem der Hauptinnervationsbereich des N. vagus. Eine Irritation des N. vagus z. B. während der Einleitungsphase einer Narkose kann über die parasympathische Herzversorgung nicht selten zu Bradycardie, Arrhythmie und sogar zum Herzstillstand führen, wenn
1. gleichzeitig eine Hypoxie besteht oder
2. in den Zeitraum der Vagusirritation die initial erregende Wirkung eines Narkosemittels (Exzitationsstadium) fällt. Dieses Exzitationsstadium kehrt gegen Ende der Narkose wieder und dann ist der Atropinschutz nicht mehr ausreichend. Zwischenfälle gegen Ende der Narkose sind daher nicht selten.

Eines der Hauptziele der Prämedikation bei HNO-Narkosen ist es also, zeitgerecht und in ausreichender Menge ein Parasympathikolytikum zur wirksamen "Reflexdämpfung" zu verabreichen. Hier haben sich Atropin und Scopolamin, parenteral verabreicht, seit vielen Jahren hervorragend bewährt. Der zusätzliche Nutzen einer Sekretionshemmung im Bereich der Luft- und Speisewege ist für den Operateur von besonderer Bedeutung.

Im Kopf- und Halsbereich finden sich naturgegeben besonders viele Noci-Rezeptoren als Warnanlage zum Schutz des Gehirnes, der Sinnes- und Atmungsorgane.

Ein weiteres Hauptziel der Prämedikation ist die Hinaufsetzung der Schmerzschwelle vor der Narkose (z. B. Abszeßtonsillektomie). Die Analgesie der Prämedikation soll außerdem nahtlos in die Wirkung der Narkosemittel selbst übergehen. Gebräuchliche Analgetika sind nun das Morphin und seine synthetischen Abkömmlinge. Wir verwenden Dolantin S^R, welches in 100 mg Pethidin noch 1,25 mg Levallorfan enthält. Letzteres setzt die atemdepressorische Wirkung des Pethidins herab.

Unruhe, Pressen oder Erbrechen der Patienten nach HNO-Eingriffen sind wegen der dadurch entstehenden Gefahr einer Nachblutung unerwünscht. Deshalb ist weiters ein vegetativ dämpfendes, brechreizminderndes Mittel als Prämedikationszusatz von großem Wert (z. B. Vomex A^R, Taractan^R oder Psyquil^R).

Außerdem hat sich, besonders bei alterierten Patienten, die Gabe von Beruhigungsmitteln bzw. von Barbituraten schon am Vorabend immer wieder als günstig erwiesen. Die Dosierung und die Art der Prämedikationsmittel bleiben dem jeweiligen Anaesthesisten überlassen.

Als Regeln für die Prämedikation im HNO-Bereich gelten:
1. Keine Narkose ohne zeitgerechte und in ausreichender Menge verabreichte Parasympathikolytika.
2. Die Prämedikationsmittel des Operationstages sollten nur parenteral gegeben werden.
3. Der Narkosebeginn sollte grundsätzlich in die abklingende Prämedikationswirkung fallen.
4. Nach erfolgter Prämedikation darf der Patient nicht mehr aufstehen. Er muß unter dauernder Beobachtung bleiben.
5. Zeit und Dosierung der Injektion müssen schriftlich festgelegt und von der Schwester nach der Verabreichung protokolliert werden.
6. Bei ambulanten Eingriffen in Lokalanaesthesie schließlich ist immer dann eine Vagusdämpfung erforderlich, wenn z. B. im Parasympathikusbereich operiert und zusätzlich Adrenalin verwendet wird.
7. Ein prämedizierter ambulanter Patient nach Lokalanaesthesie ist unmittelbar postoperativ nicht "straßenfähig". Je nach Zustand darf er mit einer verantwortlichen Begleitperson nach Hause entlassen werden.
8. Auch kleine ambulante Eingriffe wie z. B. eine Adenotomie zu prämedizieren, ist vorteilhaft.
9. Ein verbindliches Schema für alle Prämedikationen kann es naturgemäß nicht geben. Existierende Tabellen vermitteln nur Anhaltspunkte. Ein Optimum an Wirksamkeit kann aus einer gezielten und individuell abgestimmten Kombination der verschiedenen Mittel erwartet werden.

WEIGAND: Ich danke Herrn GABRIEL. Die Diskussion über dieses Problem ist eröffnet. Ich möchte provozieren: Herr GABRIEL, was verstehen Sie unter zeitgerechter Prämedikation? Erhalten bei Ihnen auch 5 bis 6 Kinder morgens zwischen 7.30 und 8 Uhr die Vorbereitungsspritze, und das 5. Kind wird erst um 10 Uhr oder später operiert?

GABRIEL: Wir planen für eine Tonsillektomie eine halbe Stunde ein und medizieren nach diesem Zeitplan. Wir beginnen mit der ersten Kindertonsillektomie um 7.30 Uhr, prämedizieren die zweite für 8 Uhr und haben damit gute Erfahrungen gemacht.

Auditorium: Wie wird die Prämedikation bei ambulanten Adenotomien gehandhabt?

TREMEL: Wir geben den in der Frühe kommenden Kindern keine Spritze, sondern prämedizieren nur mit Beruhigungszäpfchen und Bellafolintropfen. Die Kinder sind ruhiger, nicht zu stark gedämpft und können den Eltern nach dem ambulanten Eingriff bald wieder zurückgegeben werden.

Auditorium: Zu der Bemerkung, daß die Atropinwirkung am Ende der Operation nicht mehr ausreichend sei, möchte ich die Frage nach der Wirkungsdauer des Atropins stellen.

GABRIEL: Atropin wirkt bei intramuskulärer Injektion bis zu zwei Stunden. Im Prinzip wollte ich mit meiner Bemerkung in Anlehnung an einen eigenen Narkosezwischenfall nur klarstellen, daß vagovagale Reflexe auch im Exzitationsstadium bzw. gegen Operationsende ausgelöst werden können.

Auditorium: Was halten Sie von der rektalen Prämedikation? Welches Mittel nehmen Sie in welcher Form, in welcher Dosierung und wann?

GABRIEL: Wir haben uns geeinigt, daß wir die Prämedikation des Vortages enteral oder als Zäpfchen geben. Am Operationstag selbst verabreichen wir den Kindern Vomex A^R oder Dramamin^R als Zäpfchen, die übrige Prämedikation dagegen entweder intramuskulär oder subkutan, also strikt parenteral, auch wenn die Kinder bei der Injektion exzitieren. Nur eine so applizierte Dosis ist von sicherer Wirkung; ein Zäpfchen kann bald nach der Applikation als Laxans wirken und somit seiner eigentlichen Bestimmung verloren gehen.

WEIGAND: Ich darf mich vielleicht dazu folgendermaßen äußern: Wir haben eine Zeit lang morgens die Kinder, besonders die stationären, rektal vorbereitet und zwar mit Thiopental^R in einer Dosierung von 25 - 30 mg/kg. Die rektale Vorbereitung, wie aus dem amerikanischen Schrifttum bekannt, hat folgende Vorzüge: Die Kinder schlafen auf der Station ein, werden von dem ganzen Ereignis der Narkoseeinleitung und der Operation nicht berührt und erwachen nachher wieder auf der Station. Es ist nicht zu bezweifeln, daß bei einem gewissen Prozentsatz dieser Kinder das rektale Thiopentalklysma als Laxans wirkt und die Prämedikation verloren geht. Wir haben diesen Nachteil zunächst in Kauf genommen, später wurde jedoch auf 5 mg/kg Nembutal^R intramuskulär umgestellt und damit allerdings, nach Meinung der überwachenden Schwestern auf der Station, im Vergleich zu den rektal vorbereiteten Kindern ein weniger ruhiger postoperativer Nachschlaf erzielt. Hinsichtlich der Nachblutungsgefahr ist es aber nun sehr wichtig, daß die Kinder nach dem Eingriff mehrere Stunden lang wirklich ruhig sind. Beide Methoden haben also ihre Vor- und Nachteile.

Auditorium: Soll man Atropin bei Kindern mit 0,1 mg/kg oder 0,2 mg/kg dosieren?

GABRIEL: Wir richten uns im allgemeinen nach kg Körpergewicht und Alter. Bis zum 10. Lebensjahr geben wir in steigender Dosierung: 0,1 mg bei einem Jahr, 0,2 mg bei zwei und 0,3 mg bei drei Jahren. Dann bleiben wir bis zum sechsten Lebensjahr bei 0,3 mg stehen und steigern anschließend bis 0,5 mg. Man kann beim Erwachsenen bei einem Gewicht von 100 kg bis zu 1,0 mg geben. Die richtige Atropindosierung ist gut abzugrenzen, wenn man langsam intravenös injiziert und auf die Symptomatik leichte Tachykardie und trockener Mund der Patienten achtet.

Auditorium: Darf auch ich ein wenig provozieren? Als HNO-Arzt schätze ich das schlafende Kind nach der Beendigung der Operation nicht. Wir fürchten die Nachblutung eigentlich nicht so sehr, da wir jedes Gefäß unterbinden. Sollte es jedoch zu einer Nachblutung kommen, die infolge Mangel an Pflegepersonal nicht rechtzeitig bemerkt werden würde, so ist ein schlafendes Kind weit mehr gefährdet. Ich will deshalb das Kind postoperativ wach haben. Ich ziehe die alleinige Prämedikation mit Atropin vor und darf die Anaesthesie dazu um Stellungnahme bitten.

WEIGAND: Über den postoperativen Wachheitsgrad des Kindes stehen sich also zwei Meinungen gegenüber: Soll das Kind wach sein oder soll es weiterschlafen? Aus Zeitgründen müssen wir diese Diskussion jetzt abbrechen, um sie evtl. bei dem letzten Punkt der "postoperativen Überwachung und Komplikationen" nochmals aufzugreifen.

Ich möchte nun zum Punkt 2 "Art der Narkose" übergehen und Herrn TREMEL bitten, dazu Stellung zu nehmen.

TREMEL: Die Frage, warum bei der Tonsillektomie die Narkoseart immer wieder zur Diskussion führt, ist wohl so zu beantworten, daß zwei verschiedene Fachgebiete, früher nur HNO-Ärzte, später auch Anaesthesisten, diese entwickelten. Das Verdienst der HNO-Kollegen, die ihre eigenen Narkosemethoden entwickelten und teilweise immer noch anwenden müssen, da es zu wenig Anaesthesisten gibt, verdient höchste Anerkennung und sei in keiner Weise geschmälert. Naturgemäß konnten sich die Anaesthesisten viel intensiver und permanenter mit der Verbesserung der Narkosetechnik und der Sicherheit der Anaesthesiemethoden beschäftigen. Die Narkosetechnik der HNO-Ärzte strebt vor allem Schnelligkeit an, die Tonsillektomie und Adenotomie sollte ja ein kurzer und Zeit sparender Routineeingriff bleiben. Heute verlangen zunehmend mehr Patienten, in Vollnarkose operiert zu werden. Die Operateure streben die anatomisch exakte, ohne Zeitdruck und mit sorgfältiger Blutstillung ausgeführte Tonsillektomie an, die Anaesthesisten wollen größtmögliche Sicherheit für den Patienten und optimale Bedingungen für den Operateur. Unter diesen Aspekten drängte sich die von anaesthesiologischer Seite schon seit 15 Jahren empfohlene Intubation bei der Tonsillektomie und Adenotomie als logische Folgerung von selbst auf.

Eine der Hauptindikationen der Intubation ist bekanntlich die Verhinderung der Aspiration. Die Intubation ist daher gerade bei diesen Eingriffen indiziert, da Aspirationsmaterial im Rachen durch die Operation selbst entsteht. Die Atmung und effektive Lungenbelüftung ist am intubierten Patienten am besten kontrollierbar. Zwischenfälle, die vor der Zeit der Intubationsmethode aufgetreten sind und die eine harmlose Tonsillektomie nicht selten von einem Augenblick zu anderen zu einem gefährlichen Eingriff werden ließen, seien sie nun reflektorisch, durch zu schnelle Resorption der Vasokonstriktoren oder durch eine schleichende Azidose ausgelöst worden, hätten nun bei liegendem Tubus sofort optimal behandelt werden können. Seit Einführung der Intubation treten sie jedoch bei uns gar nicht mehr auf. In dieser Hinsicht ist auch die sogenannte Insufflationsmethode nicht zu empfehlen, da hier meistens eine schleichende Azidose entsteht, wie aus einer neueren Arbeit von PICHLMAYR und PÖLL hervorgeht. Narkosezwischenfälle werden aber bekanntlich größtenteils durch Hyperkapnie oder Sauerstoffmangel ausgelöst.

An der Münchner Universitätsklinik intubieren wir bei der Tonsillektomie und Adenotomie seit 7 Jahren und führten z. B. 1972 346 Tonsillektomien durch. Die Technik der Intubationsmethode bei der Tonsillektomie und Adenotomie variiert an den verschiedenen Kliniken, da eine größere Anzahl verschiedener Mundsperrer dafür angeboten wird. Man kann sicher mit vielen von ihnen arbeiten. Die bekanntesten Sperrer sind die nach NEGUS, DAVIS-MAYER und Mac IVOR. Es kommt jedoch im wesentlichen auf ein gutes Zusammenspiel zwischen Operateur und Anaesthesisten an. Außerdem sollte der Mundsperrer technisch einfach und leicht zu bedienen sein. Wir verwenden einen Mundsperrer nach WHITEHEAD in Kombination mit einem Zungenspatel nach STIRLEN. Die Intubation erfolgt in jedem Fall mittels nichtknickbarer Woodbridge-Tuben, der Kopf der Patienten wird nach hinten und unten überstreckt.

Zur Narkoseeinleitung bevorzugen wir kurzwirksame Substanzen wie Methohexitalpräparate und Propanidid^R zur Gewährleistung eines schnellen postoperativen Erwachens und damit Vorbeugung gegen Aspiration bei eventuellen Nach- oder Sickerblutungen. Auch setzen wir die Tonsillektomie-Narkosen aus Sicherheitsgründen, außer bei Gegenindikationen, ausnahmslos mit Halothan fort, um ebenfalls den Patienten postoperativ schnell wieder wach und reflexgeschützt zu haben. Die Kombination mit

Succinylcholinchlorid schränkt dabei den Halothanverbrauch erheblich ein. Extubiert wird unter sorgfältigem Absaugen und unter Sicht mit dem Macintosh-Spatel erst, wenn die Schluckreflexe beim Absaugen deutlich erkennbar sind. Gegen Biß schütze man sich dabei mit einem Gummikeil. Kindernarkosen beginnen wir mit einem Lachgasgemisch und schleichen dann mit Halothan ein. Bis zu etwa sechs Jahren verwenden wir zum Intubieren meistens kein Muskelrelaxans sowie glatte Portextuben ohne Manschette. Die Stimmbänder dichten bei kleinen Kindern auch diese Tuben ab, andererseits würde mit einer Manschette eine starke Einengung des Tubuslumens erkauft. Die Frage, ob bei einer Narkose die Tonsillektomie zusätzlich noch lokal infiltriert werden soll oder nicht, sollte meines Erachtens jedem Operateur selbst überlassen werden und kann von verschiedenen Seiten her betrachtet werden: Sicher kann Kochsalz zur besseren Darstellung der Kapsel eingespritzt werden, sicher blutet es ohne Vasokonstriktoren mehr und sicher gibt es auch inzwischen genügend Literatur, die bei Beachtung der Dosis ein Injizieren von Adrenalinabkömmlingen bei Halothannarkosen bei nicht vorgeschädigtem Herzen erlaubt. Mit Isoptin^R oder mit einem Betarezeptorenblocker wie Visken^R kann man ja etwaigen Arrhythmien auch vorbeugen. Außerdem gibt es aber heute auch rein peripher wirkende Substanzen wie Octapressin^R zur lokalen Blutstillung. Zum letzten besteht das Argument, daß bei vermehrter intraoperativer Blutung die blutenden Gefäße besser beurteilt werden können und einer Nachblutung so von vornherein optimal vorgebeugt werden kann. Meiner Erfahrung nach ist es bezüglich intraoperativer Blutungen sehr wichtig, daß der Operateur in der richtigen Schicht arbeitet.

WEIGAND: Ich möchte Herrn TREMEL danken und Herrn KRUMPHOLZ bitten, zum gleichen Punkt zu sprechen.

KRUMPHOLZ: In einer Zeit, in der es weder in den Krankenhäusern noch in der freien Praxis genügend Anaesthesisten gibt, um jedem operierenden HNO-Arzt einen Fachanaesthesisten zur Seite zu stellen, ist es nicht problemlos, ein einheitliches Narkoseschema aufzustellen. Wenn wir uns dennoch bemühen, diejenige Art der Narkose zu ermitteln, die dem heutigen Stand der Anaesthesiologie und der Laryngologie entspricht, können wir die Postulate der drei Hauptbeteiligten: Patient, HNO-Arzt und Anaesthesist zur Grundlage nehmen.
1. Der Patient verlangt Sicherheit, psychische Schonung und möglichst wenig Schmerzen durch die Operation. Den finanziellen Aufwand wollen wir hier ausklammern.
2. Der Laryngologe wünscht Sicherheit für den Patienten hinsichtlich Kreislauf und Atmung, gute Zugänglichkeit zum Operationsfeld, Präparation ohne Zeitdruck, Vermeidung eigener Exposition gegenüber Narkosedämpfen und Erhaltung des persönlichen Kontaktes mit dem Patienten vor und nach der Operation.
3. Der Anaesthesist verlangt eine ebensolche Sicherheit für den Patienten, zu der entsprechende Voruntersuchungen, Nahrungskarenz und Prämedikation beitragen. Ebenso ist eine Koordination mit dem Operateur bezüglich einer etwaigen zusätzlichen Lokalinfiltration sowie postoperative Obsorge durch geschultes Personal erforderlich. Zu der von allen drei Hauptbeteiligten geforderten Sicherheit zählt das Freihalten der Atemwege, die Verhinderung einer Aspiration und die Möglichkeit des Absaugens von Trachea und Bronchien. Die genannten Forderungen werden am besten durch die Intubationsnarkose und Operation am reklinierten Kopf erfüllt. Zur Realisierung dieser Methode bedarf es
1. genügend geschulter Anaesthesisten, 2. einer nicht unerheblichen Umstellung des Laryngologen von der bisher gepflogenen Operationstechnik, 3. einer entsprechenden apparativen Einrichtung, eines eingearbeiteten Hilfspersonals und ausreichender Nebenräume. Die Präparation der Tonsillen am reklinierten Kopf bringt, abgesehen von der Umkehr des Operationsfeldes um 180 Grad, eine vermehrte Gewebsspannung, was

auch im Terminus "Operation am gespannten Pharynx" zum Ausdruck kommt. Im Bereich des sogenannten Zwischengewebes zwischen Gaumen und Zungentonsille ist es gelegentlich schwierig, in der richtigen Schicht zu präparieren und die Tonsille an der richtigen Stelle abzusetzen. Ob der Tubus nasal oder oral günstiger liegt, ist Auffassungs- und Übungssache. Man kann sich vorstellen, daß ein nasal liegender Tubus bei der Adenotomie hinderlich ist, ebenso kann man sich vorstellen, daß ein oral eingeführter Tubus bei der Tonsillektomie Schwierigkeiten macht. Diesem Problem geht man allenthalben durch eine Insufflationsnarkose aus dem Weg. Die Luftwege sollen dabei durch einen Boyle-Davis-Negus-Spatel und durch Reklination des Kopfes freigehalten werden. Der Patient befindet sich bei der Insufflation in einem offenen Narkose-System, der Operateur wird den Narkosedämpfen ausgesetzt. Bevorzugt der Operateur eine halbsitzende Stellung des Patienten, ist für eine sichere Abdichtung der Luftwege durch Intubation zu sorgen. Die Blutung am sitzenden Patienten ist geringer, es besteht aber die Möglichkeit einer orthostatischen Kreislaufdysregulation, die am liegenden Patienten nicht vorkommt. Schwierigkeiten für den Operateur sind mitunter dann gegeben, wenn eine Einschränkung der Beweglichkeit der Kiefergelenke besteht, der Mund auch in Relaxierung nur wenig weit geöffnet werden kann und dazu noch eine dicke Zunge vorliegt. Dann kann das Operieren sehr erschwert sein. Solche Verhältnisse finden wir auch bei Peritonsillarabszessen mit Infiltration der Kieferwinkelgegend und Kieferklemme. Bei solchen Abszeßtonsillektomien besteht außerdem eine erhöhte tonale Reflexerregbarkeit. Absolute Sicherheit für den Patienten bietet daher hier nur die Intubation.

Wir operieren seit 1965 in der Regel an nasal intubierten Patienten. Bei Erwachsenen und bei Kindern nach dem 10. Lebensjahr wird ein Manschettentubus eingeführt und die Trachea abgedichtet. Der nasal eingeführte Tubus stört uns nicht bei der Tonsillektomie, auch die Adenotomie läßt sich durch Verschieben des Tubus mit dem gekrümmten Sauger mit einiger Übung gut durchführen. Der Mac-Ivor-Spatel wird von einer Hilfsperson oder durch eine Bruststütze in Spannung gehalten. Außerdem besteht die Möglichkeit, den Spatel an einem Bügel, der am Operationstisch befestigt ist, aufzuhängen. Wir haben auf Empfehlung von BERGMANN ein Zugautoskop in Verwendung, das die Atmung wie bei der Abstützung durch Druck auf den Thorax nicht behindert. Dabei ist die Spannung des Zugautoskops gleichbleibend, auch wenn man den Kopf des Patienten in eine andere Lage bringt. Auf einer einfachen schematischen Zeichnung (Abb. 1) sind nun der nasal intubierte Patient, der abgedichtete Tubus und der Mac-Ivor-Spatel dargestellt. Ein Seilzug führt über eine an der Wand befestigte Rolle zu einem anspannenden Gewicht (Erwachsene 2 kg, Kinder 1 kg). Das erste Stück des Seilzuges ist mitsterilisiert und wird vom Operateur in den Mac-Ivor-Spatel eingehängt. Durch Anschluß an den Gewichtszug (Kupplung) kommt es zur Spannung des Spatels in der gewünschten Stellung. Eine zusätzliche Infiltration des Tonsillenbettes wird in der Regel nicht vorgenommen. Sollten aber in Fällen von Nachoperationen bei Tonsillenresten starke Narben vorliegen, kann man das Tonsillenbett infiltrieren. Das Mittel zur Infiltration ist auf die Narkose abzustimmen. Bei uns hat sich POR 8^R (Sandoz) sehr bewährt. Es kann auch bei Verwendung von Halothan eingespritzt werden. Bei einer Zahl von insgesamt 5350 Tonsillektomien, zum Teil mit Adenotomie, in Intubationsnarkose haben wir keine nachhaltigen Traumatisierungen des Larynx wie z. B. Granulome gesehen, keine Schäden in der Nase beobachtet, und auch keine Änderung der Verweildauer der Patienten im Krankenhaus festgestellt. Weiterhin haben wir weder pulmonale Komplikationen noch Todesfälle erlebt. Die Nachblutungen liegen bei 0,6 %.

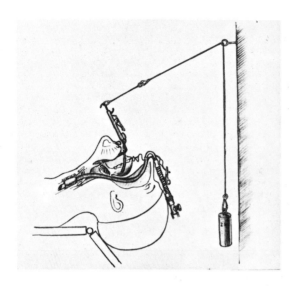

Abb. 1. Zugautoskop zur Tonsillektomie (Schematische Darstellung)

WEIGAND: Ich möchte Herrn KRUMPHOLZ für diese Stellungnahme danken und ihm zur niedrigen Nachblutungsquote gratulieren. Nun darf ich Frau PICHLMAYR zu ihrem Diskussionsbeitrag "Vergleich der Intubations- und Insufflationsnarkose bei Tonsillektomien und Adenotomien im Kindesalter aufgrund von Blutgasanalysen" bitten.

PICHLMAYR: Die Diskussion, ob bei Tonsillektomien und Adenotomien im Kindesalter generell eine Narkose mit Intubation anzustreben wäre, ist noch nicht abgeschlossen.

Für die Intubationstechnik spricht die größere Sicherheit der Methode, für die Insufflation die bessere Praktikabilität, die sich besonders aus dem geringen zeitlichen und technischen Aufwand ergibt.

Als Beitrag zur Suche nach dem geeigneten Weg wurden Blutgaswerte von 50 Kindern am Ende des operativen Eingriffs unter beiden Techniken erhoben.

Krankengut und Methodik

Das Alter der Kinder lag zwischen 2 und 10 Jahren. (Durchschnitt: 4 1/2 Jahre). Die Prämedikation erfolgte 45 Minuten vor dem Eingriff mit einer gewichtsentsprechenden Dosis Atropin und Thalamonal. Als Narkosemittel wurden hauptsächlich Halothan und Lachgas, bei älteren Kindern gelegentlich Barbiturate verwendet. Die Gaszufuhr erfolgte über das Kuhnsche System. Die Atmung wurde nach dem Einschlafen unterstützt. Bei ausreichender Narkosetiefe wurde der Negusspatel eingesetzt bzw. unter Succinylbischolin (1 - 1,5 mg/kg KG) ein Woodbrigetubus eingeführt. Die Narkose wurde mit einem Lachgas-Sauerstoffgemisch von 2 : 1 und einer Halothankonzentration zwischen 0,5 und 1 Vol% aufrechterhalten. Bei den intubierten Kindern wurde die Atmung assistiert. Der Eingriff erfolgte am überstreckten Kopf und dauerte 5 bis 30, durchschnittlich 15 Minuten. Die Anaesthesie wurde von Assistenten im 3. bis 4. Ausbildungsjahr durchgeführt.

Unmittelbar nach Beendigung des Eingriffs wurde aus den mit Finalgonsalbe hyperämisierten Ohrläppchen Blut in heparinisierte Kapillaren zur Doppelbestimmung der Blutgasanalyse im Digital-Säure-Basen-Analysator (Firma Radiometer Kopenhagen) entnommen.

Ergebnisse und Diskussion

Beim Vergleich der Blutgaswerte von 10 Kindern mit Intubation unter assistierter Beatmung und 40 Kindern mit Insufflation (s. Tabelle 1) lag die Sauerstoffsättigung bei der verwendeten Lachgas-Sauerstoff-Einstellung von 2 : 1 in beiden Gruppen über dem Grenzsollwert von 96 %.

Tabelle 1. Blutgaswerte unter Intubations- bzw. Insufflationstechnik nach Adeno- und Tonsillektomie bei Kindern

Narkoseart und Technik	Hb O_2 (sät %)	pCO_2 (Torr)	pH	St-HCO_3 (mval/L)	Base-Excess (mval/L)
Intubation (n = 10) (Halothan-N_2O-Narkose mit assistierter Beatmung	99,0±0,3	34,3±2,2	7,41±0,08	22,9±0,8	-1,65±0,24
Insufflation (n = 40) (Halothan-N_2O-Narkose Negusspatel)	97,7±0,2	48,4±2,5	7,32±0,02	24,0±0,5	-2,37±0,26

Der pCO_2 war bei Intubation durch die geringe Hyperventilation auf 34,3 Torr abgefallen und bot damit die in Narkose angestrebte Größenordnung für die Kohlensäurespannung, die im Gegensatz dazu bei den Kindern mit Insufflation mit 48,4 Torr eindeutig erhöht war. Entsprechend lag der pH in der ersten Gruppe an der oberen Grenze des Sollwertes von 7,35 - 7,45, in der zweiten Gruppe etwas darunter. Standardbicarbonat und Base Excess lagen in beiden Gruppen innerhalb des Sollbereichs.

Aus den Einzelwerten (Abb. 1) geht hervor, daß der pCO_2 bei einem Teil der Kinder mit Werten zwischen 50 und 85 Torr weit über der tolerablen Grenze lag, wobei klinisch äußer Änderungen der Pulsfrequenz jedoch noch keine Komplikationen bemerkt wurden. Da eine Hyperkapnie Komplikationen begünstigt, die zu tödlichen Zwischenfällen führen können, sprechen die erhobenen Befunde für die Überlegenheit der Intubationsmethode zumindest für Ausbildungszentren und Kliniken mit häufigem Wechsel und unterschiedlichem Ausbildungsstand des Operationsteams. Wir glauben, daß die Vorteile des Vorgehens (Tabelle 2) die möglichen Nachteile bei weitem überwiegen, zumal sich Verletzungen des kindlichen Kehlkopfes durch Intubation unter Muskelrelaxantien vermeiden lassen und die Beschränkung auf eine einmalige Relaxansgabe mögliche Herzrhythmusstörungen fast immer ausschließt.

Die Intubationstechnik für kindliche Tonsillektomien und Adenotomien ist auch in der Hand des jungen Anaesthesisten eine sichere Methode und gibt HNO-Ärzten in der Ausbildung die Möglichkeit, ruhig und sorgfältig zu operieren.

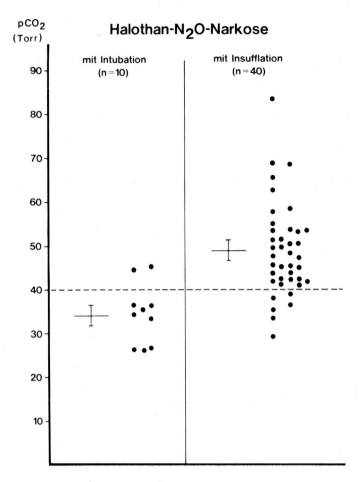

Abb. 1. Mittelwerte ($\bar{x}$) und Standardabweichungen der Mittelwerte ($s\bar{x}$) sowie Einzelwerte des a pCO_2 bei Kindern mit Intubationsnarkose und Kindern mit Insufflationsnarkose während Tonsillektomien und Adenotomien

Tabelle 2. Vor- und Nachteile der Intubations- bzw. Insufflationstechnik bei der Narkose zur Tonsillektomie und Adenotomie im Kindesalter

Narkosetechnik	Vorteile	Nachteile
Intubation	Sichere Freihaltung der Atemwege. Sicherer Schutz vor Aspirationszwischenfällen. Besserer Gasaustausch durch die Möglichkeit der assistierten oder kontrollierten Beatmung.	Größerer zeitlicher und technischer Aufwand. Möglichkeit der Irritation bzw. Verletzung der empfindlichen Schleimhaut des kindlichen Kehlkopfes. Möglichkeit von Herzrhythmusstörungen durch wiederholte Gaben von Succinylbischolin.
Insufflation	Bessere Praktikabilität durch Vermeidung von Nachteilen der Intubation.	Verzicht auf assistierte Beatmung während der OP-Dauer. Störungen der Atmung durch Laryngospasmen sowie Aspirationszwischenfälle nicht sicher ausschließbar. Fehlende Möglichkeit der unmittelbaren Beatmung bei drohenden oder schon eingetretenen Komplikationen.

WEIGAND: Danke herzlichst. Ich glaube, daß diese vergleichenden Untersuchungen eine eindeutige und wesentliche Ergänzung unserer bisherigen klinischen Beobachtungen und Erfahrungen sind. Nun Herr MÜNDNICH bitte.

MÜNDNICH: Es würde mich interessieren, wie hoch die Sauerstoff- und Kohlensäurewerte bei jenen Fällen waren, bei denen die Narkose eine halbe Stunde gedauert hat. In diesem Zusammenhang seien mir außerdem einige Bemerkungen in Bezug auf die Praxis gestattet: Wir müssen auch an die Kollegen denken, die außerhalb der Klinik unter teilweise erschwerten Bedingungen arbeiten und das Operieren, wenn es nur nach optimalen klinischen Bedingungen ginge, eigentlich aufgeben könnten und müßten. Die Ausführungen von Frau PICHLMAYR haben jedoch gezeigt, daß eigentlich auch die Insufflationsmethode nicht unbedingt eine Gefährdung darstellt. Wir HNO-Ärzte sind jedenfalls gezwungen, nach der bestmöglichen Sicherung für unsere Patienten Umschau zu halten und eigentlich nur dann zu operieren, wenn wir es auch uns selbst oder unseren Verwandten zumuten würden, sich einer solchen Operation, z. B. der Tonsillektomie, zu unterziehen. Als Minimalforderungen für den HNO-Arzt, der in der Praxis in Lokalanaesthesie oder Insufflationsnarkose tonsillektomiert, sind daher anzuführen:
1. die Beherrschung der Intubation. Jeder Arzt muß heute intubieren können, daher kann man von einem HNO-Arzt umso mehr verlangen, daß er in den Kehlkopf hineinfindet.
2. das Vorhandensein der notwendigen technischen Ausrüstung zum Absaugen und Beatmen. Dazu gehört ein Macintosh-Laryngoskop, ein funktionstüchtiges und -bereites Absauggerät mit einem Sauganmsatz aus Metall zur Absaugung aus dem Rachenbereich, einem starren, geraden Saugrohr für Trachea und Bronchien und verschiedenen Saugkathetern. Jedem HNO-Arzt sollte man dazu noch raten, so etwas ähnliches wie mein Beatmungsbronchoskop, welches primär als Notrohr gedacht war, zur Verfügung zu haben, mit dem man auch künstlich beatmen kann.
3. das Vorhandensein einer gefüllten Sauerstoffflasche, eines Plasmaexpanders und passender Infusionsbestecke, mit denen er auch umgehen kann.

WEIGAND: Ich schließe mich als Anaesthesist diesen Forderungen vollinhaltlich an. Herzlichen Dank. Weitere Bemerkungen zum Thema?

Auditorium: Warum verwendet man eigentlich zwei verschiedene Instrumente, also einmal den Stirlen-Spatel und dazu noch einen einfachen Mundsperrer? Warum arbeitet man nicht mit dem Negusspatel allein, der beide Funktionen (Mund öffnen, Zunge wegdrücken) erfüllt?

TREMEL: Es gibt sicherlich auch kombinierte Geräte wie z. B. den Negusspatel, aber sie sind alle technisch sicher nicht einfacher als die Kombination der beiden Einzelgeräte (Stirlen-Spatel + Mundsperrer).

Auditorium: Welche Erfahrungen haben Sie mit dem POR 8?

TREMEL: Die HNO-Kollegen sagen alle, daß POR 8 lange nicht so wirksam ist wie das ursprünglich verwendete Suprarenin; man muß zumindest länger warten.

WEIGAND: Ich möchte die weitere Diskussion gerade dieser Frage auf Punkt 3 unseres Workshops (intraoperative Blutung) verschieben. Um aber zunächst noch beim Thema "Narkoseart" zu bleiben, wäre die quantitative Bedeutung der einzelnen Möglichkeiten meines Erachtens so darzustellen, daß sich nur sehr wenige für eine reine intravenöse Narkose etwa mit Propanidid oder Ketamine entschließen, daß schon eine bedeutend größere Zahl sich für die Insufflation entscheidet und daß sicherlich die meisten Kollegen die Intubation wählen und damit dem Patienten ein derzeit erreichbares Optimum mit Vermeidung der Aspiration und ausreichendem Gasaustausch bieten. Dabei erhebt sich die Frage: Nasal oder oral intubieren? Herr MÜNDNICH, bitte!

MÜNDNICH: Grundsätzlich sind bei Beherrschung der Methodik beide Wege möglich. Bei der nasalen Intubation jedoch ist an die mögliche Verschleppung von Eiter aus den Choanen bei den im Kindesalter so häufigen Sinusitiden (Münster/Westf.: mindestens 60 %) und an die daraus resultierende Infektion der Trachea und der Bronchien zu denken.

Wir führen zudem heutzutage die Adenotomie sehr viel exakter, fast als Adenoidektomie aus. Unter ständigem Absaugen durch die Nase benutzen wir dabei nicht nur das Adenotom sondern auch eine gebogene lange Zange, um auch die kleinsten Adenoid-Reste, bis in Höhe der Choanen noch, herauszuholen. Wir kommen so in jeden Winkel hinein, so daß dieser Vorgang tatsächlich einer Adenoidektomie fast gleichkommt. Mein Freund KRUMPHOLZ ist nun der Meinung, daß er dies auch bei der nasalen Intubation kann, wovon ich überzeugt bin. Für den weniger Erfahrenen, glaube ich, ist die orale Intubation, die bei der Tonsillektomie auf keinen Fall stört, wesentlich günstiger.

WEIGAND: Aus der Sicht des Anaesthesisten möchte ich Ähnliches sagen. Auf Grund eines relativ hohen Prozentsatzes von Septumdeviationen und etwa vorhandener Bogenleisten kann die nasale Intubation zur Blutung führen und Schwierigkeiten bereiten. Die orale Intubation ist also besonders für den mit diesen Dingen nicht so Vertrauten einfacher. Außerdem kann man oral einen Tubus mit größerem Durchmesser verwenden, was sich gerade bei Kindern günstig auswirken kann. Ich würde also auch von anaesthesiologischer Seite her der oralen Intubation den Vorzug geben, möchte aber einräumen, daß das sicher glänzend eingefahrene Team KRUMPHOLZ - BERGMANN auch mit der nasalen Intubation keine Schwierigkeiten hat.

Auditorium: Herr MÜNDNICH schnitt einige Vorsorgemaßnahmen bei der Insufflationsnarkose an. Ich persönlich bin der Ansicht, daß es in erster Linie darauf ankommt, auftretende Komplikationen rechtzeitig zu erkennen, was gerade bei jüngeren HNO-Kollegen nicht immer der Fall sein könnte. Auch deswegen wäre es jedenfalls sicherer, auf einer Intubationsnarkose zu bestehen.

MÜNDNICH: Liebe Kollegin, wir haben ja nicht von der Klinik, sondern von den in der Praxis tätigen Kollegen gesprochen. Im klinischen Bereich kann eine ausreichende Überwachung und Unterstützung operierender jüngerer Kollegen ohne Schwierigkeiten durchgeführt werden. In der Praxis jedoch ist dies nicht so einfach. Der HNO-Arzt steht of ganz allein da, es gibt nicht überall Anaesthesisten und auch diese sind nicht gleichwertig.

WEIGAND: Ich möchte, ohne dieses Zwiegespräch unterbrechen zu wollen, doch noch hinsichtlich der peripheren Krankenhäuser folgendes hinzufügen: In diesen Bereichen muß bekanntlich besonders gut mit dem Rechenstift umgegangen werden. Es soll daher daran erinnert werden, daß HORATZ auf der Stuttgarter Tagung 1964 ausgerechnet hat, daß die Insufflationsnarkose mindestens 4 mal so teuer wie die Intubationsnarkose zu stehen kommt. Wir kommen also, glaube ich, für die in der Praxis stehenden Kollegen auch von diesem Aspekt her gesehen, doch wieder auf die Intubationsnarkose zurück.

Auditorium: Bringt nicht die orotracheale Intubation im Gegensatz zum nasalen Weg eine gewisse Gefahr einer möglichen Tubusknickung oder -luxation mit sich?

KRUMPHOLZ: Wir sind sehr gut mit Anaesthesisten versorgt und haben auch sehr geschickte Leute. Wir bekommen die Kinder in Sekundenschnelle narkotisiert und es wird dabei blind nasal intubiert. Bei dem zahlenmäßig großen operativen Krankengut sind wir für jede Minute, die wir einsparen, dankbar. Wir sind der Meinung, daß eine Intubation ohne Benutzung des Laryngoskops gewisse Vorteile hat. Besteht bei einem Kind eine eitrige Sinusitis, dann wird natürlich vorbehandelt, und, falls aus Gründen der Keimverschleppung angezeigt, auch einmal oral intubiert. Prinzipiell wird die überwiegende Mehrzahl der Fälle mit normalem rhinologischem Befund nasotracheal intubiert.

Auditorium: Ich kann in der nasalen Intubation nur einen einzigen Vorteil sehen, der sich insbesondere beim jungen Operateur auswirkt. Diese Kollegen neigen dazu, während der Operation bei oraler Intubation zu stark am Tubus zu ziehen, ihn zu verlagern oder durch den Mundspatel beiseite zu drücken. Für den Kehlkopf ist also zweifellos die nasale Intubation, bei der der Tubus völlig ruhig liegt, besser, sonst ist sie jedoch nur mit Nachteilen behaftet. Ich erinnere daran, daß Herr MÜNDNICH vorhin betont hat, daß eine häufig vorhandene Infektion der Adenoide bzw. der Nebenhöhlen die nasale Intubation nicht ratsam erscheinen läßt. Letzlich ergeben sich durch sie ja auch Schwierigkeiten, wenn man eine exakte Adenoidektomie, also keine Adenotomie, durchführen will. Dies vor allem bei der Freimachung der Tubenwinkel von adenoiden Hyperplasien zum Schutze der Ohren.

WEIGAND: Recht schönen Dank. Weitere Fragen und Bemerkungen zu diesem Punkt?

Auditorium: Ich möchte feststellen, daß sich bei Verwendung eines Zungenspatels mit einer Führungsrinne für den Tubus dieselben Vorteile für den Kehlkopf wie bei der nasalen Intubation ergeben: Der Tubus liegt genau in der Mitte, läßt sich nicht verschieben und es kommt zu keiner Traumatisierung des Kehlkopfes. Aus eigener Erfahrung kann ich sagen, daß ich durch Jahre hindurch in Salzburg nur an nasotracheal Intubierten operiert habe und jetzt nur mehr oral intubiert operiere. Eine Adenotomie bzw. Adenoidektomie ist so wesentlich exakter durchzuführen. Weiterhin kommt noch hinzu, daß bei der Adenotomie auch der Gaumenbogen mit einem Hofer-Haken angehoben werden muß, um direkt auf die Tubenwülste sehen zu können. Die Hände des Operateurs sind also mit diesem Haken und einem Sauger ausgelastet und nicht mehr verfügbar, um den Tubus von einer Seite auf die andere zu schieben. Ich plädiere daher sehr für die orale Intubation mit einem median im Rinnenspatel fixierten Tubus.

WEIGAND: Danke für diesen Beitrag. Ich glaube, mit dem Mac-Ivor-Spatel ist das Problem der Ruhigstellung des Tubus und damit einer möglichst geringen Traumatisierung des Kehlkopfes ebenso gelöst wie das der Tubusabquetschung oder -abknickung durch Anwendung von Spiraltuben. Sind zu diesem Punkt noch Fragen? Wenn nicht, dann kommen wir zum nächsten Punkt, "intraoperative Blutung" und ich möchte Herrn MÜNDNICH bitten, das Thema anzusprechen.

MÜNDNICH: Die intraoperative Blutung während einer Tonsillektomie ist im Gegensatz zur Blutung einige Stunden oder Tage nach dem Eingriff aus anaesthesiologischer Sicht fast problemlos. Eine Blutung in Lokalanaesthesie bei aufgerichtetem Oberkörper kann für den Patienten und den Arzt vor allem dann unangenehm werden, wenn man - was man auf keinen Fall tun sollte - mit einem Spray vor dem Eingriff den Rachen anaesthesiert hat. Infolge gleichzeitiger Anaesthesie auch des Kehlkopfes würde nämlich damit einer Aspiration Vorschub geleistet. Eine starke Blutung bei aufrechtem Oberkörper ist natürlich auch dann unangenehm, wenn man auf den Zusatz von Vasopressoren verzichten muß.

Die Verwendung von Oktapressin^R und POR 8^R ist zwar der Wirkung des
Adrenalins nicht gleichwertig, bei längerem Zuwarten wird der Effekt
jedoch besser. Eigene Untersuchungen haben nun gezeigt, daß sich bei
der Lokalanaesthesie Blutdruckkrisen bis zu 200 und 300 mm Hg auch
bei Verzicht auf einen Vasopressor, bedingt durch eine körpereigene
Adrenalinausschüttung, selbst bei optimaler Prämedikation nicht sicher
vermeiden lassen. Für solche besonders psychisch labilen Patienten und
für den kardiovaskulären Risikopatienten überhaupt ist daher zweifellos eine Intubationsnarkose vorzuziehen. Es ist dann Aufgabe des
Anaesthesisten, die Einleitung und Ausleitung der Narkose nicht zu
einem neuen Risiko zu machen.

Eine lokale Umspritzung der Tonsillen bei Intubationsnarkose halte
ich persönlich für völlig überflüssig, da eine vermehrte Blutung auch
bei der Halothannarkose technisch einfach und gefahrlos beherrscht
werden kann. Die intraoperative Blutung ist bei der Neuroleptanalgesie
am geringsten, diese Narkoseform würde sich also aus diesem Grund besonders für den HNO-Risikopatienten eignen. Sie erfordert jedoch auch
wegen der damit verbundenen Atemdepression einen so großen Aufwand an
intra- und postoperativer Überwachung, daß sie für Tonsillektomien
auch an der Klinik nicht angewendet werden sollte.

Intra- und postoperative Blutungen werden prophylaktisch nach eigenen
Erfahrungen günstig beeinflußt, wenn man eine halbe Stunde vor und
auch nach dem Eingriff Medikamente gibt, die durch Hemmung der Plas-
minogenaktivierung antifibrinolytisch wirken. Schon vor dem Eingriff
bekannte Blutungsübel benötigen natürlich die Zusammenarbeit mit dem
Hämatologen. Auf Gefäßanomalien möchte ich im Rahmen dieser Anaesthe-
sistentagung technisch nicht eingehen.

WEIGAND: Danke, Herr MÜNDNICH. Bitte Fragen dazu?

Auditorium: Gibt es einen quantitativen Unterschied bei Blutungen
während verschiedener Anaesthesieformen, z. B. Halothan- oder Pethi-
din-Succinylcholin-Lachgas-Sauerstoff.

MÜNDNICH: Die Halothannarkose bewirkt zweifelsohne eine wesentlich
stärkere Blutung.

Auditorium: Ich bin der Meinung, wenn man die Halothankonzentration
zwischen 0,5 und 0,7 Vol% hält und zusätzlich bis zum Ende der Operation relaxiert, dann ist die Blutungstendenz unter Halothan praktisch
nicht mehr relevant. Man könnte aber Herrn Prof. MÜNDNICH mit einer
modifizierten Art der Neuroleptanalgesie entgegenkommen, indem man
z. B. mit 2 - 4 ml Thalamonal^R die Tonsillektomie sehr gut in Intubationsnarkose durchführen kann. Man braucht also keine volle Neuroleptanalgesie zu geben, und daher den Kreislauf vorher auch nicht mit
500 - 1000 ml Flüssigkeit aufzufüllen. Auch der Zeitaufwand für eine
solche NlA wäre sicherlich nicht größer als für eine Halothannarkose.

WEIGAND: Danke vielmals! Bitte weitere Fragen? Herr SALEHI?

SALEHI: Ich glaube, man muß zwischen Tonsillektomien bei Kindern und
bei Erwachsenen unterscheiden. Bei Kindern eine Neuroleptanalgesie anzuwenden, würde ich nicht empfehlen. Außerdem dauert eine Kinder-Ton-
sillektomie mit Adenotomie höchstens 10 Minuten und bei Erwachsenen
nimmt eine Tonsillektomie höchstens 15 Minuten in Anspruch. Eine Neuroleptanalgesie ist aber für eine so kurze Zeit nicht angebracht.

WALTER: Die Frage nach der Blutung bei HNO-Fällen und nach einem geeigneten Anaesthesieverfahren für den HNO-Arzt beschäftigt uns schon
sehr lange. Da die Diskussion darüber nach wie vor im Gange ist, haben

wir an zwei verschiedenen HNO-Kliniken Untersuchungen mit der Fragestellung durchgeführt, wieviel Blut sich bei bestimmten Operationen nach verschiedenen Anaesthesieverfahren (Halothan, NlA, Infiltrationsanaesthesie) im Sauger befindet. Wir haben zwischen Halothan und NlA keine wesentlichen Unterschiede gefunden. Bei örtlicher Betäubung (Infiltration) war hingegen der gemessene Blutverlust großen Schwankungen unterworfen und lag teils über und teils unter den bei Allgemeinanaesthesien gemessenen Werten. Es scheint also offenbar außer dem Einfluß des Anaesthesieverfahrens auch noch einen Einfluß von Seiten des Operateurs zu geben. Von dieser Tatsache ausgehend, vermüte ich, daß die Diskussion um das eine Blutung fördernde Halothan in der Anaesthesie vielleicht zu einseitig betrachtet wird. Wir wollen die vermehrte Blutungsneigung durch Halothan durchaus respektieren, vielleicht werden dadurch aber auch jüngere HNO-Assistenten mehr gezwungen, sich mit einer besseren Blutstillung zu befassen. Aus dieser Überlegung heraus wird auch von meinem HNO-Partner bei der Allgemeinanaesthesie keine zusätzliche Einspritzung in das Wundgebiet vorgenommen, um etwaige Blutungsquellen nicht zu verschleiern.

WEIGAND: Danke für diesen Beitrag, den ich nur bestätigen kann. Ohne Zahlen nennen zu können, muß auch ich darauf hinweisen, daß zwischen den einzelnen Operateuren ganz erhebliche Unterschiede bestehen. Gerade für den jüngeren Kollegen ist es sehr lehrreich, daß er sieht, wie es bluten kann, und daß er sich bemühen muß, diese Blutung zu stillen.

Was nun die geringere Blutungsneigung bei der NlA betrifft, so sprechen in unserem Zusammenhang die Kürze des Routineeingriffes - Tonsillektomie - und der zur postoperativen Überwachung erforderliche Personalaufwand (hangovers!) eindeutig gegen diese Narkoseform. Für länger dauernde Eingriffe beim HNO-Risikopatienten (z. B. Tonsillen-Ca im Senium) ist unseres Erachtens die NlA schon angezeigt.

Sind noch weitere Fragen zum Thema "intraoperative Blutung"? Wenn nicht, dann möchte ich zum letzten Punkt "postoperative Überwachung und Komplikationen" übergehen. Herr BINKERT, bitte!

BINKERT: Meine Damen und Herren, die tödlichen Komplikationen der Tonsillektomie und Adenotomie sind sehr selten, aber um so schwerwiegender, weil es in den meisten Fällen Kinder betrifft, die sonst gesund sind. Große Todesfallstatistiken der letzten 10 - 15 Jahre in England und Österreich haben die Häufigkeit tödlicher Komplikationen mit einem Todesfall pro 5.000 - 10.000 Operationen errechnet (TIDE, DAVIS, PROCTOR u. a.). In älteren Zusammenstellungen gehen viele Komplikationen auf das Konto überholter Anaesthesietechniken, wie Rauschnarkose in sitzender Position und Verwendung von Chloräthyl als Narkotikum und von Scophedal als Prämedikationsmittel. Seit sich die Intubationsnarkose allgemein durchgesetzt hat, scheinen die primären Narkosezwischenfälle seltener geworden zu sein. Die oft genannten Ursachen Status thymolymphaticus und vagaler Reflextod sind meines Erachtens bloße Entschuldigungen für eine schlechte Anaesthesietechnik. Gefahren drohen aber weiterhin in der postoperativen Phase. Es sind vor allem zwei Mechanismen, die zu lebensbedrohlichen Situationen im HNO-Bereich führen können:
1. Eine Nachblutung aus dem Operationsgebiet erzeugt einen hämorrhagischen Schock mit konsekutivem Kreislaufversagen, und
2. das Blut wird nicht ausgespuckt sondern verschluckt. Die Überfüllung des Magens und allfällige Nachwirkungen der Narkose führen zu Erbrechen, ein Teil des Mageninhaltes wird in die Luftwege aspiriert und bewirkt eine lebensgefährliche Asphyxie.

Aus dieser Erkenntnis leiten sich die Forderungen ab, die an die postoperative Überwachung gestellt werden müssen: Die Überwachung des frischoperierten Patienten muß lückenlos an die Narkose anschließen. Zu diesem Zweck wird der Patient nach der Extubation sofort in einen dem Operationsraum unmittelbar benachbarten Aufwachraum gebracht. Die Extubation darf nur erfolgen, wenn der Hustenreflex zurückgekehrt ist, was beim endotrachealen Absaugen leicht festzustellen ist. Der Patient wird möglichst schonend vom Operationstisch in sein Bett oder auf einen geeigneten Transportwagen verschoben und dann seitlich gelagert. Der Oberkörper soll flach oder leicht abwärts geneigt sein, damit eine allfällige Nachblutung leicht erkannt und eine Aspiration vermieden werden kann. Die Überwachung darf nicht irgendeiner Hilfsperson überlassen werden, sondern muß durch eine erfahrene und speziell geschulte Schwester durchgeführt werden. Bei geeigneter Organisation kann diese gleichzeitig zwei oder drei Frischoperierte betreuen, sofern die Gewähr besteht, daß bei einem Zwischenfall innerhalb Sekunden weitere Hilfen zur Stelle sind. Die Narkose soll so geführt werden, daß der Patient im Aufwachraum wieder über seine Schutzreflexe verfügt, eine Oberflächenanaesthesierung des Larynx vor der Operation ist deshalb zu vermeiden. Er soll auf Anruf reagieren und innerhalb weniger Minuten vollständig erwacht sein. Wir schätzen deshalb langwirkende Narkotika und langwirkende Sedativa in der Prämedikation nicht. Von der Überwachungsschwester werden ständig Atmung, Hautfarbe, Puls und Blutdruck kontrolliert. Monitorgeräte sind entbehrlich und sparen kein Personal ein. Die Offenhaltung eines venösen Zuganges ist empfehlenswert. Wir verwenden bei Tonsillektomien Einmalbestecke, sogenannte Butterfly-Nadeln, die jederzeit die Zufuhr von Medikamenten oder sogar von Blut ermöglichen. Folgende Geräte müssen im Aufwachraum griffbereit sein: ein Beatmungsbeutel mit Sauerstoff, eine Absaugeinrichtung, ein Intubationsbesteck. Erst wenn der Patient vollständig orientiert ist, seine Atmung suffizient, Puls und Blutdruck stabil sind, wird er auf unsere Bettenstation verlegt. Dies ist in der Regel nach 30, höchstens nach 60 Minuten der Fall. Ich spreche hier natürlich immer von der Klinik. In der Privatpraxis oder im kleinen Haus sind die Verhältnisse wieder etwas anders.

Schwierigkeiten können aber auch noch nach Stunden oder Tagen auftreten. Weitaus die häufigste Komplikation stellt die Nachblutung im Operationsgebiet dar. Es muß alles darangesetzt werden, eine solche rechtzeitig zu erkennen und zu behandeln. Es gelten hier die gleichen Kriterien der Überwachung wie im Aufwachraum. Die Größe der Blutflecken auf der Bettwäsche und auch die Höhe des Blutdruckes sind kein Maß für den Blutverlust. Zunehmende Blässe, Unruhe, Tachycardie dagegen sind Alarmsymptome. In solchen Fällen ist eine exakte spezialärztliche Erhebung des Lokalbefundes indiziert, und es darf nicht gezögert werden, nötigenfalls die operative Revision und Blutstillung unmittelbar durchzuführen. Das Aufsetzen des Patienten und die Verabreichung von Analgetika sind unzweckmäßige Methoden der Blutungsprophylaxe, sie verbergen nur eine gefährliche Entwicklung. Eine erneute Narkose wegen Nachblutung verlangt vom Anaesthesisten große Erfahrung und technisches Können. Keinesfalls darf sie von einem Anfänger durchgeführt werden. Die Häufigkeit postoperativer Komplikationen steht in engem Zusammenhang mit der primären Narkosetechnik. Diese hat die oben erwähnten Forderungen zu berücksichtigen.

WEIGAND: Danke vielmals! Nun möchte ich Herrn FRITSCHE zu seinem Diskussionsbeitrag "Tonsillektomie und Narkose" bitten.

FRITSCHE: Vielleicht darf ich noch zu einigen Punkten insgesamt Stellung nehmen. Wenn auch die Operationsdauer bei der Adeno-Tonsillektomie häufig recht kurz ist, so dürfen doch die Gefahren der dazugehörigen Anaesthesie nicht unterschätzt werden, was auch verschiedene mir bekannt gewordene Gerichtsverfahren wegen letalen Ausganges beweisen. Wir messen daher ebenso wie GABRIEL der zeitgerechten Verabreichung der Prämedikation in entsprechender Dosierung unter Einschluß eines Vagolytikums große Bedeutung zu. Dabei richten wir uns nach dem Gewicht des Patienten, weil auf diese Weise auch gesichert ist, daß das Gewicht vor der Operation festgestellt wird. Aus mehreren Gerichtsgutachten haben wir entnehmen können, daß die Juristen auf eine solche Feststellung immer großen Wert legen.

Beim Erwachsenen ist die Durchführung der Operation im allgemeinen in Lokalanaesthesie möglich, doch geht dieser Anteil auf Wunsch der Patienten und zum Teil auch der Operateure immer mehr zurück. Bei einer Gesamtzahl von etwa 1.100 Tonsillektomien pro Jahr wurden bisher etwa 120 in Lokalanaesthesie durchgeführt; in diesem Jahr rechnen wir nur mehr mit ca. 50 Lokalanaesthesien. Sonderfälle, wie z. B. sehr aufgeregte Patienten, Herzkranke und auch das Kindesalter erfordern jedoch eine Allgemeinanaesthesie.

Bei uns hat sich das Verfahren - endotracheale Narkose mit Lachgas-Sauerstoff und Halothan mit oral eingeführtem Tubus unter Verwendung des Davis-Meyer-Mundsperrers am reklinierten Kopf und unter Relaxation mit manueller Beatmung - am besten bewährt. Es bringt dem Patienten genügend Sicherheit gegen eine Aspiration, gewährleistet eine ausreichende Beatmung und erlaubt die Durchführung des Eingriffes ohne jeden Zeitdruck. Kommt es doch einmal zu einer Dislokation des Tubus während der Operation, wird sie sofort bemerkt und kann rasch behoben werden. Die Extubation erfolgt erst nach laryngoskopischer Kontrolle des Mund-Rachen-Raumes bei sicher ausreichender Spontanatmung und nach Rückkehr der Schutzreflexe. Gleichzeitig wird dabei der Operationstisch in leichte Trendelenburgposition und der Patient in Seitenlage gebracht und der Tubus unter Absaugen entfernt. Nach der Umlagerung ins Bett legen wir Wert auf Herstellung der stabilen Seitenlage ohne Kopfkissen, evv. noch bei leicht kopfwärts geneigter Matratze. Eine Verlegung auf die Station erfolgt erst, wenn keine Bedenken hinsichtlich freier Atemwege und ausreichendem Kreislauf bestehen.

Die Versorgung einer Tonsillektomienachblutung erfolgt vor allem im Kindesalter in Narkose. Bei ihrer Einleitung ist die Gefahr der Aspiration besonders groß, muß doch mit Regurgitieren oder Erbrechen von verschlucktem Blut oft in großen Mengen gerechnet werden. Hierbei kommt der Prophylaxe entscheidende Bedeutung zu. Nach möglichst ausreichender Kreislaufauffüllung leiten wir die Narkose stets in Trendelenburgposition und unter Bereithaltung einer leistungsstarken Absaugvorrichtung ein, wobei sich nach FOLDES die prophylaktische Einführung des Absaugkatheters durch einen Nasengang bis in die Pharynx empfiehlt. Daß unter Umständen auch eine Bluttransfusion erforderlich ist, braucht wohl kaum erwähnt zu werden. Muß einmal ein Patient zur Versorgung einer Nachblutung in ein anderes Krankenhaus verlegt werden, sollten ebenfalls alle Vorkehrungen zur Sicherung freier Atemwege, also eventuell durch Intubation, und ausreichender Kreislaufverhältnisse zumindest durch eine laufende Infusion getroffen werden.

<u>WEIGAND</u>: Herzlichen Dank! Nun bitte ich um Diskussion zum letzten Thema "postoperative Überwachung und Komplikationen". Herr MÜNDNICH, bitte!

<u>MÜNDNICH</u>: Herr FRITSCHE hat einen wichtigen Satz gesagt, den ich hier eigentlich gerne mit noch stärkerer Betonung gehört hätte. Ich glaube, die allergrößte Gefahr besteht darin, einen ausgebluteten schockierten Patienten zu narkotisieren. Ein Auffüllen des Kreislaufes vor der Narkose ist in solchen Fällen unbedingt erforderlich und kann Narkosezwichenfälle wie etwa einen Herzstillstand vermeiden helfen. Im Ver-

zweiflungsfalle sollte man auch einmal ohne jede Narkose intubieren. Schließlich wurde früher z. B. bei Fremdkörpern im Bronchialbaum auch ohne jede Anaesthesie das Bronchuskoprohr eingeführt. Diese Vorgangsweise habe ich seinerzeit in Zürich von RUEDI gelernt.

WEIGAND: Danke sehr. Herr KUNTZE bitte!

KUNTZE: Ich habe eine Frage zur postoperativen Überwachung: Heute ist bei der Besprechung der intravenösen Narkose auch das Ketamine genannt, in der Literatur ist es auch vereinzelt empfohlen worden. Wie verhält es sich mit der postoperativen Überwachung von Kindern, die für eine Tonsillektomie oder Adenotomie mit Ketamine narkotisiert worden sind?

GABRIEL: Wir haben anfangs vor allem von dem Gedanken ausgehend, daß die Kinder nach intramuskulär verabreichtem Ketamine schlafend in den Operationssaal kommen und nach 10 Minuten die Ketaminewirkung wieder abgeklungen sein soll, uns zu einer Ketamine-N_2O/O_2-Relaxans-Sequenz auch für die Adeno-Tonsillektomie entschlossen. Die Kinderstationsschwestern gaben jedoch an, daß derart narkotisierte Kinder einen hangover von 4 - 6 Stunden zeigten und die Beobachtung und Überwachung damit sehr zeitraubend und schwierig wurde. Auch eine Halbierung der Ketamine-Dosis hat an dieser Situation nichts geändert, so daß wir vom Ketamine wieder abgekommen sind.

WEIGAND: Ich hatte mit der Erwähnung der i. v. Narkosen Ketamine und Propanidid gemeint. Beides ist publiziert. Möchte jemand aus dem Auditorium zu dieser Frage Stellung nehmen?

Auditorium: Ketamine intramuskulär habe ich einige Male mit gutem Erfolg bei adipösen, zwei- bis dreijährigen Kindern, die drei bis fünf Stunden nach der Adenotomie oder Tonsillektomie in einem desolaten Zustand zur Versorgung von Nachblutungen kamen, angewandt. Eine vorangehende Kreislaufauffüllung war technisch nicht möglich. Die Extremitäten wurden zwecks Autotransfusion ausgewickelt, die Beine hochgehalten, es wurde Ketamine intramuskulär injiziert und ohne Relaxans intubiert. Der HNO-Arzt führte sodan die Blutstillung durch, ich habe in der Narkose die Vena femoralis aufgesucht und auf diesem Wege infundiert. Ketamine war also in solchen Fällen ideal, es wurde manchmal auch hintennach noch ein Belloque gelegt, was dann auch ohne Intubation tadellos toleriert worden ist.

WEIGAND: Danke sehr. Sie haben allerdings intubiert. Es war aber die reine i. v. Narkose mit Ketamine oder Propanidid angesprochen.

Auditorium: Unter Ketamine sind alle Schutzreflexe erhalten, d. h., das Kind schluckt auch. Das würde aber sowohl dem Operateur unangenehm sein als auch den Ablauf der Operation stören. Gleichzeitig ist kein ausreichender Aspirationsschutz vorhanden. Deshalb würde ich bei einer Tonsillektomie oder Adenotomie niemals Ketamine alleine anwenden sondern es höchstens zusammen mit Intubation und Lachgas-Sauerstoff geben.

WEIGAND: Ja, ich kann Ihnen nur völlig zustimmen.

Auditorium: Der Kollege bezieht sich sicherlich auf die Arbeit von ERDMANN und FREY aus der Mainzer Schule. Dieser Bericht stammt aus einem Krankenhaus außerhalb der Universitätsklinik. Die Kinder wurden dort mit 3 mg/kg KG Ketamine prämediziert, schlafend in den Operationssaal gebracht, der Operateur arbeitet sehr schnell, alle postoperativen Überwachungsmöglichkeiten sind vorhanden. Eine unerwünschte Nebenerscheinung von Ketamine ist allerdings die Zunahme der Speichelsekretion. Auch wir haben die Beobachtung gemacht, daß bei Einleitung einer Intubationsnarkose mit Ketamine zur Tonsillektomie und bei Weiterführung dieser Narkose mit Lachgas-Sauerstoff-Halothan die Speichelsekretion erheblich war. Auch die am Ende der Operation auftretenden Laryngospasmen waren so häufig, daß wir aus diesen Gründen sehr rasch von dieser Methode wieder abgekommen sind. Zur Einleitung einer Narkose mit Ketamine wäre noch hinzuzufügen, daß die Wirkung bei intravenöser Verabreichung erfahrungsgemäß nach 20 - 30 Minuten, die bei intramuskulärer Gabe aber erst nach 5 - 6 Stunden abklingt.

Auditorium: Die vermehrte Speichelsekretion bei Ketamine-Anwendung kann man mit allerdings größeren Atropindosen gut einschränken. Ich habe so etwa 800 Ketamine-Narkosen in der Zahn- und Kieferheilkunde durchgeführt. Darunter waren auch debile Kinder, die saniert werden mußten. Nicht nur Ketamine, sondern auch Atropin (0,2 - 0,3 mg) muß dabei intravenös nachgespritzt werden, dann bleibt die Mundhöhle trocken. Ich gebe deshalb Ketamine, auch als sogenannte Prämedikation, prinzipiell nur gleichzeitig mit Atropin, da sonst die erhebliche Speichelsekretion schon den Schwestern auf der Station Schwierigkeiten bereiten kann.

WEIGAND: Ich glaube, daß diese Art der Ketamineanwendung für die Zahnsanierung sicherlich eine praktikable Methode ist. Der bei der Ketamine-Narkose erhaltene Schluckreflex wird sich aber auf den Ablauf einer Tonsillektomie sicherlich ungünstig auswirken, und auch von den HNO-Kollegen während der Operation als ausgesprochen störend empfunden werden.

Auditorium: Ich habe noch eine Frage: Nach einer Prämedikation mit Nembutal[R] und Atropin und nach Durchführung der Tonsillektomie in Lachgas-Sauerstoff-Halothan-Narkose haben wir gelegentlich bei Kindern postoperativ sehr starke Unruhezustände gesehen, die dem Pflegepersonal Schwierigkeiten machen, die Kinder in der üblichen Trendelenburg-Lagerung zu halten. Können Sie uns raten, wie man die Kinder in der postoperativen Phase ruhiger bekommen könnte ohne dabei die Atmung zu beeinflussen?

Auditorium: Wenn die Kinder den Operationssaal mit vorhandenen Schutzreflexen verlassen haben, also husten, schlucken und spucken können und wenn sie auf Anruf weckbar sind, dann treten verschiedentlich diejenigen Zustände auf, die Sie eben angeführt haben, also Unruhe, Husten, etwa auch Schreien. Der Otologe sieht dies gar nicht gern, denn dadurch kann eine Blutung provoziert werden. In diesen Fällen haben wir mit Treupel-Kindersuppositorien gute Erfahrungen gemacht, die Kinder werden nach 10 - 15 Minuten im allgemeinen ruhig. Eine vermehrte Blutungsneigung wurde dabei nicht beobachtet, der Actyl-Salizylsäureanteil dieser Zäpfchen ist ja auch sehr gering.

Auditorium: Treupel-Zäpfchen haben auch wir verwendet, waren aber mit den Ergebnissen nicht so zufrieden. Könnte man nun die Unruhezustände der Kinder in der postoperativen Phase nicht in Zusammenhang mit unserer Prämedikation deuten? Wir vermuten, daß der Barbituratanteil im Sinne eines Exzitationsstadiums zu diesen Erregungszuständen führt. Seit kurzem prämedizieren wir daher die Kinder mit Thalamonal[R], nur hat unser Pflegepersonal beim Aufziehen des Thalamonals[R] gewisse Schwierigkeiten, wodurch Dosisschwankungen auftreten. Meine Frage geht nun dahin, welche Erfahrungen mit Thalamonal[R] bei der Prämedikation, insbesondere in Bezug auf den Ablauf der postoperativen Phase, bestehen.

PICHLMAYR: Vor zwei Jahren wurde in der Hochschule Hannover die HNO-ärztliche Abteilung eröffnet. Da anfangs noch keine Betten im Hause waren, mußten die Kinder postoperativ in auswärtige Kliniken verlegt werden. Aus diesem Grunde haben wir eine Reihe von Prämedikationsarten ausprobiert, die gewährleisten sollen, daß die Patienten vor ihrer Verlegung gut ansprechbar waren. Die alleinige Atropinprämedikation bei ambulanten Patienten war dabei nicht gut, weil sehr häufig gerade bei Kindern Herzrhythmusstörungen aufgetreten sind.

Auch mit Atosil-Kinderzäpfchen, von den Eltern zu Hause eine Stunde vor Operationsbeginn gegeben, hatten wir nicht den erhofften Erfolg. Dann haben wir die Prämedikation mit Atropin-Thalamonal eingeführt und sind seitdem mit dem postoperativen Zustand dieser HNO-Kinder, auch der ambulanten, eigentlich zufrieden.

Auditorium: Wir prämedizieren in Düsseldorf seit längerer Zeit die Kinder mit Thalamonal und Atropin. Thalamonal dosieren wir dabei nicht wie empfohlen mit 0,05 ml/kg KG sondern mit 0,06 ml/kg KG, Atropin mit 0,1 mg/10 kg KG. Im allgemeinen haben wir damit sehr guten Erfolg, eine sichere Verhinderung der postoperativen Unruhe im Aufwachraum ist aber auch damit nicht immer gegeben. Auch wir müssen dann gelegentlich zu Treupel- oder Valiumzäpfchen greifen.

Auditorium: Zur Bekämpfung der postoperativen Unruhe habe auch ich verschiedene Wege beschritten, angefangen von unterschiedlichen Prämedikationen mit und ohne Analgetikum (Pethidin) bis zu den Treupel-Zäpfchen. Bei keinem der verschiedenen Mittel habe ich eigentlich einen vollen Erfolg gesehen. Lediglich Valium, intramuskulär ziemlich frühzeitig verabreicht und bei Bedarf mit einzelnen Milligrammen wiederholt, hat sich besonders für die kleinen Kinder besser als alles andere erwiesen.

WEIGAND: Unsere Diskussionszeit ist abgelaufen, das Workshop: "Anaesthesie und HNO-Heilkunde" ist damit beendet. Gestatten Sie mir noch einige wenige Sätze: Ich habe an Sie die herzliche Bitte, wenn Sie nach diesem Kongreß nach Hause fahren, versuchen Sie - ob HNO-Kollege oder Anaesthesist - das, was wir hier überlegt und besprochen haben, weiterzugeben. Ebenfalls mitnehmen wollen wir Anaesthesisten die Erkenntnis, daß gerade Eingriffe im HNO-Bereich, so klein sie auch sein mögen, große Gefahren in sich bergen können, und daher unserer ganzen Kunst bedürfen. Wenn wir von diesem Gedanken ausgehen und wenn HNO-Arzt und Anaesthesist im Sinne einer Partnerschaft zusammenarbeiten, dann werden sich echte Streitgespräche in der Zukunft sicherlich erübrigen und einem gegenseitigen Erfahrungsaustausch etwa über Neuerungen Platz machen. Ich darf mich bei den Herren des Panels und bei allen Diskussionsrednern für ihre Mitarbeit und bei Ihnen allen für Ihre Aufmerksamkeit herzlich bedanken.

WEIGAND (Zusammenfassung): Die Kurzreferate und die Diskussionsbeiträge ergaben im Wesentlichen und übereinstimmend folgende Meinungsbildung:

Voraussetzung für eine optimale Narkose bei der Tonsillektomie ist eine vor allen Dingen ausreichende und zeitgerechte Praemedikation.

Nur die Intubationsnarkose bietet derzeit für den Patienten die größtmögliche Sicherheit und für den Operateur optimale Verhältnisse zur Durchführung dieses Eingriffes, wobei der oralen Intubation aus mehreren Gründen überwiegend der Vorzug gegeben wird.

Die bei der Anwendung von Halothan evtl. stärkere Blutung wird besonders von den anwesenden HNO-Kollegen als nicht gravierend angesehen und lieber in Kauf genommen als die möglicherweise auftretenden Komplikationen bei der Anwendung adrenalinhaltiger Substanzen zur Erzielung einer örtlichen Blutleere.

Als größte postoperative Gefahren werden die Nachblutung und Aspiration angesehen. Um sie so weit wie möglich zu vermeiden, wird eine Überwachung durch qualifiziertes Pflegepersonal für unbedingt erforderlich gehalten.

Freie Themen (9) 2. Teil
HNO-Themen

Vorsitz: H. Hutschenreuter, Homburg/Saar
K. Wiemers, Freiburg

Vortrag Nr. 180

JET-VENTILATION BEI ENDOLARYNGEALEN EINGRIFFEN

Von W. E. Spoerel

Bei endolaryngealen Eingriffen sind Chirurg und Anaesthesist einander im Wege. Im Idealfall möchte der Anaesthesist den Patienten mittels eines Tubus von 7 - 8 mm (innerer Durchmesser) intubieren, um den Patienten adäquat beatmen und eine Aspiration von Blut und Gewebsstücken vermeiden zu können, während der Chirurg an Glottis und Stimmbändern frei und ungestört arbeiten muß.

Als die beste Lösung dieses Problems hat sich die Anwendung des Düsenprinzips - die Jet-Ventilation - erwiesen. Eine Düse sendet einen raschen Luft- oder Sauerstoffstrom in ein Rohr; während oberhalb des Düsenstrahles ein negativer Druck entsteht, kommt es stromabwärts zur Ausbildung eines positiven Druckes (1, 2). Die Höhe dieses positiven Druckes steht in linearem Verhältnis zum Volumen des Gasflusses von der Düse und im umgekehrten Verhältnis zum Durchmesser des Rohres, in welches der Luftstrom eingeblasen wird, und zwar im exponentiellen Sinne: Eine Erweiterung des Rohres reduziert den Druck allmählich, während eine Reduzierung des Durchmessers zu einem raschen Druckanstieg führt. Ein Jet funktioniert als "constant pressure generator", der entstehende Überdruck ist durch den Durchmesser des Rohres und den Düsenstrom bestimmt (3).

Eine gewöhnliche Infusionskanüle, in die Trachea eingeführt, wirkt unter Zufuhr von Luft und Sauerstoff unter hohem Druck als Düse oder Jet und erzeugt einen positiven Druck in den unteren Luftwegen und damit eine Aufblähung der Lunge. Durch rhythmische Unterbrechung des Düsenstromes läßt sich dann eine intermittierende Überdruckbeatmung erzeugen (4, 5). Der oberhalb der Düse auftretende negative Druck ist nur kurzfristig, während des Aufbaus eines Druckplateaus in der Lunge. Die angesaugte Luft hat keinen Einfluß auf die Höhe des Druckplateaus, sondern trägt lediglich zu einem schnelleren Erreichen dieses Plateaus bei.

Der in die Luftröhre eingeblasene Gasstrom führt nur zu geringer Belastung der Schleimhäute. In Versuchen an Hunden und Kaninchen sahen wir nach 3 - 4-stündiger Beatmung punktförmige oberflächliche Schleimhautblutungen und eine Hyperämie, aber keine Zerstörung des Epithels. Es muß jedoch bemerkt werden, daß der eingeblasene Sauerstoff völlig trocken ist und somit über längere Zeit zu einer schweren Austrocknung der Schleimhäute führen kann (6).

In der Praxis hat sich gezeigt, daß eine Kanüle Nr. 16 (innerer Durchmesser 1,2 mm), der ein Sauerstoffdruck von etwa 3,5 Atmosphären zugeführt wird, zur Beatmung erwachsener Patienten ausreicht (4, 5, 7). Dabei können, in Modellversuchen an Querschnittsgrößen der Trachea nachgewiesen, Beatmungsdrucke zwischen 10 und 20 cm Wasser erreicht werden. Intermittierende Überdruckbeatmung läßt sich durch Unterbrechung des Gasstromes erreichen, entweder manuell mit Hilfe eines einfachen Verschlußventils (1, 8) oder mechanisch mit einem Bird Mark II Ventilator (9). Da wir Sauerstoff zur Beatmung anwenden, werden intravenöse Anaesthetika zur Einleitung und Unterhaltung der Narkose verwandt. Mit Hilfe einer "mixing valve" läßt sich jedoch jetzt auch ein Lachgasgemisch anwenden. Der Düsenstrom verursacht beim Eintreffen auf die

Schleimhaut jedesmal einen Hustenstoß; dies läßt sich durch Oberflächenanaesthesie aufheben oder mit Hilfe allgemeiner und totaler Muskelrelaxation, die wir gewöhnlich mit einer Succinylcholininfusion erzeugen.

In unseren ersten klinischen Versuchen (4) benutzten wir eine transtracheal eingeführte plastische Kanüle (Abb. 1); die Trachea wurde dicht unterhalb des Cricoid punktiert und die Kanüle unter einem Winkel von 45° eingeführt. Die genaue Plazierung der Kanüle wurde durch häufiges Luftansaugen verifiziert und nur wenn absolute Sicherheit bestand, daß die Kanüle frei im Lumen der Luftröhre lag, wurde Sauerstoff unter Druck zugeführt. Mit dieser Technik habe ich persönlich in über 60 Fällen keine Komplikationen gehabt. Die Beatmung war ausreichend, nur 20 % der 15 untersuchten Patienten zeigten am Ende des chirurgischen Eingriffes einen CO_2 Druck über 40 torr (maximal 50 torr). Husten nach dem Herausziehen der Kanüle kann zu einem gewöhnlich milden Gewebsemphysem im Halse führen; dies läßt sich durch kurzfristige Kompression der Punktionsstelle nach der Entfernung der Kanüle vermeiden.

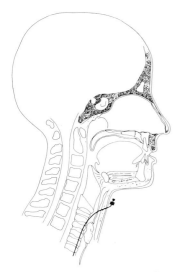

Abb. 1. Transtracheale plastische Kanüle. Die Trachea wird kurz unterhalb des Cricoidknorpels punktiert

Diese Methode bietet für den Chirurgen ideale Verhältnisse, da der Kehlkopf frei zugänglich ist, und der Anaesthesist außerhalb des Operationsfeldes bleibt; sie hat sich besonders in schwierigen Fällen mit ausgedehnten pathologischen Veränderungen bewährt.

Obwohl die transtracheale Punktion einfach zu sein scheint, zeigte sich jedoch, daß diese Technik Übung und Erfahrung erfordert. Plazierung der Trachealkanüle außerhalb der Trachea führt zu einem massiven Gewebsemphysem und bringt den Patienten akut in eine gefährliche Situation.

Da es für den Anaesthesisten vertrauter ist, nasotracheal zu intubieren, sind wir zur Einführung eines nasotrachealen Jet übergegangen (Abb. 2). Ein 50 cm langer Polyethylentubus - 1,7 mm Durchmesser, wird durch die Nase unter direkter Laryngoskopie in die Trachea eingeführt,

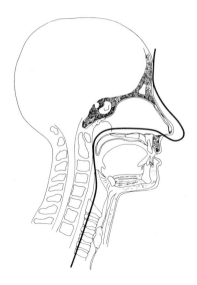

Abb. 2. Nasotrachealer Jet

bis eine 10 cm vom Ende angebrachte Markierung gerade außerhalb der Stimmritze zu liegen kommt. Es ist wichtig, daß der feine Tubus verhältnismäßig steif ist, um zu verhindern, daß er durch Rückstoß aus der Luftröhre herausgeworfen wird.

Diese Technik haben wir in den letzten zwei Jahren routinemäßig angewandt. Da beim Einführen des Operationslaryngoskops eine mechanische Verlegung der Luftwege zustande kommen kann, unterbrechen wir die Beatmung, bis die Glottis eingestellt ist (7). Der Chirurg hat freien Zugang zum Larynx, und der feine Tubus läßt sich, wenn nötig, leicht manipulieren. Die Beatmung ist in 80 % der beobachteten Fälle voll ausreichend (10); lediglich Patienten mit einer weiten Trachea und chronischem Lungenemphysem machen es schwierig, mit dieser Technik einen völlig genügenden Beatmungsdruck zu erreichen. In 4 von 22 Fällen trat eine leichte Hyperkapnie mit einem pCO_2 von 42 bis 52 torr auf.

Besonders in diesen letzteren Fällen erweist sich die von CARDEN und CRUTCHFIELD (11) beschriebene Technik als vorteilhaft, die den Jet in einem abgeschnittenen Endotrachealtubus fixieren, der mit einer aufblasbaren Manschette versehen ist (Abb. 3). Dieser Tubus läßt sich leicht mittels einer Magill Faßzange in die Luftröhre einführen (Abb. 4),

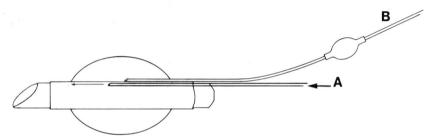

Abb. 3. Kurzer Endotrachealtubus nach CARDEN und CRUTCHFIELD (11). A. Druckschlauch zum Jet. B. Schlauch zur Manschette

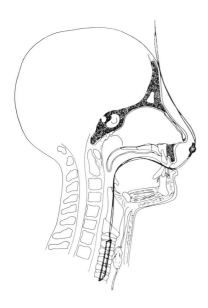

Abb. 4. Kurzer Endotrachealtubus (11) für Beatmung während der Laryngoskopie in Position

wobei nur zwei schmale plastische Schläuche die Stimmritze kreuzen, die jedoch leicht vom Chirurgen verschoben werden können. Da in diesem Falle der Düsenstrom in ein Rohr von kleinerem Durchmesser eingeführt wird, läßt sich leicht ein höherer Beatmungsdruck erzielen. Außerdem gibt die Fixierung des Jet innerhalb der Trachea der Methode eine größere Sicherheit.

Wir haben CARDENs Technik inzwischen mehrfach mit gutem Erfolg angewandt; lediglich in Fällen mit erheblichen pathologischen Veränderungen könnte es schwierig sein, den Tubus in die Trachea zu manipulieren.

Eine ausreichende Beatmung läßt sich auch erreichen, wenn man eine Sauerstoffdüse an dem Laryngoskop anbringt, entweder mit einer Schraubklemme am Ende des Spatels oder entlang des Spatels, mit der Düsenöffnung an dessen Ende (12). Diese Technik hat jedoch den Nachteil, daß der positive Druck oberhalb des Operationsfeldes entsteht und somit Blut und Gewebsstücke in die Luftröhre eingeblasen werden. Beim intratrachealen Jet besteht diese Gefahr nicht, weil bei offener Stimmritze praktisch kein Sog entsteht, während der Rückfluß überschüssigen Gases sowie die Ausatmung Blut und Debris von der Luftröhre wegblasen.

Zusammenfassung

Ein in die Luftröhre eingeführter Sauerstoff-Jet kann einen völlig relaxierten Patienten ausreichend beatmen. Durch diese Beatmungstechnik lassen sich ausgezeichnete Bedingungen für eine endolaryngeale Operation mit dem Operationsmikroskop schaffen. Obwohl die transtracheale Einführung des Jet ideale Bedingungen für den Operateur schafft, hat sich in der Praxis gezeigt, daß für die Anaesthesisten die nasotracheale Einführung eines 50 cm langen, verhältnismäßig steifen plastischen Tubus sicherer ist. Mit beiden Methoden läßt sich bei 80 % der Patienten eine völlig ausreichende Beatmung erzielen, während es in den restlichen Fällen zu einer geringen Hypercarbie kam. Die Fixierung des Jet innerhalb eines mit Manschette versehenen, abgeschnittenen Endotrachealtubus erhöht die Sicherheit der Methode und ermöglicht höhere Beatmungsdrucke. Die Anbringung des Jet an dem Spatel des Laryngoskops erlaubt zwar eine Beatmung des Patienten, bringt jedoch die Gefahr der Einblasung von Blut und Gewebsstücken in die Luftröhre mit sich.

Literatur

1. METTE, P. J., SANDERS, R. D.: Ventilationsbronchoskopie - eine neue Technik. Der Anaesthesist 17, 316 (1968).
2. SPOEREL, W. E., GRANT, P. A.: Ventilation during bronchoscopy. Can. Anaes. Soc. J. 18, 178 (1971).
3. MUSHIN, W. W., RANDELL-BAKER, K., THOMPSON, R. W., MAPLESON, W. W.: Automatic ventilation of the lung. 2nd Edition Oxford & Edinburgh Blackwell Scientific Publications, 1969.
4. SPOEREL, W. E., NARAYANAN, P. S., SINGH, N. P.: Transtracheal ventilation. Brit. J. Anaesth. 43, 943 (1971).
5. JACOBS, H. B.: Emergency percutaneous transtracheal catheter and ventilator. J. Trauma 12, 50 (1972).
6. SPOEREL, W. E., WARREN, E.: Unpublished Data.
7. SPOEREL, W. E., GREENWAY, R. E.: Technique of ventilation during endolaryngeal surgery under general anaesthesia. Can. Anaes. Soc. J. 20, 369 (1973).
8. HART, S. M.: A further modification of a simple apparatus for ventilation during bronchoscopy. Brit. J. Anaes. 42, 78 (1970).
9. SPOEREL, W. E.: Ventilation through an open bronchoscope. Can. Anaes. Soc. J. 16, 61 (1969).
10. SPOEREL, W. E., SINGH, N. P., SAWHNEY, K. L.: Transtracheale Beatmung für laryngeale Eingriffe. Der Anaesthesist 21, 59 (1972).
11. CARDEN, E., CRUTCHFIELD, W.: Anaesthesia for microsurgery of the larynx (a new method). Can. Anaes. Soc. J. 20, 378 (1973).
12. RAJAGOPALAN, R., SMITH, F., RAMACHANDRAN, P. R.: Anaesthesia for microlaryngoscopy and definitive surgery. Can. Anaes. Soc. J. 19, 83 (1972).

Vortrag Nr. 181

Oxygenation and Acid Base Balance during Intermittent Oxygen Jet Injection for Bronchoscopy and Laryngoscopy

By L. Renders-Versichelen, G. Rolly and E. Stejskal

Anaesthesia for laryngoscopies and bronchoscopies is confronted with a double problem. In fact, both anaesthesiologist and surgeon are sharing the same working area. The anaesthesiologist has to provide not only an adequate oxygenation and elimination of CO_2, but also enough working-space for the surgeon and a good view of the larynx. Moreover, the larynx should not be irritated and the vocal cords must be in a complete relaxation state.

Several methods were preconised successively and will be discussed briefly. In the early days of endoscopies under general anaesthesia, the thoracoabdominal cuirasses found general favour (VAN DE CALSEYDE et al., 1961; ROLLY, 1967). Nowadays this technique is no longer used for several reasons. The price of the apparatus is high and it is sometimes very cumbersome to fit it tightly to the patient. Moreover ventilation is not always ideal, especially with obese patients. In a later step, intubation of the trachea by means of a narrow endotracheal tube was standard practice in most places for laryngeal examinations and surgery.

In 1968 POLLARD developed a special endotracheal tube, provided with a more narrow distal end (POLLARD, 1968). Nevertheless the use of an endotracheal tube makes the sight of the operating field obscure. Especially, diseases of the dorsal part of the larynx can hardly be lit in the presence of a tube and only be treated with difficulty. Nowadays some new techniques are developed and used. Most of these are based on the injection of oxygen under positive pressure (SANDERS, 1967; SPOEREL, 1969; HART, 1970; CARDEN, 1970; BRADLEY, 1971 and GIESECKE, 1973).

Personal Study

Since 1970 we use in the department of anaesthesiology at the University of Ghent an apparatus based on the principle put forwards by SANDERS (SANDERS, 1967). Our apparatus consists of a simple air-pistol whose end, at one side, is connected by means of a plastic tube to an oxygen-bottle under high pressure (Fig. 1). The other end of the pistol is connected to a thin, curved metallic tube fitted in the lumen of the laryngoscope or bronchoscope (Fig. 2). The internal diameter of this ventilation attachment is only 1.5 mm, while the exterior one is 2 mm; the length is 17.5 cm from which 8.5 cm is fitted in the lumen of laryngoscope or bronchoscope. Oxygen is blown into the lungs by compressing the pistol manually at a rate of 16 to 20 a minute.

The instreaming oxygen jet produces a venturi effect, whereby the oxygen plus the entrapped room air provide the necessary pressures and volumes for ventilation. The required O_2 driving pressure is 3 to 4 atmospheres.

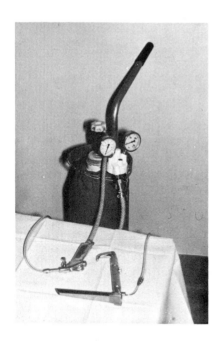

Fig. 1. Oxygen bottle with pressure transducer and pressure limiting valve; air pistol; ventilation attachment fitted in the lumen of the laryngoscope

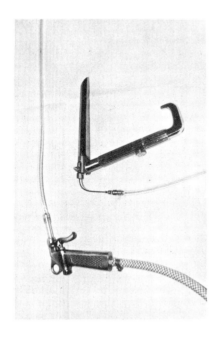

Fig. 2. Close-up view of air pistol and laryngoscope with ventilation attachment

Patients

Seventeen unselected patients with a mean age of 53 (range 29 - 70) and a mean weight of 73 kg (range 47 - 113) were studied for pulse rate, blood pressure, E. C. G., arterial oxygenation and acid base balance. Ten patients were studied during laryngoscopies, four during bronchoscopies, and three patients acted as controls.

Premedication and Anaesthesia Technique

Premedication consists of 1.5 to 2 ml of Thalamonal^{R+} and 0.5 mg of atropine, administered intramuscularly 45 minutes before anaesthesia. Induction of anaesthesia is done with 250 to 350 mg thiopentone (Nesdonal^R), followed by 1 mg/kg succinylcholine (Myoplegine^R). Anaesthesia is continued by means of oxygen, nitrous oxide (50 % - 50 %) and halothane (2 vol. %). The patient is ventilated by mask until anaesthesia is deep enough to introduce the laryngoscope or bronchoscope with the ventilation attachment. Divided doses of succinylcholine and thiopentone are given, according to necessity to maintain apnoea and anaesthesia.

Blood Samples

A pre-operative arterial blood control sample was taken from the radial artery while the patient was breathing room air. Before puncture of the radial a., the integrity of the arch was tested by compressing the radial artery. After induction of anaesthesia the femoral artery was cannulated for further blood samples during the procedure. They were taken every five minutes during laryngoscopies and every three minutes during bronchoscopies.

Results

The mean results of systolic, diastolic and mean arterial bloodpressure, puls-rate, and bloodgas analysis ($PaCO_2$, PaO_2, pH, B. B., B. E.) from the patients anaesthetized for laryngoscopies are shown in figs. 3 and 4. A small increase in pulse rate and a more pronounced increase in both systolic and diastolic bloodpressure as well as mean arterial pressure are noticed. After the procedure these values return to the initial ones. On E. C. G. tracings, no morphological changes were found, except in one patient who showed short lasting bigeminia. PaO_2 is well maintained above 100 torr during the whole procedure. Furthermore our just described technique is adequate in maintaining normal pCO_2 values. As standard bicarbonate and B. E. are without noticeable changes, pH is in the normal range.

The mean results of systolic, diastolic and mean arterial pressure, pulse rate and blood gas analysis from the patients anaesthetized for bronchoscopies are shown in figs. 5 and 6. A negligible increase in pulse rate is noticed, whereas the rise in arterial bloodpressure is very pronounced, even more than during the laryngoscopies. PaO_2 values are above 100 torr and are even higher during bronchoscopies than during laryngoscopies. The patients of this group are moderately hyperventilated, with low $PaCO_2$ and increased pH.

[+] 1 ml of Thalamonal^R contains 2.5 mg of dehydrobenzperidol and 0.05 mg of fentanyl

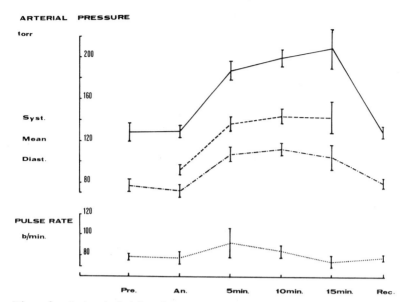

Fig. 3. Arterial blood pressure (systolic, diastolic and mean) and pulse rate: mean values and standard error of the mean: before anaesthesia, 5, 10 and 15 minutes after insertion of the laryngoscope, and during recovery

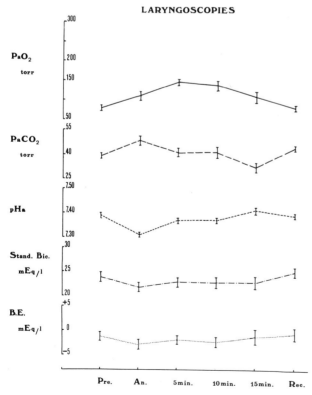

Fig. 4. Blood-gas values during laryngoscopies: mean values and standard error of the mean

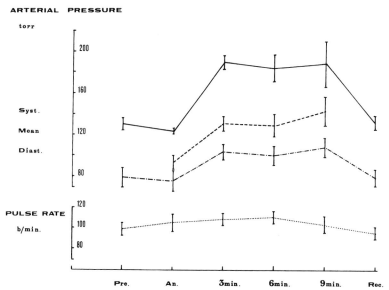

Fig. 5. Arterial Blood Pressure (systolic, diastolic and mean) and pulse rate; mean values and standard error of the mean: before anaesthesia, 3, 6 and 9 minutes after insertion of the bronchoscope, and recovery

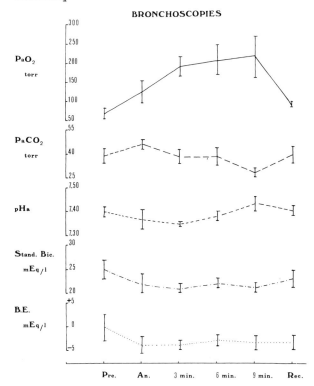

Fig. 6. Blood-gas values during bronchoscopies: mean values and standard error of the mean

In the control series neither an increase in pulse rate nor a rise in blood pressure is noticed (Figs. 7 and 8). PaCO$_2$ remains stable, whereas PaO$_2$ is well above normal values.

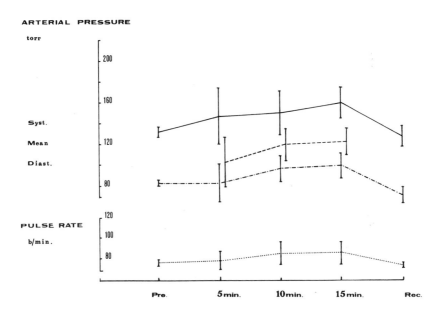

Fig. 7. Arterial Blood Pressure (systolic, diastolic and mean) and Pulse rate: mean values and standard error of the mean: before anaesthesia, 5, 10 and 15 minutes after intubation, and during recovery

Discussion

The bloodgas studies confirm that the oxygen venturi technique of ventilation for laryngoscopies and bronchoscopies is a safe technique. Indeed, oxygenation and CO$_2$ elimination is always adequate. PaO$_2$ values are slightly above 100 torr during laryngoscopies whereas they are still much higher during bronchoscopies. During laryngoscopies and bronchoscopies PaCO$_2$ values were between 22 torr and 63 torr, figures very close to those seen during anaesthesia with spontaneous respiration (between 34 torr and 65 torr).

Cardiovascular changes have been described by many authors during bronchoscopies (MORSE and HARTMAN, 1966; JENKINS, 1966). They report a variable increase in both arterial pressure and pulse rate. In our series we found also a rise in bloodpressure and pulse rate. Although these elevations are sometimes very marked, they are clinically acceptable in our opinion.

Finally this technique produces ideal conditions for the endoscopist.

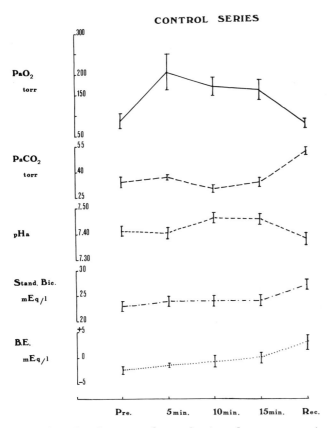

Fig. 8. Blood-gas values during laryngoscopies under intubation; mean values and standard error of the mean

Summary

Two groups of patients were studied for pulse rate, blood pressure, E. C. G., arterial oxygenation and acid base balance during anesthesia for laryngoscopies, microlaryngoscopies, laryngeal microsurgery and bronchoscopies. One group was ventilated with an intermittent oxygen jet injection technique without intubation; the second group was ventilated manually by conventional technique with intubation. Seventeen unselected patients were studied for the above mentioned parameters, while anesthetized by a thiopentone-succinylcholine-halothane technique A preoperative and postoperative blood sample was taken while the patient was breathing room air. An intra-arterial needle was inserted into the femoral artery and blood samples were taken every five minutes during laryngoscopy and every three minutes during bronchoscopy. The results undoubtedly show that adequate oxygenation and CO_2 elimination was maintained in all patients during the two procedures (PaO_2 above 100 torr and $PaCO_2$ below preoperative levels). During recovery PaO_2 and $PaCO_2$ tended to resume initial values.

In the two groups arterial blood pressure and pulse rate increased, although of lesser significance. No morphological changes were found on E. C. G.

References

1. BRADLEY, J. L., MOYES, E. N., PARKE, F. W.: Modifications of SANDERS' technique of ventilation during bronchoscopy. Thorax 26, 112 (1971).
2. CARDEN, E., TRAPP, W. G., OULTON, J.: A new and simple method for ventilating patients undergoing bronchoscopy. Anesthesiology 33, 454 (1970).
3. CARDEN, E., BURNS, W., MC DEVITT, N., CARSON, T.: A comparison of venturi and side-arm ventilation in anesthesia for bronchoscopy. Cand. Anaesth. Soc. J. 20, 4 (1973).
4. GIESECKE, A. H., GERBERSHAGEN, H. V., DORTMAN, C., LEE, D.: Comparison of the ventilating and injection bronchoscopes. Anesthesiology 38, 3 (1973).
5. GORDON, M., SELLARS, S.: Anaesthesia for microsurgery of the larynx. Anaesthesia 26, 199 (1971).
6. HART, S. M.: A further modification of a simple apparatus for pulmonary ventilation during bronchoscopy. Brit. J. Anaesth. 42, 78 (1970).
7. POLLARD, B. J.: Anaesthesia for laryngeal microsurgery. Anaesthesia 23, 535 (1968).
8. ROLLY, G.: Technique d'anesthésie et de ventilation par voie externe pour les endoscopies laryngotrachéobronchiques et les interventions sur le larynx. Ann. Otolaryng. 84, 191 (1967).
9. SANDERS, R. D.: Two ventilating attachments for bronchoscopes. Delaware Medical Journal 39, 170 (1967).
10. SPOEREL, W. E.: Ventilation through an open bronchoscope. Can. Anaesth. Soc. J. 16, 61 (1969).
11. SPOEREL, W. E., GRANT, P. A.: Ventilation during bronchoscopy. Canad. Anaesth. Soc. J. 18, 178 (1971).
12. VAN DE CALSEYDE, P., ROUSSEL, J., PANNIER, R., WEYNE, F.: La bronchoscopie sous anestésie générale. Ann. Otolaryng. 78, 115 (1961).

Vortrag Nr. 182

ENTWICKLUNG EINES ELEKTRONISCH GESTEUERTEN VENTILATORS ZUR BEATMUNG RELAXIERTER PATIENTEN BEI BRONCHOSKOPIE UND LARYNGOMIKROSKOPIE

Von G. Baer und R. Eerola

Wir beatmen nach dem Sandersprinzip seit 1972 und zwar in der von BETHUNE et al. (1972) beschriebenen Art. Genausolange wenden wir die transtracheale Beatmung bei der Laryngomikroskopie an (SPOEREL, 1972). SPOEREL (1972) beschrieb auch die Anwendung eines modifizierten Bird-Respirators bei längerdauernden Eingriffen in transtrachealer Beatmung. Für die automatische Beatmung bei der Bronchoskopie gab er 1969 (SPOEREL, 1969) dasselbe Gerät an. Direkt am Laryngoskop, ohne Tracheapunktion, wurde das Sandersprinzip von LEE (LEE et al., 1972) angewendet. Er ist unseres Wissens der einzige, der Inhalationsanaesthetika bei dieser Beatmungstechnik verwendet (LEE, 1972, 1973).

Auch uns erschien die Anwendung von Halothan bei der etwas ungewissen, normalerweise aber kurzen Dauer des Eingriffes vorteilhaft. Ein Vorversuch ergab, daß die Ausatemgase für den Operateur unerträglich Halothan-haltig waren. Deshalb mußte eine Absaugung der Ausatemgase in das System einbezogen werden.

Am Bronchoskop hatten wir eine fest eingebaute Nadel für den Treibsauerstoff, und am herkömmlichen Beatmungsstutzen waren Narkosegaszufuhr und die Ansaugung angeschlossen. Das Narkosegas bestand aus 4 l N_2O und 4 l O_2 pro Minute, die durch einen Fluotec Mark II geleitet wurden, dessen Skala bis 10 vol.% (effektiv etwa 8 vol.%) reichte. Im Hand- bzw. Fußbetrieb mußten nun die 3 Schläuche für Treibgas, Narkosegas und Absaugung abwechselnd geöffnet und geschlossen werden. Das erforderte die volle Aufmerksamkeit des Anaesthesisten, was wir unerträglich fanden.

Deshalb baten wir die Techniker um Hilfe. Der Aufbau des ersten Gerätes (Abb. 1) war folgender: 3 elektromagnetische Ventile übernahmen das Öffnen und Schließen der Schläuche für Treibgas, Narkosegas und Absaugung. Die Steuerung der Ventile erfolgte über eine kleine Elektronik. Die Atemfrequenz war regelbar von 4 - 28 pro Minute, jeder Atemzyklus war in 10 Schritte unterteilt. Stufenweise konnte von Schritt 1 - 5 das Treibgasventil eingeschaltet werden, so daß es möglich war, das Verhältnis von Einatmung zu Ausatmung von 1 : 9 bis 5 : 5 (1 : 1) zu variieren. Parallel zur Einatmung wurde der Narkosegasfluß eingeschaltet. Jeweils nach dem Ende der Einatmung öffnete sich unmittelbar das Absaugventil. Ein kleiner Schalter "halt" hält den Atemzyklus sofort an, z. B. zur Probenentnahme, und nach Druck auf das Knöpfchen "weiter" beginnt das Gerät mit der nächsten Einatmung. Die Gasabsaugung erfolgte über einen AGA-Preßluftsauger in das Entlüftungssystem. Unabhängig von der Elektronik ist der Druck des Treibgases regelbar von 0 - 5 atü.

Nachdem wir das Gerät an einem Lungenmodell geprüft hatten (Gasflasche mit einer Compliance von 1 cm H_2O pro 50 ml zugeführtem Gasvolumen), beatmeten wir damit 9 gynäkologische Patienten der Risikoklasse 1, bei denen Laparatomien von etwa einer Stunde Dauer durchgeführt wurden. Vorgesehen war eine Beatmung mit dem Gerät für maximal eine halbe Stunde. Der endotracheale Tubus wurde als Bronchoskop angesehen, ein spezielles Verbindungsstück nahm die Schlauchanschlüsse und die Treibgasnadel auf. Das Ende des Tubus war, wie ein Bronchoskop, zur Umwelt hin

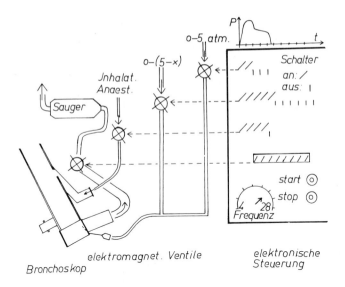

Abb. 1. Schematischer Aufbau des Ventilators. Schaltereinstellung wie bei der Prüfserie verwendet. Oben rechts damit am Lungenmodell hervorgerufene P/t-Kurve

offen. Obwohl wir ständig die Einstellung 10 am Fluotec benutzten, mußte bei 5 der 9 Patientinnen der Versuch vorzeitig abgebrochen werden, weil die Narkose offensichtlich zu flach wurde. Auch bei den anderen 4 entsprachen die Sauerstoffpartialdrucke im arteriellen Blut (durchschnittlich 220 mm Hg) nicht den theoretisch möglichen Werten bei einer Sauerstoffkonzentration in der Einatemluft von etwa 60 - 80 %. Die CO_2-Werte waren recht niedrig, im Durchschnitt 25 mm Hg. Diese Diskrepanz der Blutgaswerte und die zu flache Narkose führten wir auf eine zu kurze Zeit für die ausreichende Diffusion von O_2 und Halothan zurück. Weil auch noch das Personal über den kräftigen Halothangeruch im Saal klagte, beschlossen wir, das Gerät umzubauen.

Als Sauger wurde jetzt ein kräftiger, etwas schallgedämpfter Staubsauger verwendet. Ein Hilfstreibgasstrom hemmt die Ausatmung teilweise. Sein Arbeitsdruck kann unabhängig vom Druck des Haupttreibgasstromes geregelt werden. Die Schaltung der Elektronik wurde umgestellt: Haupttreibgasstrom und Narkosegasstrom können unabhängig voneinander von Schritt 1 - 5 eingeschaltet werden. Der Hilfstreibgasstrom ist über den ganzen Atemzyklus einschaltbar.

Mit dem Gerät konnten wir nun am Lungenmodell Druckkurven registrieren, wie sie von volumenkonstanten Respiratoren bekannt sind: Nach der Spitze des Einatmungsdruckes bildet sich ein Plateau, dessen Höhe und Länge veränderbar sind. Allerdings, anders als beim üblichen Respirator mit geschlossenem Schlauchsystem, erfolgt hier bei jedem Druckabfall eine entsprechende Ausatmung. Auch ein ständig erhöhter endexpiratorischer Druck läßt sich mit dem Hilfstreibgasstrom erzeugen. Es ist möglich, daß dies von Nutzen ist bei Patienten mit extrem schlechter Lungenfunktion. Durch die wirkungsvolle Absaugung über den Staubsauger entsteht trotzdem kein negativer Druck in den Lungen.

Mit diesem neuen Gerät, einer Einatmung von Schritt 1 - 2, und der vollständigen Ausatmung erst nach Schritt 5, sowie dem Narkosegasfluß von Schritt 1 - 4, beatmeten wir 12 lungengesunde Patientinnen.

Jeweils 3 bildeten eine Gruppe (Abb. 2), bei denen die gleiche Frequenz verwendet wurde, als Atemfrequenzen wurden verwendet 12, 16, 20 und 24 pro Minute. Innerhalb dieser Gruppen verwendeten wir jeweils einmal die Treibgasdrücke 3, 4 und 5 atü. Alle Patientinnen dieser Serie waren ausreichend anaesthesiert. Die Sauerstoffpartialdrucke im arteriellen Blut waren im Durchschnitt höher als in der Vorserie (290 mm Hg), die CO_2-Drucke gleich. Weder die unterschiedlichen Frequenzen noch die unterschiedlichen Drucke waren von erkennbarem Einfluß auf die Blutgaswerte. Das mag auch an der kleinen Serie liegen.

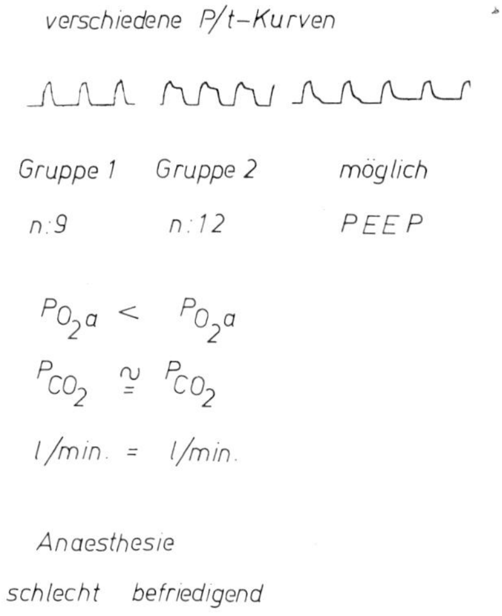

verschiedene P/t-Kurven

Gruppe 1 *Gruppe 2* *möglich*

n:9 n:12 PEEP

$P_{O_2}a < P_{O_2}a$

$P_{CO_2} \simeq P_{CO_2}$

l/min. = l/min.

Anaesthesie

schlecht befriedigend

Abb. 2. Bei den 3 gezeigten Kurven ist das Minutenvolumen gleich

Nach dieser Serie verwendeten wir das Gerät mit Erfolg bei Bronchoskopien. Dabei waren die Sauerstoffpartialdrucke ähnlich hoch wie in dieser Serie (300 mm Hg), die pCO_2-Werte bei niedrigerem Arbeitsdruck im Normbereich. Es war relativ einfach, alle Schlauchanschlüsse an den herkömmlichen Bronchoskopen mit schrägem Beatmungsstutzen anzubringen. Leider geht das nicht mehr an den neuesten Kaltlichtbronchoskopen. Deshalb brachten wir hier die Anschlüsse in einem aufsetzbaren Ring unter.

Die herkömmlichen Laryngoskope zur Mikrolaryngoskopie sind relativ eng, denn sie müssen noch Platz lassen im Larynx für den endotrachealen Tubus. Bei Anwendung des Sandersprinzips kann man also die Laryngoskope größer bauen. Ein solches Laryngoskop erleichtert dem Operateur das Arbeiten, er kann mit einer Einstellung den ganzen Kehlkopfeingang überblicken, und auch die fotografische Dokumentation des ganzen Kehlkopfeinganges ist mit einem Bild möglich. Weil wir Schwierigkeiten hatten, die für unser Gerät erforderlichen Schlauchanschlüsse am herkömmlichen Laryngoskop unterzubringen, entwickeln wir ein eigenes. In seinem Griff sind die Schlauchanschlüsse untergebracht. Außerdem sind Anschlüsse für stärkere Kaltlichtbündel vorgesehen.

Als Vorteile unseres Gerätes sehen wir an: Es befreit den Anaesthesisten von Routineverrichtungen, er kann sich ganz der Patientenüberwachung widmen. Elektronische Steuerung und die robusten Industrieventile machen das Gerät relativ betriebssicher. Inhalationsanaesthetika können verwendet werden. Sie werden wirkungsvoll aus dem Operationssaal abgesaugt. Hinzu kommen die anderen bekannten Vorteile des Sandersprinzips. Nachteilig ist der unvermeidliche Lärm, der bei der jetzigen Ausführung unseres Gerätes noch durch Staubsaugerheulen und Ventilknacken verstärkt wird.

Die Geräteentwicklung wurde unterstützt durch die Stiftung "Instrumentarium", Helsinki.

Summary

A ventilator for bronchoscopy and laryngoscopy using Sanders' principle was designed. It consists of electromagnetic valves and an electronic regulator. Expirated gases are exhausted. Driving gas pressure, inspiration - expiration ratio and respiration frequency are changeable. Different P/t curves (i. e. postinspiratory plateau, PEEP) can be created.

Literatur

1. BETHUNE, D. W., COLLIS, J. M., BURBRIDGE, N. J., FORSTER, D. M.: Bronchoscope injectors for use with pipeline oxygen supplies. Anaesthesia 27, 81 - 83 (1972).
2. LEE, S. T.: A ventilating laryngoscope for inhalation anaesthesia and augmented ventilation during laryngoscopic procedures. Brit. J. Anaesth. 44, 874 - 878 (1972).
3. LEE, S. T.: A ventilating Bronchoscope for Inhalation anaesthesia and augmented ventilation. Anaesthesia and Analgesia. Curr. res. 52, 89 - 93 (1973).
4. SANDERS, R. D.: Two ventilating attachments for bronchoscopies. Delaware Med. J. 39, 170 - 175 (1967).
5. SPOEREL, W. E., SINGH, N. P., SAWHNEY, L. L.: Transtracheale Beatmung für endolaryngeale Eingriffe. Anaesthesist 21, 59 - 62 (1972).

Vortrag Nr. 183

VERGLEICHENDE UNTERSUCHUNGEN VON NLA OHNE INTUBATION UND INJEKTOR-BEATMUNG NACH SANDERS

Von E. Gebert, C. van de Loo, G. Stange und P. Kamgang

Auf der Jahrestagung der Deutschen Gesellschaft für Anaesthesie und Wiederbelebung 1972 in Hamburg konnten wir unsere ersten Ergebnisse von blutgasanalytischen Untersuchungen bei der NLA ohne Intubation unter Kommandoatmung zur direkten Laryngoskopie demonstrieren. Dieses Anaesthesieverfahren erfordert die Mitarbeit des Patienten und verlangt eine ausreichende Lokalanaesthesie im Kehlkopfbereich und Gebiet des Oberkiefers, der als Hypomochlion für das KLEINSASSER-Laryngoskop dienen muß. Die NLA kommt bei Patienten mit chronisch obstruierenden Atemwegserkrankungen sowie für Schwerhörige und Patienten mit Störungen im extrapyramidalmotorischen System nicht in Betracht. Um die anaesthesiologischen Möglichkeiten zu erweitern, modifizierten wir die von SANDERS 1967 (1) für die Bronchoskopie angegebene Methodik der Injektorbeatmung für großlumigere Rohre, in unserem Fall für das KLEINSASSER-Laryngoskop.

Nach Voruntersuchungen am künstlichen Thorax (DRAEGER) mit Injektorkanülen verschiedener Kaliber und Längen - erste Abbildung - erwies sich eine Kanüle mit 3 mm Lumen und einer Länge von 10 cm als am geeignetsten. Die Kanülenspitze lag 5,5 cm vom Ende des KLEINSASSER-Laryngoskopes entfernt. Weiterhin sehen Sie das Reduzierventil, mit dessen Hilfe sich der Luftdruck aus einer zentralen Anlage von 0 - 3 atü regulieren ließ.

Bei einem Systemdruck von 1,8 atü erhielten wir einen Beatmungsdruck von 20 cm H_2O am künstlichen Thorax. Unter diesen Bedingungen erreichten wir bei allen Patienten ausreichende Thoraxexkursionen. Die Beat-

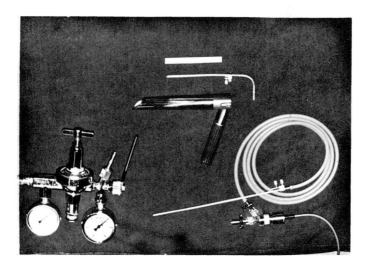

Abb. 1. KLEINSASSER-Laryngoskop, Injektorkanüle, Reduzierventil, Druckmeßsonde. Der weiße Maßstab ist 10 cm lang

mungsfrequenz wurde von Hand reguliert und betrug im Mittel 20/min. Das Druckfeld supraglottisch, das mit einer Drucksonde über einen Statham-Transducer P 23 DD auf einer Hellige-Meßbrücke registriert wurde, zeigte Werte zwischen 7 und 12 mm Hg.

Druckdifferenzen im Bereich der inneren KLEINSASSER-Rohröffnung waren nicht zu beobachten.

Nach Anlegen einer Infusion von 500 ml Dextran 60 und Vorinjektion von 0,05 mg/kg KG d-Tubocurarin erfolgte die Anaesthesie mit Methohexital 1 - 1,5 mg/kg KG. Nachinjektion erfolgte nach Bedarf. Relaxiert wurden die Patienten mit Succinylcholin 1,5 mg/kg KG und Nachinjektion in Einzeldosen von 20 - 30 mg. Die Injektorkanüle wurde so plaziert, daß ihre Öffnung auf den Bereich der hinteren Kommissur gerichtet war. Bei 10 Patienten wurden Blutproben zur Blutgasanalyse jeweils vor dem Eingriff, 15 min. nach Beginn und 30 min. nach Ende des Eingriffes arteriell entnommen. Zur Beatmung wurde Druckluft ohne Sauerstoffzugabe verwandt.

Auf der Abszisse (Abb. 2) sind die Zeitpunkte der Blutentnahme aufgetragen: I. praeoperativ, II. 15 min. nach Operationsbeginn, III. 30 min. post operationem, auf der Ordinate die pH-Veränderungen. Wir haben bei einem Ausgangs-pH von 7,398 - die obere Kurve gilt für die Injektorbeatmung, die untere für die NLA ohne Intubation - intraoperativ eine Verschiebung des pH-Wertes zur Azidose hin bei der NLA, bei der Injektorbeatmung eine Verschiebung zur Alkalose. Die Unterschiede sind jedoch statistisch nicht signifikant.

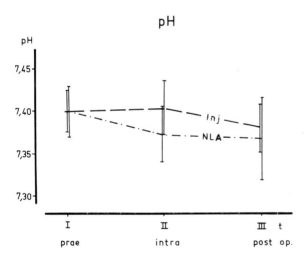

Abb. 2. Prä-, intra- und postoperative pH-Veränderungen
Abszisse: I präoperative Blutentnahme (nach Prämedikation)
           II intraoperative Blutentnahme (15 min. nach Op-Beginn)
          III postoperative Blutentnahme (30 min. nach Op-Ende)
Ordinate: pH-Veränderungen
Gestrichelte Linie: Injektorbeatmung
Punkt-Strich-Linie: NLA

Auf der Abszisse Abb. 3 sind wieder die Zeitpunkte der Blutentnahmen markiert; die Ordinate zeigt die Veränderungen der Partialdrucke für O_2 und CO_2 in mm Hg. Bei beiden Methoden ist ein ausreichend hoher pO_2 gewährleistet.

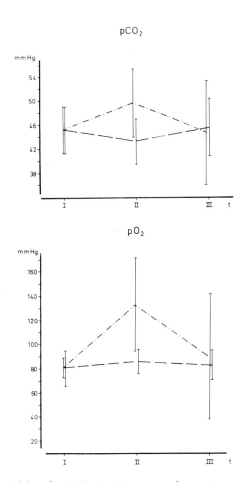

Abb. 3. Prä-, intra- und postoperative Veränderungen des pCO_2 und pO_2
Abszisse: wie Abb. 2
Ordinate: pCO_2 und pO_2 in mm Hg
Gestrichelte Linie: Injektorbeatmung
Punkt-Strich-Linie: NLA

Die Unterschiede beim pO_2 ergeben sich aus der Sauerstoffzufuhr bei der NLA, wogegen bei der Injektorbeatmung lediglich Luft zugeführt wird. Die günstigere alveoläre Ventilation bei der Injektorbeatmung kommt in einem intraoperativen Abfall des pCO_2 zum Ausdruck.

In Abb. 4 sind Standardbicarbonat und Base-Excess einander gegenübergestellt. Für die Abszisse gilt das vorher Gesagte; auf der Ordinate sind die Veränderungen in mval/l aufgetragen. Intraoperativ sind die Werte bei beiden Verfahren im wesentlichen konstant. Sie fallen jedoch postoperativ ab und zeigen einen statistisch signifikanten Unterschied

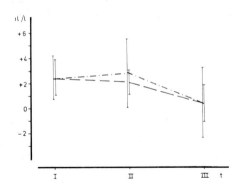

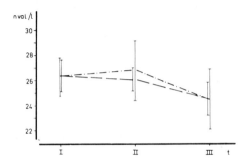

Abb. 4. Prä-, intra- und postoperative Veränderungen des Standardbicarbonat und Base-Excess
Abszisse: wie Abb. 2
Ordinate: Standardbicarbonat und Base-Excess in mval/l
Gestrichelte Linie: Injektorbeatmung
Punkt-Strich-Linie: NLA

zu den Ausgangswerten. Die Unterschiede zwischen NLA und Injektorbeatmung sind statistisch nicht signifikant. Die postoperativen Werte liegen bei beiden Verfahren im Normbereich.

Die von SANDERS und anderen Autoren 1967 (1, 2, 3) für das Bronchoskop entwickelte Injektorbeatmungsmethode wurde zunächst für kleinere Kinderlaryngoskope modifiziert (4, 5, 6). Bei großlumigeren Rohren wie dem KLEINSASSER-Laryngoskop reichten jedoch die angegebenen Drucke und die Kanülenquerschnitte nicht mehr aus (7). Durch Vergrößerung des Lumens der Injektorkanüle und deren Vorschieben in Richtung auf den Kehlkopf lassen sich zufriedenstellende arterielle Blutgaswerte erreichen. Es kommt weder zu einer klinisch nachweisbaren Schädigung der Stimmbänder noch zur CO_2-Retention. Bereits bei Luftbeatmung lassen die guten Sauerstoffwerte im arteriellen Blut evtl. operationstechnisch erforderliche Apnoephasen zu. Die von HENSCHEL beschriebenen Kontraindikationen der NLA entfallen bei dieser Methode. Trotz der Vorteile gegenüber der Intubationsnarkose und der NLA ohne Intubation benutzen wir diese Methode jedoch lediglich für kleine diagnostische und mikrolaryngoskopische Eingriffe, die keine größeren Blutungen erwarten lassen. Aufgrund der im supraglottischen Larynxbereich auftretenden Turbulenzen wurden die teilweise beobachteten kleineren Blutungen dort an den Wänden niedergeschlagen.

Auf kleinen Tupfen, die wir in die Trachea eingelegt hatten, ließen sich bei 16-facher Vergrößerung unter dem Mikroskop keine Blutspuren finden. Da die Patienten voll relaxiert sind, ist eine Intubation zu jedem Zeitpunkt des Eingriffes leicht möglich.

Die postoperative Tendenz zur metabolischen Azidose nimmt in Abhängigkeit von der Narkosedauer zu. Bei länger andauernden Eingriffen ist ein Pulsfrequenz- und Blutdruckanstieg zu beobachten, die wahrscheinlich auf die mangelnde analgetische Wirkung des Methohexitals zurückzuführen sind. Durch intraoperative Gaben von 1 - 2 ml Fentanyl^R kann bei längeren Eingriffen ein derartiger Frequenz- und Druckanstieg vermieden werden.

Literatur

1. SANDERS, R. D.: Two ventilating attachments for bronchoscopes. Delaware Med. J. 39, 170 (1967).
2. SPOEREL, W. E.: Ventilation through an open bronchoscope. Canad. Anaesth. Soc. J. 16, 61 (1969).
3. MÜNDNICH, K., HOFLEHNER, G.: Die Narkose-Beatmungsbronchoskopie. Anaesthesist 2, 121 (1953).
4. OULTON, J. L., DONALD, B. M.: A Ventilating Laryngoscope. Anaesthesiology 35, 540 - 542 (1971).
5. LEE, S. T.: A ventilating laryngoscope for inhalation anaesthesia and augmented ventilation during laryngoscopic procedures. Brit. J. Anaesth. 44, 874 (1972).
6. ALBERT, S. N.: The Albert-Sanders-Adaptor for ventilating anaesthetized patients for micro-laryngeal surgery. Brit. J. Anaesth. 43, 1098 (1971).
7. SELLARS, S. L., GORDON, M. A.: A modification of the Kleinsasser laryngoscope. Brit. J. Anaesth. 43, 730 (1971).

Vortrag Nr. 184

Bronchoskopie in Kombination von Neuroleptanalgesie und Oberflächenanaesthesie

Von J. Kotseronis und J. Stoffregen

Für die Bronchoskopie in Allgemeinnarkose wurden die verschiedensten Techniken entwickelt. So sind auch seit Einführung der Neuroleptanalgesie (NLA) verschiedene Vorschläge zur Bronchoskopie in NLA bei gleichzeitiger Oberflächenanaesthesie gemacht worden, insbesondere aus dem lateinamerikanischen Raum. Ohne weiter auf Einzelheiten der Prämedikation und der unterschiedlichen oder auch extremen Dosierungen einzugehen, findet sich in der Literatur ein Mittelwert von 12,5 bis 15 mg Dehydrobenzperidol und 0,1 bis 0,3 mg Fentanyl. Dabei bleiben die Patienten kooperativ, die Hustenreflexe sind gedämpft. Der Eingriff selbst hat einen atmungsstimulierenden Effekt, bei dessen Ausfall jedoch infolge der Atemdepression ein pCO_2-Anstieg resultiert, so z. B. wenn der Patient fahrlässigerweise allein gelassen wird. Abgesehen von einem mäßigen CO_2-Anstieg bis auf etwa 8,7 Vol% wurden keine wesentlichen Nachteile beschrieben, nur dreimal wurden extrapyramidale Symptome beobachtet (offenbar infolge von DHB-Überdosierung), die einfach zu behandeln waren. Alle Autoren betonen die gute Sedierung und Analgesie bei erhaltener Kooperation des Patienten.

In unserer Thoraxchirurgischen Klinik wurden bis 1971 jährlich nur etwa 60 Bronchoskopien durchgeführt, meistens in Barbiturat-Succinylcholin-Narkose. Dabei wurden die Patienten unter Sauerstoffzufuhr über den seitlichen Bronchoskopstutzen beatmet. Seit 1972 hat sich die Zahl der Bronchoskopien verdoppelt, nicht zuletzt auch aus didaktischen Gründen. Das brachte eine deutliche Verlängerung der Untersuchungsdauer mit sich, Zeiten von 60 - 80 min. waren keine Seltenheit mehr.

Deshalb entschlossen wir uns zur Anwendung der NLA in Kombination mit Oberflächenanaesthesie bei Spontanatmung und Sauerstoffzufuhr. Nach einer Phase der Adaptation kamen wir zur folgenden Technik, die sich uns gut bewährt hat: Alle Patienten erhalten 30 - 45 min. vor dem Eingriff 0,5 mg Atropin und 2 ml Thalamonal i. m. Im Untersuchungsraum injizieren wir 5 mg DHB und 0,2 - 0,25 mg Fentanyl intravenös, 3 - 5 min. später werden Mundschleimhaut, Rachen, Epiglottis und Larynx mit einem Pantocain-Spray (0,8 mg/Stoß) unter direkter Sicht mit dem Laryngoskop lokalanaesthesiert, nach weiteren 5 min wird das Rohr eingeführt, im Bypass Sauerstoff zugegeben und die lokale Anaesthesie schrittweise mit 0,5 %igem Pantocain durch den langen Zerstäuber bis ans Ziel komplettiert.

In dieser Weise haben wir inzwischen 184 Patienten im Alter von 36 bis 81 Jahren bei einem Gewicht von 48 bis 115 kg bronchoskopiert. Bei 50 nichtausgewählten Kranken punktierten wir vor dem Eingriff nach Dermojet-Pantocainhautquaddel die Arteria radialis und beließen die Kanüle für die Dauer des Eingriffs. Arterielles Blut wurde (1) vor der NLA-Induktion entnommen, (2) während der Untersuchung bei einseitig liegendem Bronchoskop, (3) nach dessen Zurückziehung bis vor die Bifurkation und (4) 10 min nach Beendigung des Eingriffs. Die Proben (2) und (3) wurden unter Sauerstoffzufuhr (8 L/min) entnommen. Untersucht wurden: Blutdruck, Puls, pO_2, O_2-Sättigung, pH, pCO_2, Standard-Bikarbonat und Base Excess nach Astrup und dem Nomogramm von SIGGAARD-Andersen. In 70 % der Patienten hat es sich um Tumoren gehandelt, der Rest kam als "unklarer Prozeß". In 60 % wurde eine Probeexzision oder Saugbiopsie durchgeführt.

Das Alter der 50 Untersuchten (Abb. 1) bewegte sich zwischen 36 und 75 Jahren bei einem Mittel von 63 Jahren. Ihr Gewicht (Abb. 2) schwankte zwischen 50 und 100 kg (im Mittel 72 kg). Die Dauer der Bronchoskopie lag zwischen 15 und 50 min, meistens zwischen 25 und 35 min (Abb. 3).

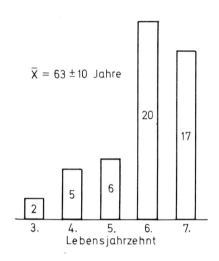

Abb. 1. Altersverteilung der 50 Bronchoskopierten

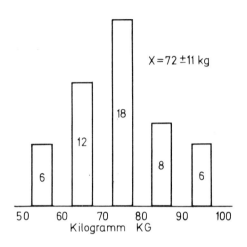

Abb. 2. Gewichtsverteilung der 50 Bronchoskopierten

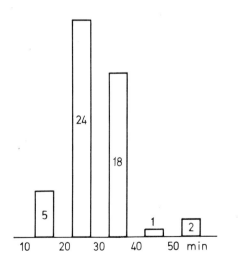

Abb. 3. Eingriffsdauerverteilung der 50 Skopien

48 Patienten erhielten 5 mg DHB, einer 7,5 mg und 1 Patient bekam gar kein DHB, weil er kollabiert war. Die Fentanyl-Dosierung betrug 0,2 bis 0,25 mg pro Patient, im Mittel 0,22 mg. An Pantocain wurden zwischen 15 und 30 mg verbraucht, wovon allerdings ein Teil mit dem Schleim wieder abgesaugt wurde.

Die nächste Abbildung (Abb. 4) zeigt die Befunde: Der Blutdruck blieb praktisch konstant mit geringer Tendenz zum Anstieg während des Eingriffs und Normalisierung nach Entfernung des Bronchoskops. Die Sauerstoffsättigungswerte lagen zwischen 93 und 96 %, der O_2-Partialdruck stieg entsprechend der Sauerstoffzufuhr über den seitlichen Stutzen. pCO_2- und pH-Werte zeigen bei relativ geringer Schwankung eine leichte Tendenz zur respiratorischen Azidose, Standard-Bikarbonat fiel von 26 auf 24 mval/l ab bei einem Base Excess von -1,3 bis auf -2,6 mval/l.

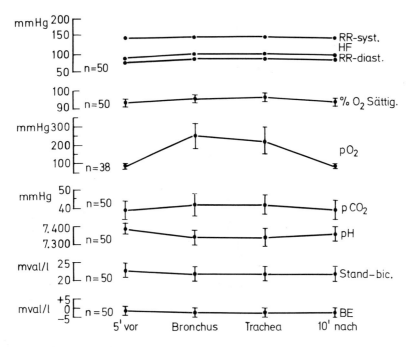

Abb. 4. Haemodynamische und respiratorische Meßwerte bei 50 Bronchoskopien in NLA-Oberflächenanaesthesie-Kombination (Mittelwerte)

Die Beobachtung der vorwiegend ambulanten Patienten in den ersten Stunden nach dem Eingriff ergab keinerlei Komplikationen. Darunter befand sich 1 Patient mit zweimaligem Herzinfarkt und ausgeprägter Angina pectoris. 96 % der Patienten haben den Eingriff nicht als unangenehm empfunden, einige gaben lediglich einen Druck am Oberkiefer an. Bei ängstlichen Patienten ist eine Erhöhung der DHB-Applikation von 5 auf 7,5 mg zu empfehlen. Die Analgesie war gut. Bei gleichbleibender NLA-Dosierung ergaben sich auch bei zunehmendem Körpergewicht keine relevanten Wirkungsunterschiede hinsichtlich Analgesie und Sedierung. Anhand dieser Ergebnisse scheint diese Technik besonders für ältere und Risikopatienten geeignet zu sein, vor allem bei längeren Eingriffen.

Zusammenfassung

Bei kurzdauernden bronchoskopischen Eingriffen haben sich unterschiedliche Anaesthesieverfahren bewährt. Je länger der Eingriff aber dauert, desto schwieriger wird die Anaesthesietechnik dabei. Meist kommt es zu insuffizienter Ventilation. Diese Schwierigkeiten lassen sich mit folgender Technik umgehen: Nach Prämedikation mit Thalamonal und Atropin sowie Injektion von DBH und Fentanyl in geeigneter Dosierung, wird nach Anlegen einer Oberflächenanalgesie in Spontanatmung bronchoskopiert. Auf diese Weise wurden 184 Patienten anaesthesiert. Kontrollen der Blutgase und des Säure-Basen-Gleichgewichtes zeigten keine wesentliche Abweichung von der Norm. In keinem Fall war es erforderlich, die Fentanyl-Wirkung zu antagonisieren. Aufgrund der günstigen klinischen Ergebnisse, vor allem des Fehlens einer nennenswerten Atemdepression bei guter Analgesie, eignet sich dieses Verfahren besonders für länger dauernde Bronchoskopien, vor allem bei älteren und risikoreichen Patienten.

Literatur

1. BARTH, L., MEYER, M.: Moderne Narkose. 383, Stuttgart: Gustav Fischer Verlag 1965.
2. BAYUK, A. J.: Chest Respirator for bronchoscopy and laryngoscopy. Anesthesiology 18, 135 (1957).
3. BLAHA, H., WEBER, W.: Weitere Erfahrungen mit der Beatmungsbronchoskopie. Anaesthesist 9, 339 - 343 (1960).
4. BORMAN, J. B., DAVIDSON, J. T., SAMVELOFF, S.: Orotracheal anesthesia for bronchoscopy. Brit. J. Anesth. 36, 233 - 236 (1964).
5. CARBERA GUADERAS, L. C., FRIAS MENESES, E., COPPER GODOY, T.: Neuroleptanalgesia. Arch. Soc. Cirujan. Chile 16, 464 - 477 (1964).
6. CHULIA CAMPOS, V., ORON ALUPENTE, J., ALEPUZ FERRER, R.: La anestesia general y la bronchoskopia en la extraccion de los cuerpos extranos intrabronquiales. Medicamenta 52, 99 - 103 (1969).
7. DIBOLD, E., HUECK, O.: Bronchoskopische Behandlung postoperativer Verstopfungsatelektasen, gezielte Bronchographie und Bronchusblockade. Anaesthesist 7, 140 - 143 (1958).
8. DRAPER, W. P., WHITEHEAD, R. W.: Diffusion respiration in the dog anaesthetized by pentothal sodium. Anesthesiology 5, 262 - 273 (1944).
9. EGER, E. S., SEVERINGHAUS, J. W.: The rate of rise of PA_{CO_2} in the apneic anesthetized patient. Anesthesiology 22, 419 - 425 (1961).
10. ELDER, R. O., FERRARI, H. A., CERASO, O. L., De LEONARDIS, M., FUENTES, O., FERRO, J. A., CAMBARERI, P.: Neuroleptanalgesia, impressiones sobre 1000 casos. 3. Congressus Mundialis Anaesthesiologiae Sao Paulo, Sept. 1964.
11. FARB, S., TORNETTA, F. J.: Topical endoscopic anaesthesia with two new adjuncts. The Eye, Ear, Nose and Throat Monthly 44, 55 - 56 (1965).
12. FERRARI, H. A., STEPHEN, C. R., DURHAM, N. C.: Bronchoscopy and esophagoscopy under neuroleptanalgesia with Droperidol-Fentanyl. J. Thorac. Cardiovasc. Surg. 54, 143 - 149 (1967).
13. FIGALLO, E. A., SALEM, E. A., TRAVEZAN, R.: Neuroleptanalgesia y anesthesio topica en las endoscopia y cirugia menor en la via aerea superior. Acta Peruanas Anest. 1, Nr. 1 (1967).
14. FOLDES, F. F., MAISEL, W.: Neuroleptanalgesie für endoskopische Eingriffe. 4. NLA-Symposion, Stuttgart: F. K. Schattauer-Verlag 139 - 145 (1969).
15. FRUMIN, M. J., EPSTEIN, R. M., COHEN, G.: Apneic oxygenation in man. Anesthesiology 20, 789 - 798 (1959).
16. GAYER, W., PIOLINO, G., HÜGIN, W.: Eine einfache Narkosemethode für die Bronchoskopie. Anaesthesist 7, 163 - 164 (1958).

17. HELPERIN, S. W., WASNOW, W. H.: Bronchoscopy and laryngoscopy with the Wrap around Chest Respirator. Anesthesiology 20, 127 - 128 (1959).
18. KETTLER, D., SONNTAG, H.: Apnoische Oxygenation unter Verwendung von Trispuffer während Bronchographie. Anaesthesist 20, 94 - 98 (1971).
19. KOVACS, S.: Method of ventilation during bronchoscopy. Anesthesiology 18, 335 - 336 (1957).
20. LIST, W. F.: Zur Bronchoskopie in Allgemeinnarkose. Anaesthesist 15, 356 - 358 (1966).
21. METTE, P. J., SANDERS, R. D.: Ventilationsbronchoskopie - eine neue Technik. Anaesthesist 17, 316 - 321 (1968).
22. MEYER-BURGDORFF, Chr., STOFFREGEN, J.: Spezielle Neuroleptanalgesie-Technik bei HNO-Eingriffen. In HENSCHEL W. F.: Neue klinische Aspekte der Neuroleptanalgesie. 93 - 96, Stuttgart: Schattauer-Verlag 1970.
23. MÜNDNICH, K., HOFLEHNER, G.: Die Narkose-Beatmungsbronchoskopie. Anaesthesist 2, 121 - 123 (1953).
24. PEREZ, L. B.: Neuroleptanalgesia en bronchoscopia pediatrica, Antofagasta (1969).
25. PICA, M., RUGGIERO, A., BONAGURA, A.: La neuroleptoanalgesia in bronchologia, Incontri die Anestesia Rianimazione e Scienze Affini 3, 249 - 253 (1968).
26. PLASS, N.: Discussion IV. Internationales Bremer NLA-Symposion; Stuttgart: Schattauer-Verlag 145 (1969).
27. POLACZEK-KORNECKI, T., SOKOLOWSKA, T., ZELAZNY, T., STRUGACZ, J.: Znieczulenie ogolne epontolem i neuroleptanalgzja we wziernikowanin oskrzeli. Polskiego Tygodnika Lekarskiego 23, 1482 - 1484 (1968).
28. SAFAR, P.: Ventilating Bronchoscope. Anesthesiology 19, 406 - 408 (1958).
29. SCHOENSTADT, D. A., DONECKER, T. G., ARNOLD, H. S., SWISHER, L. B.: A re-examination of the ventilating bronchoscope. J. thor. cardiovasc. Surg. 49, 525 - 530 (1965).
30. EY, W., SCHWAB, W., ULMER, W. T.: Über den Gasaustausch bei der Bronchoskopie in Narkose mit Relaxation. Anaesthesist 9, 350 - 355 (1960).
31. STENGER, H. H., STOFFREGEN, J.: Bronchoskopie in Nylonhemd-Beatmung mit dem Emerson-Chest-Respirator. Ein Beatmungsverfahren zur Narkose-Endoskopie der oberen Luftwege ohne Arbeitsbehinderung im Rohr. HNO- Wegweiser für die fachärztliche Praxis 9, 69 - 73 (1960).
32. Van de WALLE, J.: Personal experiences with Thalamonal, Symposium, DHB-FE, Moskau, May 23 - 24 (1967).
33. ZECCA, C., MOLINARDI, P.: La Neuroleptanalgesia nell indagine bronchoscopica. Minerva Anestesiol. 33, 138 - 147 (1965).

Vortrag Nr. 185

BEHANDLUNG UND VERLAUF EINER SELTENEN TRACHEALSTENOSE

Von J. Wawersik, D. Harms, K. J. Fischer, K. Vietor und A. Bernhard

In Ergänzung zu Mitteilungen über seltene Trachealstenosen im Schrifttum wird über Befund und klinischen Verlauf einer ungewöhnlichen Fehlbildung des Bronchialsystems berichtet. Es handelte sich um einen Säugling, der unter einem Stridor litt. Auf Grund angiographischer Diagnose wurde im 8. Lebensmonat ein Lig. arteriosum Botalli operativ durchtrennt. Entgegen den Erwartungen hielten aber die präoperativ bestehenden respiratorischen Schwierigkeiten postoperativ an.

Die bronchoskopische Diagnose deckte eine membranöse Stenose im unteren Drittel der Trachea auf (Abb. 1 und 2), die endoskopisch mit Hilfe einer Probeexzisionszange weitgehend abgetragen werden konnte. Unterhalb der Stenose zeigte sich als weitere Fehlbildung des Bronchialsystems eine Trifurkation der Trachea (Abb. 3), wie sie in ähnlicher Form im Schrifttum bereits beschrieben wurde (COX and SHAW 1965, CANTRELL und GUILD 1964, HOLINDER et al. 1952).

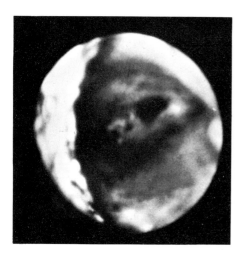

Abb. 1. Endoskopisches Bild einer Trifurkation der Trachea. Links Reste einer kongenitalen Membran

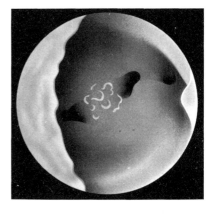

Abb. 2. Nachzeichnung des endoskopischen Bildes einer Trifurkation der Trachea. Hervorzuheben ist die muldenförmige Ausbildung des Trachealendes

Auch nach Erweiterung der Trachealstenose litt das Kind unter einer nicht kompensierbaren Atemerschwernis, so daß bis zum 40. postoperativen Tage eine künstliche Beatmung erforderlich war (Abb. 4). Danach besserte sich die respiratorische Situation insoweit, als unter liegender Trachealkanüle eine befriedigende Spontanatmung bestand. Es kam aber auch danach durch Sekretverhaltung mehrfach zu asphyktischen Zuständen. Auch bestanden freie Atemwege nur bei sehr tiefer Lage des

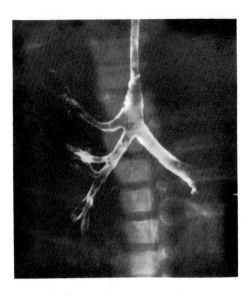

Abb. 3. Tracheo-Bronchographie einer Trifurkation der Trachea

Trachealkatheters. Extubation führte zur beinahe kompletten inspiratorischen Atemwegsverlegung.

Ursache der anhaltenden respiratorischen Komplikationen, denen das Kind im 16. Lebensmonat erlag, war eine Tracheomalazie. Dazu kam eine ausgeprägte Perichondritis. Die Entzündungsvorgänge führten stellenweise zur Infiltration auch des normalen Knorpels, der teilweise von Granulationsgewebe destruktiv durchsetzt wurde (Abb. 5).

Auf Grund der mikroskopischen Befunde wird angenommen, daß die Entzündungsvorgänge im vorliegenden Fall für die Progredienz der Tracheomalazie verantwortlich waren und deshalb eine Verfestigung des Knorpelgerüstes, wie man es nach Mitteilungen von anderer Seite unter Umständen erwarten konnte (SALZBERG 1968, COX und SHAW 1965) nicht zustande kam.

Zusammenfassung

Es wird über den klinischen Verlauf einer Trachealstenose berichtet, die durch die seltene Kombination mehrerer Fehlbildungen charakterisiert war:

1. Ein Gefäßring mit Kompression der Mediastinalorgane
2. Eine kongenitale Membranstenose der Trachea
3. Ein isolierter Abgang des rechten Oberlappenbronchus (Trifurkation der Trachea)
4. Eine Tracheomalazie

Nach operativer Durchtrennung eines Lig. art. Botalli, endoskopischer Abtragung der Membranstenose und künstlicher Beatmung für die Dauer von 40 Tagen besserte sich die respiratorische Situation zunächst. Rezidivierende asphyktische Zustände führten aber im 16. Lebensmonat zum letalen Ausgang.

Verlaufsbestimmend war eine eitrige Tracheobronchitis, die durch Sekretverhaltung unterhalten wurde. Die Verfestigung des Knorpelgerüstes

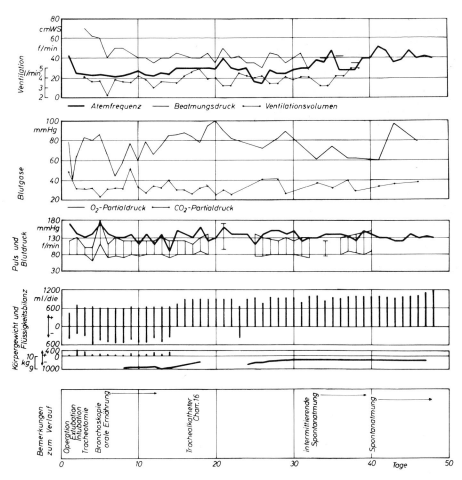

Abb. 4. Krankheitsverlauf nach Thorakotomie wegen Lig. art. Botalli - (Kr. bl. Nr. C 3979/72) Respiratortherapie bis zum 40. Tag wegen Trachealstenose und Tracheobronchitis

wurde im vorliegenden Fall durch eine progrediente schwere Perichondritis verhindert.

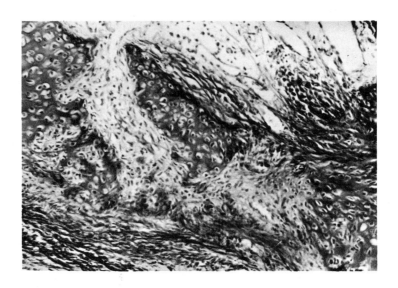

Abb. 5. Chronische unspezifische Tracheitis, die auf hyalinen Knorpel übergreift. In Bildmitte eine von unspezifischem Granulationsgewebe umgebene "Insel" von hyalinem Knorpel, der gut ausdifferenziert ist
LADEWIG, 146 x

Literatur

1. CANTRELL, J. R., GUILD, H. G.: Congenital stenosis of the trachea. Amer. J. Surg. 108, 297 - 303 (1964).
2. COX, W. L., SHAW, R. R.: Congenital chondromalacia of the trachea. J. Thorax. cardiov. Surg. 49, 1033 - 1039 (1965).
3. HOLINGER, P. H., JOHNSTON, K. C., PARCHET, V. N., ZIMMERMANN, A. A.: Congenital malformations of the trachea, bronchi and lung. Ann. Otol. 61, 1159 - 1180 (1952).
4. SALZBERG, A. M.: Congenital malformations of the lower respiratory tract. In: E. L. KENDIG: Disorders of the respiratory tract in children. Philadelphia and London: Saunders 1968.

Vorgang Nr. 186

RESPIRATORISCHE NOTSITUATIONEN IN DER HALS-NASEN-OHRENHEILKUNDE

Von P. Fritsche

BUHLMANNs Feststellung: "Das Risiko eines plötzlichen Herzstillstandes nimmt mit der Dauer der ventilatorischen Notfallsituation zu" können wir aus anaesthesiologischer Erfahrung nur unterstreichen. In der Hals-Nasen-Ohrenheilkunde ist die Häufigkeit respiratorischer Notsituationen nicht verwunderlich und größer als in anderen medizinischen Disziplinen. Als Ursachen für diesen Tatbestand sind anzuführen:

1. Ein großer Teil der Krankheitszustände in dieser Disziplin ist unmittelbar im Bereich der oberen Luftwege lokalisiert.
2. Operative Behandlungen solcher Krankheitsprozesse können die Sicherung freier Atemwege zusätzlich erschweren.
3. Die meisten diagnostischen und therapeutischen Maßnahmen in der Hals-Nasen-Ohrenheilkunde bedingen ein Abrücken des Anaesthesisten vom Kopf des Patienten und verwehren ihm daher eine unmittelbare Kontrolle der oberen Luftwege.
4. Operationen am sitzenden Patienten und in abgedunkelten Operationssälen stellen weitere Gefahrenmomente für die Atmung dar.

In der Kürze der verfügbaren Zeit kann ich nur einige typische Beispiele anführen und bewährte Möglichkeiten zur Vermeidung bzw. Therapie dieser Notfälle angeben.

Adeno-Tonsillektomien im sogenannten "Rausch", vielleicht sogar in sitzender Position, können durchaus zu einer Aspiration von Blut, infizierten Gewebsteilen oder Erbrochenem mit nachfolgendem Laryngooder Bronchospasmus oder gar Erstickung führen. Die Insufflationsmethode ist in erfahrener Hand eine brauchbare Methode, erfordert aber erhöhte Aufmerksamkeit seitens des Anaesthesisten und des Operateurs (BERGMANN 1969). Außerdem bietet sie weniger Sicherheit gegenüber einer Aspiration und bedingt oft eine Hyperkapnie mit konsekutiver größerer Unruhe in der postoperativen Phase. Wir halten daher bei Kindern und - falls eine Lokalanaesthesie ausscheidet - auch bei Erwachsenen die Endotrachealnarkose mit oral eingeführtem Tubus unter Verwendung des Davis-Meyer-Mundsperrers am reklinierten Kopf und unter Relaxation mit manueller Beatmung als das für Patient und Operationsteam beste Verfahren (Abb. 1). Eine eventuelle Dislokation des Tubus während der Operation wird sofort bemerkt, bedingt keine Aspiration und kann rasch behoben werden. Komplikationen bei der Narkoseausleitung sind vermeidbar, wenn die Extubation erst nach laryngoskopischer Kontrolle des Mund-Rachenraumes, bei sicher ausreichender Spontanatmung, nach Rückkehr der Schutzreflexe und in Seitenlage bei leicht kopfwärts geneigtem Operationstisch unter Absaugen durch einen durch den Tubus eingeführten Katheter vorgenommen wird (Abb. 2).

Bei der Einleitung einer Narkose zur Versorgung einer Tonsillektomie-Nachblutung besteht die Gefahr der Aspiration, insbesondere nach Regurgitieren oder Erbrechen von verschlucktem Blut, vor allem im Kindesalter. Daher ist eine solche Einleitung stets in Trendelenburg-Position und unter Bereithaltung einer leistungsstarken Absaugvorrichtung durchzuführen, wobei sich nach FOLDES (1972) die prophylaktische Einführung des Absaugkatheters auf nasalem Wege bis in den Pharynx empfiehlt (Abb. 3).

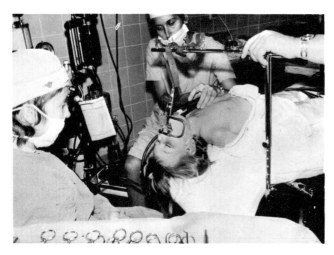

Abb. 1. Tonsillektomie in Endotrachealnarkose am reklinierten Kopf

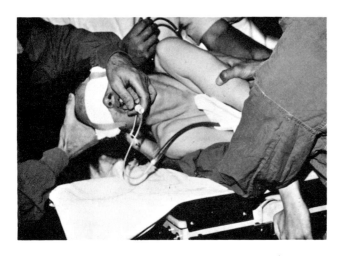

Abb. 2. Extubation in Seitenlage nach Tonsillektomie

Auch bei allen übrigen Operationen im Bereich der oberen Luftwege kann es zu einer ungewollten Extubation mit nachfolgender Aspiration oder Diskonnektion der Teile des Beatmungssystems kommen. Daher legen wir größten Wert darauf, daß man zusätzlich zur Aufblähung der Tubusmanschette den Rachenraum sorgfältig austamponiert, die Verbindungsstücke durch Heftpflaster sicher aneinander fixiert und sie zusätzlich an einem Gummizügel um den Hals des Patienten aufhängt (Abb. 4).

Schwere Gesichtsschädel- oder Halsverletzungen wie (Abb. 5) nach einem Suizidversuch oder (Abb. 6) bei einem Patienten nach schwerer Schußverletzung erfordern zuerst Maßnahmen zur Sicherung freier Atemwege. Gelingt dabei die Intubation in Trendelenburg-Lagerung nicht, ist unter Umständen eine Nottracheotomie, Koniotomie oder Sauerstoffinsufflation über eine durch die Membrana cricothyreoidea gestochene

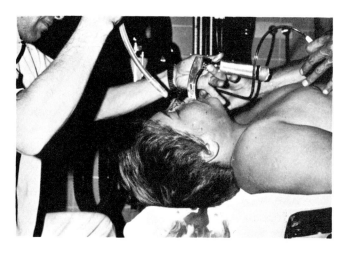

Abb. 3. Narkose-Einleitung bei Tonsillektomie-Nachblutung mit Absaugkatheter im Pharynx

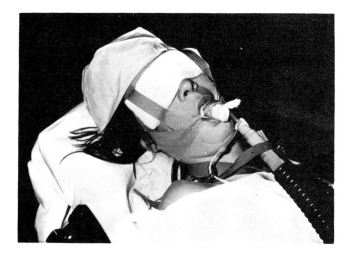

Abb. 4. Sichere Fixierung von Tubus und Atemschläuchen bei Nasennebenhöhlen-Operation am sitzenden Patienten

Hohlnadel durchzuführen. Ein stumpfes Halstrauma kann zu einem Trachealabriß mit hochakuter Atemnot führen, wie wir es in unserem Institut zweimal in den letzten Jahren erlebt haben. Dann kann ein Vorgehen mit dem Bronchoskop oder Notfallrohr infrage kommen.

Patienten mit aspiriertem Fremdkörper, zumeist Kinder, zeigen oft ausgeprägte Cyanose, Unruhe und starke Inanspruchnahme der Atemhilfsmuskulatur. Wir halten dann eine Allgemeinanaesthesie mit Relaxation und Sauerstoffbeatmung für das für Patient und Operateur günstigste Verfahren zur Beseitigung der Ursache. Ist dabei eine gute Abstimmung zwischen Operateur und Anaesthesist nicht möglich, wird sich die Atem-

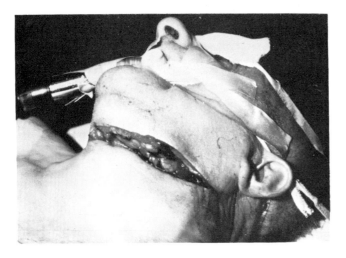

Abb. 5. Halsverletzung nach Suicidversuch

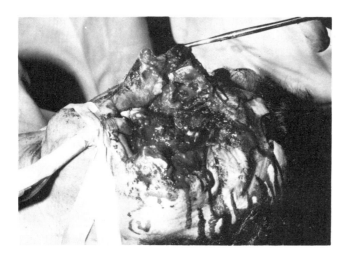

Abb. 6. Intubierter Patient nach schwerer Schußverletzung

insuffizienz verstärken und evtl. gar einen letalen Ausgang bewirken. Aspirierte Erdnußkerne bedingen schwierige, zeitraubende Extraktionsmaßnahmen (Abb. 7) und erfordern auch eine behutsame Beatmungstechnik, um einerseits nicht durch zu starken Druck die Brocken noch weiter distal zu treiben und andererseits doch den Alveolarraum ausreichend zu ventilieren (Abb. 8). Bei Laryngektomien stellt der Übergang von der oralen endotrachealen Intubation auf die durch das Tracheostoma zuweilen eine kritische Phase dar. Eine Aspiration muß durch vorherige gute Blutstillung, wirksame Absaugvorrichtung und rechtzeitiges Bereitlegen des Tubus oder der Trachealkanüle vermieden werden. Eine Beatmung nur einer Lunge durch Verschiebung des Tubus läßt sich durch beidseitige Auskultation und sichere Fixierung verhüten (Abb. 9).

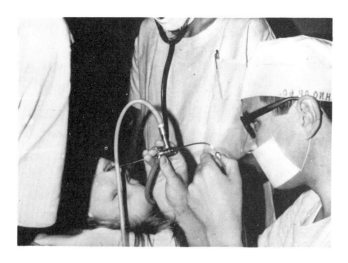

Abb. 7. Bronchialfremdkörper-Extraktion bei 4-jährigem Kind

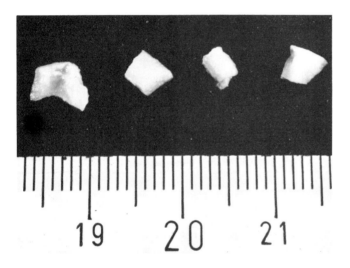

Abb. 8. Aus dem Bronchialbaum eines 4-jährigen Kindes extrahierte Erdnußkernstücke

Kinder mit Gesichtsschädelmißbildungen wie dem Pierre-Robin-, FRANCE-SCHETTI- oder von-PFAUNDLER-HURLER-Syndrom (Abb. 10) müssen häufig einer HNO-ärztlichen Behandlung zugeführt werden. Dann kann es leicht zu respiratorischen Schwierigkeiten bei der Narkoseein- oder ausleitung oder in der postoperativen Phase kommen, so daß alle Vorsichtsmaßnahmen einschließlich reichlicher Sauerstoffvoratmung, Applikation abschwellender Medikamente und Anbringung eines Zungenfadens zu treffen sind. Diesen Faden sollte man auch postoperativ zunächst noch belassen.

Plastische Eingriffe an der Trachea, zumeist in mehreren Sitzungen, bei einem von uns betreuten, durch eine schwere Ichthyosis komplizierten Fall (O. M.) mit 34 Narkosen, stehen im allgemeinen nicht unter

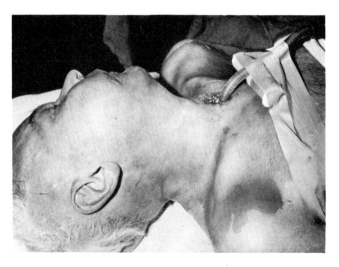

Abb. 9. Fixierung des Tubus nach Anlegen des Tracheostomas zur Laryngektomie

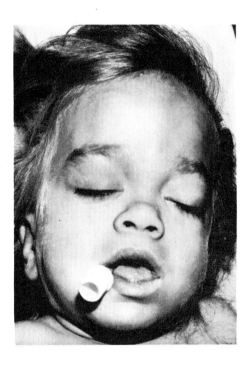

Abb. 10. Zur Adeno-Tonsillektomie intubiertes 5-jähriges Kind mit v. PFAUNDLER-HURLER-Syndrom

Zeitnot, dürfen jedoch in ihren Gefahren nicht unterschätzt werden. Das Einlegen von Kunststoffröhren (Abb. 11) zur Stabilisierung der Trachea und ihre Entfernung können plötzlich schwierige Beatmungs-

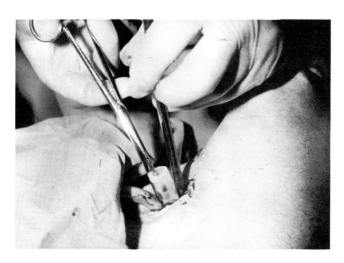

Abb. 11. Einlegen eines Silikonrohres während Trachealplastik

situationen mit sich bringen und erfordern dann ein schnelles, zielgerichtetes Eingreifen des Operateurs oder Anaesthesisten.

Schließen möchte ich mit der Erinnerung, daß uns die Vermeidung respiratorischer Notsituationen andere Komplikationen erspart, wie man es in England mit den Worten ausdrückt: "If you take care of the respiration, the circulation cares for itself".

Literatur

1. BERGMANN, H., KRUMPHOLZ, K.: Zur Frage der Narkosetonsillektomie am "hängenden" Kopf. Wiener med. Wschr. 119, 467 (1969).
2. BÜHLMANN, A.: Ventilatorische Notfallsituationen. In: Anaesthesie und Notfallmedizin. Anaesthesiologie und Wiederbelebung Bd. 15, hrsg. von K. HUTSCHENREUTER. Berlin - Heidelberg - New York: Springer 1966.
3. FOLDES, F. F.: Diskussionsbemerkung auf d. 4. Internat. Fortbild. Kurs f. klin. Anaesthesie 9. - 12.10.72 in Homburg/S.
4. FRITSCHE, P.: Anaesthesieprobleme bei Eingriffen an der Trachea. anaesth. prax. 8, 41 (1973).
5. FRITSCHE, P.: Anaesthesiologische Probleme der Stenosen der Luftwege. Arch. klin. exp. Ohr-, Nas.- und Kehlk. Heilk. 199, 378 (1971).
6. GOLDMAN, V., Anaesthesia for Maxillo-Facial, E. N. T., and Dental Emergencies. In: Emergency Anaesthesia, ed. by H. L. THORNTON and P. F. KNIGHT. E. Arnold (Publ.) Ltd. London 1965.
7. PELLNITZ, D.: Moderne Anaesthesieprobleme in der Hals-Nasen-Ohrenheilkunde aus der Sicht des Hals-Nasen-Ohrenarztes. Arch. klin. exp. Ohr.-, Nas.- u. Kehlk.-Heilk. 187, 463 (1966).
8. SCHMIDT, A., HUTSCHENREUTER, K.: Respiratorische Notsituationen und ihre Behandlung. Zschr. prakt. Anaesth. Wiederbeleb. 1, 88 (1966).

Vortrag Nr. 187

ELEKTROKARDIOGRAPHISCHE UNTERSUCHUNGEN BEI MIKROCHIRURGISCHEN EINGRIFFEN IM GLOTTISBEREICH

Von H. Holzhäuser und I. Pichlmayr

1. Einleitung

Wie bei der Intubation (10, 8, 7) treten auch während endolaryngealer Eingriffe häufig Herzrhythmusstörungen auf (3, 13, 5). Die Hauptursache dieser Veränderungen liegt nach Angaben von LIST (9) und anderen Autoren (1, 7, 8, 16) in speziellen Eigenschaften des Operationsgebietes selbst - wie der hohen Reflexbereitschaft, die Anlaß zu sympathikotonen Reaktionen gibt (1, 3, 5, 7, 10, 13, 17). Eine entsprechend hohe Rate an Herzrhythmusstörungen beobachteten wir bei der routinemäßigen elektrokardiographischen Überwachung bei Patienten während mikrochirurgischer Eingriffe im Glottisbereich.

Wir untersuchten Art und Schwere dieser Veränderungen, den Einfluß präoperativer Herzerkrankungen, verschiedener Prämedikationen und Narkosetiefen.

2. Methodik

Bei 58 unausgewählten Patienten (35 ♂; 23 ♀) im Alter zwischen 24 und 72 Jahren wurden 3 verschiedene Prämedikationsarten gewählt (siehe Tabelle 1). Die Narkose wurde in allen 3 Gruppen auf die gleiche Weise durchgeführt. Als Vorinjektion wurden DHE und Methylcurarin, zur Einleitung bis zur Intubation Thiopental und Succinylbischolin verwendet. Anschließend wurde die Narkose mit Halothan, Lachgas/Sauerstoff und Succinylbischolin unter kontrollierter Beatmung weitergeführt.

Tabelle 1. Dosierung der Prämedikation (30 - 45 Minuten vor Narkose) bei mikrochirurgischen Eingriffen am Larynx

I	n = 18	Dolantin	1,0 mg/kg KG
		Atropin	0,5 mg
II	n = 17	Dolantin	1,0 mg/kg KG
		Atosil	25 mg
		Atropin	0,5 mg
III	n = 23	Thalamonal	1 - 2 ml
		Atropin	0,5 mg

Das Elektrokardiogramm - Ableitung I - wurde fortlaufend über ein Oscilloskop beobachtet und mit einem Einkanalschreiber zu folgenden Zeitpunkten registriert (siehe Tabelle 2).

3. Ergebnisse

Bei 26 Patienten = 45 % wurden Herzrhythmusstörungen beobachtet; davon waren 14 = 24 % supraventrikuläre Reizbildungs- und Reizleitungsstörungen, 12 = 21 % ventrikuläre Reizbildungsstörungen. Tabelle 3 gibt einen Überblick über die Arten der Rhythmusstörungen, die wir in die Gruppen

Tabelle 2. EKG-Registrierung während mikrochirurgischer Eingriffe am Larynx

1. vor Narkosebeginn
2. während Narkoseeinleitung
3. während Intubation
4. beim Einsetzen des Stützautoskops
5. bei OP-Beginn an den Stimmbändern
6. bei auftretenden Rhythmusstörungen
7. nach Extubation

"leicht" und "schwer" einordneten. Die Rhythmusänderungen traten fast ausnahmslos (leicht in 86 %; schwer in 100 %) entweder beim Einsetzen des Stützautoskops oder bei Beginn oder während der Operation an den Stimmbändern auf (Abb. 1 und 2) und hielten in 53 % (leicht in 64 %, schwer in 41,7 %) länger, manchmal auch über den ganzen Operationszeitraum an. Hämodynamisch wurde häufig ein Blutdruckanstieg, nur 2 x ein geringer Abfall beobachtet.

Therapeutisch beschränkten wir uns bei leichten Rhythmusstörungen auf Atropingabe bei stärkerem Abfall der Herzfrequenz. Bei der 2. Gruppe erzielten wir bei bedrohlichen Arrhythmien eine Besserung durch intravenöse Xylocainverabfolgung oder Vertiefung der Narkose mit Thiopental. Ein höherer Sauerstoffanteil im Narkosegemisch, manuelle Hyperventilation und Vertiefung der Narkose mit Halothan hatten in beiden Gruppen keinen Effekt.

Die Auswertung des Krankengutes und der Narkoseführung in Hinblick auf das Auftreten von Rhythmusstörungen ergab folgendes: Bei cardialen Vorerkrankungen wurden schwere Arrhythmien häufiger beobachtet. Über den Einfluß der präoperativen Digitalisierung kann bei der geringen Fallzahl nicht geurteilt werden. Die Art der Prämedikation hatte keine Bedeutung (Tabelle 4).

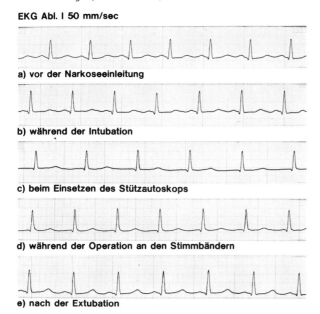

Abb. 1. Av-Rhythmus beim Einsetzen des Stützautoskops und während der Operation

Tabelle 3. Art und prozentuale Verteilung der bei mikrochirurgischen endolaryngealen Eingriffen in Narkose aufgetretenen Rhythmusstörungen

Leichte Rhythmusstörungen (n = 14) (supraventrikuläre Reizbildungs- und -leitungsstörungen)	Anzahl	%	Schwere Rhythmusstörungen (n = 12) (ventrikuläre Reizbildungsstörungen)	Anzahl	%
Av-Rhythmus	11	78,8	Monotype ventr. Extrasystolen	7	58,3
Av-Tachycardie	2	14,3	Salven polytoper ventr. ES 20/min.	5	41,7
Av-Dissoziation	2	14,3	Kammertachycardie	4	32,3
Av-Block 1. und 2. Grades	2	14,3	chaotischer Rhythmus	2	16,7
Supraventr. Extrasystolen	2	14,3			
Bei 4 Patienten traten mehrere Rhythmusstörungen auf, die jedoch einzeln gewertet wurden. Daher überstiegen Anzahl und Prozentsumme n beziehungsweise 100.			Bei 5 Patienten traten mehrere Rhythmusstörungen auf (s. o.) Außerdem traten bei diesen Patienten Rhythmusstörungen der Gruppe "leichte Rhythmusstörungen" auf:		
			Av-Rhythmus	6	50,0
			Supraventrikuläre Bigeminie	5	41,5

Tabelle 4. Einfluß der Prämedikation, cardialen Vorerkrankung und präoperativen Digitalisierung auf das Auftreten von Rhythmusstörungen

Rhythmusstörungen	Prämedikation		Vorerkrankung		Digitalisierung	
	Dolantin/ Atropin	Dolantin/Atosil/ Atropin	Thalamonal/ Atropin	mit	ohne	mit	ohne
n = 58 ≙ 100 % (insgesamt)	n = 18 ≙ 100 %	n = 17 ≙ 100 %	n = 23 ≙ 100 %	n=9 ≙100%	n=49 ≙100%	n=2 ≙100%	n=56 ≙100%
keine 55 %	61,2%	53,0%	52,2%	33,4%	59,2%	50,0%	55,4%
leichte 24 %	22,2%	23,5%	26,1%	11,1%	26,6%	–	25,0%
schwere 21 %	16,6%	23,5%	21,7%	55,5%	14,2%	50,0%	19,6%

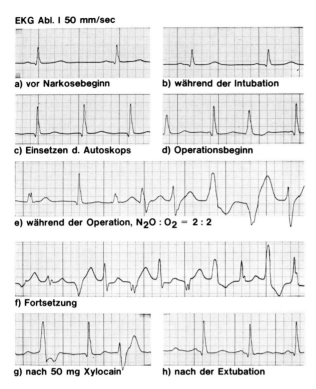

Abb. 2. Mit Operationsbeginn Bigeminie, die über eine Kette ventrikulärer Extrasystolen in einen chaotischen Kammereigenrhythmus übergeht

Die Tiefe der Narkoseführung brachte abweichende Ergebnisse. (Tabelle 5): Die Thiopentaldosierung von 5,0 - 9,0 mg/kg KG war günstiger als die von 3,0 - 5,0 mg/kg KG.

Tabelle 5. Auftreten von Rhythmusstörungen unter besonderer Berücksichtigung der Thiopentaldosierung

Rhythmusstörungen	Thiopental (mg/kg KG)	
	3,0 - 5,0 ($\bar{x}$ = 4,2)	5,0 - 9,0 ($\bar{x}$ = 6,8)
n = 58 ≙ 100 %	n = 29 ≙ 100 %	n = 29 ≙ 100 %
keine 55 %	45,0 %	65,5 %
leichte 24 %	27,5 %	20,5 %
schwere 21 %	27,5 %	14,0 %

(Tabelle 6) Halothan über 1 Vol% erwies sich als nachteilig.

(Tabelle 7) Veränderungen des Lachgas-Sauerstoffverhältnisses zugunsten des Sauerstoffs beeinflußten das Auftreten der Störungen nicht.

Tabelle 6. Auftreten von Rhythmusstörungen unter besonderer Berücksichtigung der durchschnittlichen Halothankonzentration

Rhythmusstörungen		Halothan Vol. %			
		0,5	0,7	1,0	>1,0
n = 58 ≙ 100 %		n = 13 ≙ 100 %	n = 16 ≙ 100 %	n = 19 ≙ 100 %	n = 10 ≙100%
keine	55 %	69,0 %	75,0 %	52,7 %	10,0%
leichte	24 %	15,5 %	18,7 %	21,0 %	50,0%
schwere	21 %	15,5 %	6,3 %	26,3 %	40,0%

Tabelle 7. Auftreten von Rhythmusstörungen unter besonderer Berücksichtigung des Lachgas/Sauerstoffverhältnisses

Rhythmusstörungen		Lachgas : Sauerstoff	
		2,8 : 1,2	1 : 1
n = 58 ≙ 100 %		n=47≙100 %	n=11≙100%
keine	55 %	55,4 %	54,5 %
leichte	24 %	29,8 %	-
schwere	21 %	14,8 %	45,5 %

4. Diskussion und Schlußfolgerungen

Unsere Untersuchungen bestätigen zunächst die hohe Zahl von Herzrhythmusstörungen bei Manipulationen im Rachen-Kehlkopf-Bereich. Die fortlaufende elektrokardiographische Überwachung ermöglichte es, den Zeitpunkt des Auftretens sowie Art und Schwere der Veränderungen festzustellen. Bezeichnet man ventrikuläre Rhythmusstörungen als "schwer", so erscheinen bei normaler Narkosetiefe etwa 21 % der Patienten gefährdet, vor allem dann, wenn eine elektrokardiographische Überwachung nicht möglich ist.

Weiter deuten die Befunde darauf hin, daß sympathicusvermittelte Reflexe wesentlich häufiger sind als parasympathicusvermittelte. Dies steht im Einklang mit Angaben von LIST (10), KATZ (7) und WEIGAND (17). Begünstigt wird das Auftreten von Störungen allgemein durch eine sogenannte flache Narkose. Eine tiefe Narkose mit Barbituraten war sowohl prophylaktisch als auch therapeutisch günstig, was in Übereinstimmung zu den Beobachtungen von SCHOENSTADT (14) und anderen Untersuchern (10, 11, 15) und im Gegensatz zu den Ergebnissen von EEROLA (2) und Mitarbeiter steht, die unter steigender Thiopentaldosierung bei 7 - 10 mg/kg KG eine signifikante Zunahme von ventrikulären Extrasystolen registrierten. Der günstige Effekt von Barbituraten wird in seiner depressiven Wirkung auf die Myocarderregbarkeit und sympathische Reflexvermittlung gesehen (10).

Dagegen führte eine Erhöhung der Halothankonzentration > 1 Vol% zu einer Zunahme von Rhythmusstörungen. Während bei Halothannarkosen häufig leichte supraventrikuläre Rhythmusstörungen gesehen werden (1, 6, 8, 10, 15, 18, 19), können bekanntlich unter zusätzlicher sympathischer Stimulation ventrikuläre Arrhythmien auftreten (4).

Für eine Sofortbehandlung vor allem schwerer Störungen erwies sich in unserem Krankengut Xylocain als günstig. Auf die Gabe von Betarezeptorenblockern verzichteten wir wegen ihrer Nebenwirkungen, desgleichen wegen der Kürze des Eingriffs auf eine Neuroleptanalgesie mit Intubation. Inwieweit die ausgiebige Schleimhautanaesthesie des Larynx, die von mehreren Autoren (9, 12, 13, 16) für Operationen in diesem Bereich empfohlen wird, das Auftreten der Rhythmusstörungen verhindert, werden wir noch abklären.

Aus unseren Untersuchungen könnte gefolgert werden, daß eine reine und tiefe Thiopentalnarkose ein geeignetes Verfahren für endolaryngeale Eingriffe ist. Da es sich jedoch häufig um ambulante Patienten handelt, bei denen eine lange Nachschlafzeit ungünstig ist, empfehlen wir eine Narkose mit 5 - 9 mg/kg KG Thiopental und Halothankonzentration unter 0,7 Vol%.

Unter einer so ausgerichteten Änderung der Narkoseführung konnten wir in den letzten 3 Jahren (Abb. 3) einen deutlichen Rückgang von Häufigkeit und Schweregrad der Herzrhythmusstörungen beobachten.

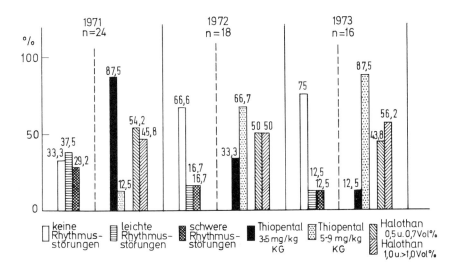

Abb. 3. Verteilung der Mikrolaryngoskopien auf die Jahre 1971 - 1973 unter Angabe der Thiopentaldosen und der durchschnittlichen Halothankonzentration

Literatur

1. ALEXANDER, J. P.: Brit. J. Anaesth. 43, 773 (1971).
2. EEROLA, R., EEROLA, M., KAUKINEN, S., KAUKINEN, L.: Anaesthesist 20, 468 (1971).
3. FRITSCHE, P., THEISSING, J.: HNO (Berlin) 16, 247 (1968).
4. GOODMAN, L. S., GILMAN, A.: The Pharmacological Basis of Therapeutics. New York: The Macmillan Company 1965.
5. HANSEN, D.: Arch. Ohr.-Nas.-Kehlkopf-Heilk. 187, 547 (1966).
6. IKEOGU, M. O., VIRNEBERG, H., NOLTE, H.: Anaesthesist 22, 184 (1973).

7. KATZ, R. L., BIGGER, J. T.: Anesthesiology 33, 193 (1970).
8. KUNER, J., ENESCU, V., UTSU, F., BOSZORMENYI, E., BERNSTEIN, H., CORDAY, E.: Dis. Chest 52, 580 (1967).
9. KREUSCHER, H.: Lehrbuch der Anaesthesiologie und Wiederbelebung von FREY, R., HÜGIN, W., MAYRHOFER, O., Berlin: Springer 1971.
10. LIST, W. F.: Anaesthesist 15, 368 (1966).
11. MENGES, G., CARDAN, E., SCHEERER, R.: Anaesthesist 21, 394 (1972).
12. RICHTER, W., WEICHSELBAUMER, W.: HNO (Berlin) 16, 368 (1968).
13. SALEHI, E., HERBERHOLD, C.: IV. Internat. Bremer NLA-Symposion, Stuttgart: F. K. Schattauer 1969.
14. SCHOENSTADT, D. A., WHITCHER, C. E.: Anesthesiology 24, 358 (1963).
15. THURLOW, A. C.: Anaesthesia 27, 429 (1972).
16. WEIGAND, H.: Anaesthesist 19, 72 (1970).
17. WEIGAND, H.: Anaesthesist 19, 131 (1970).
18. VANIK, P. E., HAMILTON, S. D.: Anesthesia and Analgesia 47, 299 (1968).
19. YANAGIDA, H., YAMAMURA, H.: Acta anaesth. scand. 16, 59 (1972).

Vortrag Nr. 188

ANAESTHESIEVERFAHREN ZUR VERHINDERUNG GRÖSSERER BLUTVERLUSTE BEI EINGRIFFEN IN DER HNO-HEILKUNDE

Von F. J. Loers und C. Marcus

Viele Operationen in der HNO-Heilkunde zeichnen sich durch eine sehr subtile Operationstechnik aus, sei es durch die Kleinheit der anatomischen Gegebenheiten, sei es, daß es sich um kosmetisch relevante Eingriffe handelt; beidesmal finden sie in besonders reich vaskularisierten Gebieten statt, die störende kapilläre Blutungen zur Folge haben können. Je nachdem, welches Anaesthesieverfahren gewählt wurde, können diese diffusen Blutungen verstärkt oder aber auf ein erträgliches Maß reduziert werden.

Sowohl Halothan als auch der starke Alpharezeptorenblocker DHB bei der Neuroleptanalgesie führen zu einer Vasodilatation und damit zu einer Verstärkung dieser unerwünschten Blutungen. Adrenalinhaltige Lösungen auf das Op.-Gebiet aufgebracht, vermögen zwar diese Blutungen zu reduzieren; man sollte aber daran denken, daß die Kombination von Halothan und Adrenalin zu Herzrhythmusstörungen führen kann, so daß dieses Verfahren überhaupt nicht angewandt werden sollte. Zur Verminderung der Blutungen bieten sich jedoch in der Hauptsache zwei Verfahren an:
1. Eine modifizierte Neuroleptanalgesie mit zusätzlicher lokaler Adrenalinanwendung und
2. Die kontrollierte Blutdrucksenkung durch Kombination von Halothan (Fluothan[R]) und Trimetaphan (Arfonad[R]).

Bei der NLA ersetzen wir das DHB durch Diazepam (Valium[R]). Zur Analgesie geben wir Lachgas und Piritramid (Dipidolor[R]); die Narkoseeinleitung erfolgt mit 20 mg Valium in 500 ml 5%iger Laevulose bei Schnellinfusionen. Im Durchschnitt reichen 10 mg zum Einschläfern aus. Danach geben wir 30 mg Piritramid, beatmen mit Lachgas und Sauerstoff, relaxieren mit Pancuroniumbromid und intubieren. Stickoxydul und Piritramid reichen in der Regel zur Erzielung einer kompletten Analgesie aus. Eine Nachinjektion ist kaum nötig, gegebenenfalls geben wir nochmals 7,5 mg. Bei dieser Technik kann der Operateur bei Bedarf unbesorgt zusätzlich adrenalinhaltige Lösungen zur Blutstillung verwenden.

In speziellen Fällen, z. B. bei größeren Eingriffen wie neck dissection, Parotidektomien, plastischen Operationen im Gesichtsbereich, wenden wir bevorzugt die kontrollierte Blutdrucksenkung an. Tabelle 1 zeigt die Operationen, bei denen wir im Laufe eines Jahres eine künstliche Blutdrucksenkung durchführten. Es sind allerdings die Kontraindikationen zu beachten, die auf der Tabelle 2 dargestellt sind.

Zur kontrollierten Hypotension benutzten wir Halothan alleine oder Halothan in Kombination mit dem Ganglienblocker Trimetaphan (Arfonad[R]), der zwar nicht mehr im Handel ist, auf Anforderung jedoch von der Firma Hoffmann - La Roche verschickt wird. Geben wir nur Halothan, so erhöhen wir die Konzentration so lange, bis der Blutdruck deutlich zu sinken beginnt. Dann wird die Konzentration so gedrosselt, daß sich der Blutdruck auf dem gewünschten Niveau stabilisiert. Laufende EKG-Überwachungen sowie oszillotonometrische Blutdruckkontrollen in kurzen

Tabelle 1. Eingriffe in künstlicher Blutdrucksenkung (Jahresübersicht)

Septumkorrekturen	20
Tumoroperationen mit radikaler neck dissection	12
Tympanoplastik	9
Parotidektomie	6
Facialisdekompression	2
Caldwell-Luc	2

Tabelle 2. Kontraindikationen für künstliche Blutdrucksenkung

Generalisierte Gefäßerkrankungen
Manifeste kardiale Erkrankungen
Renale Störungen
Anämie
Schock
Hypovolämie

Abständen gehören hierbei zur Selbstverständlichkeit. Wir senken den Blutdruck nur soweit, bis die Blutungen deutlich sistieren, wobei ein Grenzwert von 60 mm Hg systolisch, bei Hypertonikern der diastolische Ruhewert nicht unterschritten werden. Wird in Kopfhochlage operiert, rechnen wir pro cm Höhenunterschied 1,0 mm Hg hinzu. Vor Wundverschluß sollte der Blutdruck den Ausgangswert wieder erreicht haben, damit der Operateur noch vorhandene Blutungen stillen kann. Dazu wird die Halothanzufuhr unterbrochen; ein zu brüskes Ansteigen des Blutdruckes ist zu vermeiden, damit es nicht zu Nachblutungen kommt.

Der Hauptnachteil der Halothan induzierten Hypotension liegt in dem sehr langen Nachschlaf des Patienten, besonders beim Adipösen. Wir bevorzugen daher jetzt eine relativ flache Halothannarkose mit Ganglienblockade durch 1%iges Trimetaphan. In der Regel stellen wir eine bestimmte Tropfenzahl, etwa 30 bis 50 pro Minute ein und regulieren die Höhe des Blutdruckes mit der Halothankonzentration, die etwa bei 1 Volumenprozent liegt. Bei länger dauernden Narkosen muß jedoch die Dosierung des Ganglienblockers erhöht werden, da sich mit der Zeit eine gewisse Tachyphylaxie einstellt. Als Nebenwirkung des Trimetaphan sahen wir in letzter Zeit einige Male allergische Hautreaktionen, die zum Absetzen des Medikamentes zwangen. Bei sehr jungen Patienten kann die Technik versagen. Hier sollte man nicht versuchen, die Blutdrucksenkung zu erzwingen, da die Fähigkeit der Gegenregulation bei jungen Patienten sehr ausgeprägt sein kann und nicht selten zu einem plötzlichen totalen Kreislaufzusammenbruch führen kann.

Bei Beachtung von Indikation und Kontraindikation zur Blutdrucksenkung bieten aber die geschilderten Verfahren die Möglichkeit zum optimalen Operieren: Größere Übersichtlichkeit über das Op.-Gebiet durch verringerte bis sistierende Blutung, daher schnelleres Operieren und last not least entscheidende Verminderung des Blutverlustes bei ansonsten blutreichen Operationen.

Vortrag Nr. 189

DAS NARKOSEVERFAHREN BEI DER TYMPANOPLASTIK

Von P. Rheindorf

In der HNO-Klinik der Universität Mainz wurden 1972 etwa 2740 Narkosen durchgeführt. Davon waren 363 = 13,2 % solche für Tympanoplastiken. In dieser Zahl sind andere Operationen wie alleinige Mastoidektomien, Stapedektomien etc. nicht enthalten. Diese relativ hohe Anzahl von Tympanoplastiknarkosen sollte dazu berechtigen, über die Narkoseverfahren kurz zu referieren, zumal dabei einige Punkte besonders zu berücksichtigen sind.

Die Indikation zur Tympanoplastik wird von den Otologen streng umrissen und gliedert sich in folgende Punkte:
1. Chronische Mittelohrentzündungen (Schleimhaut-Knochen-Cholesteatom)
2. Folgezustände nach Entzündungen:
   a) Behinderung der Schalleitung z. B. durch Adhäsiv-, sklerotische oder fibrotische Prozesse.
   b) Zustand nach Radikaloperation mit schlechtem Gehörvermögen.
3. Mittelohrtrauma und Traumafolgen
4. Mißbildungen des Mittelohres mit und ohne Gehörgangsatresie.

Bei der Durchführung der Tympanoplastiken werden je nach dem vorzunehmenden Eingriff am Mittelohr nach WULLSTEIN fünf Typen unterschieden. Allgemein gilt jedoch, daß stets ein Trommelfellersatz durch Einlegen eines Transplantates aus Fascie und Haut geschaffen wird. Beim Typ I liegt z. B. lediglich ein Trommelfelldefekt vor bei normal erhaltener Paukenhöhle und beweglicher oder mobilisierbarer Gehörknöchelchenkette. Beim Typ III hingegen sind die Gehörknöchelchen bis auf den Steigbügel entfernt, der Trommelfellersatz liegt dem Steigbügel an.

Aus diesen kurzen Andeutungen geht bereits hervor, daß einige Grundkenntnisse Voraussetzung sind, um ein sinnvolles anaesthesiologisches Vorgehen zu ermöglichen.

Vier Punkte sind für die Anaesthesie zur Tympanoplastik wesentlich:
1. Das Narkoseverfahren allgemein
2. Operation unter dem Operationsmikroskop
3. Relativ blutarmes Operationsfeld
4. Druckverhältnisse im Mittelohr unter Anwendung von Stickoxydul zur Narkose

1. Das Narkoseverfahren allgemein

Prinzipiell sind zur Durchführung der Tympanoplastik alle gängigen Narkosevorgehen, einschließlich der alleinigen Lokalanaesthesie, möglich. Es hat sich jedoch mehr und mehr durchgesetzt, die Intubationsnarkose in folgenden Formen einzusetzen:
a) Halothan-Lachgasnarkose nach Barbiturateinleitung
b) Neuroleptanaesthesie
c) Abgewandelte Neuroleptanaesthesie mit Valium. Hierbei wird das Neurolepticum Dehydrobenzperidol durch den Tranquilizer Diazepam (Valium^R) ersetzt. BEERHALTER beschreibt hierbei eine Verminderung des Blutverlustes um 38 %.

Bei unserem Vorgehen wird bereits am Vorabend mit Valium sediert. Zur Praemedikation werden 60 Minuten vor Narkosebeginn etwa 0,2 mg/kg Valium appliziert, Atropin wird bei der Narkoseeinleitung i. v. verabreicht. Weitere Valiumgaben sind intraoperativ meist nicht erforderlich, die Narkose wird mit N_2O-O_2, zusätzlichen Fentanylgaben und Vollrelaxierung mit Alloferin aufrechterhalten. Im allgemeinen wird von uns jedoch eine möglichst tiefe Narkose durchgeführt.

2. Operation unter dem Operationsmikroskop

Da die Tympanoplastik-Operationen stets mit dem Operationsmikroskop durchgeführt werden, muß der Anaesthesist für ein besonders ruhig liegendes Operationsfeld sorgen. Die in der Literatur beschriebene Methode der Spontanatmung oder assistierenden Beatmung wurde von uns zugunsten der kontrollierten Beatmung verlassen. Dies geschieht teilweise aus ausbildungstechnischen Gründen, teils jedoch auch, weil hiermit bessere Erfahrungen gemacht werden konnten.

3. Relativ blutarmes Operationsfeld

Da es sich bei den Patienten zur Tympanoplastik vorwiegend um organisch gesunde Patienten mittleren Alters (gelegentlich jedoch auch Kinder und ältere Patienten) handelt, wird ein risikoarmes, für den Operateur jedoch günstiges Vorgehen erwartet. Geht man nun von der Tatsache aus, daß dem Operateur beim Arbeiten in der Paukenhöhle nur ein Raum von maximal 0,8 ccm zur Verfügung steht, ist es verständlich, daß auch geringe Blutungen sich schon sehr störend auswirken.

Im allgemeinen wird von den Operateuren zur Erzeugung eines blutarmen Operationsfeldes die Verwendung eines Adstringens in Form von Adrenalin (in der Verdünnung von 1 : 200 000 oder 1 : 100 000) als Zusatz zu einem Lokalanaestheticum bevorzugt. Anstelle des Lokalanaestheticums kann auch physiologische Kochsalzlösung verwendet werden. Für die sogenannte "Halothan-Narkose" bestehen bei diesem Vorgehen jedoch zwei erhebliche Nachteile. Bekannterweise muß bei gleichzeitiger Anwendung von Halothan und Adrenalin mit Herzrhythmusstörungen gerechnet werden. Dieses Risiko läßt sich jedoch durch zusätzliche Anwendung von Verapamil (Isoptin^R) ausschalten. Letzteres Vorgehen ist insofern noch günstig, als hierdurch bei Normotonikern zusätzlich eine geringe Blutdrucksenkung erreicht werden kann. Ein weiterer Nachteil von Halothan besteht darin, daß eine verstärkte Blutung auftreten kann, wenn nachlassende Adrenalinwirkung und Halothananflutung (= periphere Gefäßerweiterung im venösen Bereich) zusammenfallen.

Kommt Ornithin^8-Vasopressin (POR 8) als Vasoconstringens zur Anwendung, so sind Konzentrationen von 0,025 - 0,4 E. pro ml einer Adrenalinverdünnung von 1 : 200 000 gleichzusetzen. Nachteilig kann sich hierbei auswirken, daß gelegentlich für ein kleines Operationsfeld größere Volumina Lokalanaestheticum (oder physiologische Kochsalzlösung) mit POR 8 benötigt werden.

Die beste Methode zur Erzeugung eines blutarmen Operationsfeldes ist die kontrollierte Blutdrucksenkung. Oft genügen zwar noch kleinere Manipulationen, wie Hochlagerung des Operationsfeldes oder besonders tiefe Narkose zur Verminderung der Blutungsneigung, jedoch gelegentlich muß doch auf die Blutdrucksenkung zurückgegriffen werden.

Die Verfahren zur kontrollierten Blutdrucksenkung sind allgemein bekannt. Deswegen hierzu nur einige kurze Bemerkungen.

Bei der in der Literatur beschriebenen "Halothanblutdrucksenkung" kommt zu den oben beschriebenen Risiken noch die stets erheblich verzögerte Aufwachphase und die weniger gute Steuerbarkeit der Blutdrucksenkung. Für die Tympanoplastikoperation sind es nur einige Phasen, in denen eine kontrollierte Blutdrucksenkung erforderlich und sinnvoll erscheint, z. B. bei dem operativen Vorgehen in der Paukenhöhle und beim Einlegen des Transplantates. Es wird also nur eine kurzfristige und gut steuerbare Blutdrucksenkung gefordert. Nach wie vor erscheint hierfür der kurzwirksame Ganglienblocker Trimetaphan (Arfonad^R) als am besten geeignet. Arfonad wird im Dauertropf im Bypass in einer Dosierung von 1mg/ml so lange infundiert, bis der entsprechende Blutdruckwert erreicht ist. Nach unseren Erfahrungen reicht stets eine relative Blutdrucksenkung um etwa 20 - 30 mm Hg systolisch aus, eine absolute Blutdrucksenkung auf 70 mm Hg war bisher nicht erforderlich. Wesentlich ist jedoch, daß auch bei nur kurz dauernder kontrollierter Blutdrucksenkung alle Fehler, Risiken, Gefahren und Komplikationen beachtet und bekannt sein müssen und ein dementsprechendes Vorgehen verlangen.

4. Druckverhältnisse im Mittelohr unter Anwendung von Stickoxydul zur Narkose

Bekannterweise diffundiert Lachgas in geschlossene Höhlen etwa 30 mal rascher als Luft oder Sauerstoff. Unter Lachgasnarkose kann so der Druck im Mittelohr um 3 - 4 cm H_2O ansteigen. Beim Einlegen des Transplantates treten dann unter Umständen Schwierigkeiten auf, es wird durch das aufsteigende Lachgas immer wieder vom Transplantationsbett abgehoben. Diese für den Operateur erschwerende Situation kann durch Wegnehmen des Lachgases etwa fünf Minuten vor Einlegen des Transplantates vermieden werden.

Aus all dem Gesagten geht hervor, daß der Anaesthesist stets die operationsnotwendigen Maßnahmen beachten muß, das Anaesthesievorgehen jedoch sinnvoll und risikoarm sein muß. Einen sicheren Erfolg gewährleistet jedoch nur eine optimale Zusammenarbeit zwischen Operateur und Anaesthesisten.

Literatur

1. BEERHALTER, H., SERFEN, A., BEERHALTER, A.: Methoden der Neuroleptanalgesie in der Hals-Nasen-Ohren-Heilkunde unter spezieller Berücksichtigung der Valium-Kombinationsnarkose, Anaesthesist 18, Heft 11, S. 361 - 364 (1969).
2. BRICHARD, G., ZIMMERMANN, P. E.: Verapamil, ein neues Antiarrhythmikum in der Anaesthesiologie. 3. Europ. Kongreß f. Anaesthesiologie, Prag 1970
3. FREY, R., HÜGIN, W., MAYERHOFER, O.: Lehrbuch der Anaesthesiologie und Wiederbelebung, S. 766. Berlin -Heidelberg - New York: Springer 1971.
4. KREUSCHER, H.: Technik der Anaesthesie bei HNO-ärztl. Eingriffen, Anaesthesiologie und Wiederbelebung Band 16, Berlin - Heidelberg - New York: Springer 1966.
5. NOLTE, H., DUDECK, J., PUENTE-EGIDO, J. J., HEMEL, J., REIN, A.: Ornithin-Vasopressin (POR 8) als Vasoconstringens in der regionalen Anaesthesie. Anaesthesist 21, 402 - 405 (1972).
6. THOMSEN, K. A., TARKILDSEN, K., ARNFRED, I.: Middle ear pressure variations during anaesthesia, Arch. Oto- Laryng. 82, 609 (1965).

7. WULLSTEIN, H.: Operation zur Verbesserung des Gehöres, Grundlagen und Methoden. Stuttgart: Georg-Thieme-Verlag 1968.
8. ZÖLLNER, F.: Indikationen und Behandlung der Veränderungen des Schalleitungsapparates, Audiol. Stuttgart: Thieme-Verlag 1954.
9. ZÖLLNER, F.: Hörverbessernde Operationen bei entzündlich bedingten Mittelohrveränderungen. Arch. Ohr.-Nas.-Kehlk.-kh. 171, 1 (1957/58).

Seminar 1
Die Praxis der Blutgerinnung

Leiter: H. Vinazzer, Linz

Substitutionstherapie bei chirurgischen Eingriffen an Patienten mit Gerinnungsstörungen

Von H. Vinazzer

Die Substitutionsbehandlung bei Gerinnungsstörungen hat den Zweck, die Hämostase temporär zu normalisieren. Sie ist vor allem während und nach chirurgischen Eingriffen oder bei schwereren Verletzungen erforderlich.

Zur wirksamen Substitution kommen in der Regel nur Konzentrate der entsprechenden Gerinnungsfaktoren in Frage. Vollblut oder Plasma würden häufig schon vor dem Erreichen einer wirksamen Hämostase zur Volumenübertransfusion führen.

Die richtige Dosierung der Substitution erfordert eine Reihe von Überlegungen. Da sich das zugeführte Konzentrat sehr rasch im Kreislauf verteilt, ist die erzielte Konzentration von der infundierten Menge und vom Plasmavolumen abhängig. Dabei ist allerdings zu bedenken, daß etwa ein Drittel der infundierten Gerinnungsfaktoren sehr rasch in den extravasalen Raum abwandert. Gerinnungsfaktoren haben überdies eine sehr kurze Halbwertzeit, die von wenigen Stunden bis zu 5 Tagen reicht. Es muß daher für eine länger dauernde Aufrechterhaltung der normalen Hämostase die Substitution entsprechend fortgesetzt werden. Plasmatische Gerinnungsfaktoren werden für Substitutionszwecke in Einheiten angegeben. Dabei entspricht eine Einheit der Konzentration eines Faktors in einem ml Normalplasma. Das Gerinnungslaboratorium gibt aber die Konzentration nicht in Einheiten, sondern in Prozent der Norm an. Es entsprechen daher 100 % der Norm einer Einheit pro ml Plasma.

Gerinnungsfaktoren sind beim Gesunden in großem Überschuß vorhanden. Für eine hämostatisch voll wirksame Konzentration benötigt man deshalb nicht 100 % des entsprechenden Faktors, es genügt in den meisten Fällen ein Wert zwischen 25 und 40 %, für einzelne Faktoren sogar noch bedeutend weniger.

Die erforderliche Menge des entsprechenden Konzentrates kann nach einer einfachen Formel berechnet werden, die alle erwähnten Verteilungsfaktoren berücksichtigt (Tabelle 1).

Tabelle 1

$$\text{Anstieg \%} = \frac{\text{Einh.} \times 4}{\text{kg} \times 3}$$

$$E_{\text{erforderl.}} = \frac{\text{Anstieg \%} \times \text{kg} \times 3}{4}$$

Um etwa einen Faktor von 0 auf 40 % anzuheben, müßte in die Formel anstelle des Prozentzeichens die Zahl 40 eingesetzt werden, um die erforderliche Menge in Einheiten zu erhalten.

Soweit die Theorie. In der Praxis ist allerdings zu bedenken, daß es durch Blutverlust und durch eine Reihe von anderen Komplikationen zu einem Wert kommen kann, der dem errechneten nicht entspricht. Es ist deshalb unbedingt eine fortlaufende Kontrolle durch das Gerinnungslabor erforderlich.

Nach der initialen Substitution sind weitere Gaben des entsprechenden Konzentrates nötig, die sich nach der Halbwertzeit richten. Die Beibehaltung eines gleichbleibenden Wertes erfordert die Hälfte der anfänglichen Menge in Abständen, die der Halbwertzeit entsprechen. Dies ist natürlich wieder nur ein Anhaltspunkt, der nach dem jeweiligen Laborergebnis korrigiert werden muß.

In Tabelle 2 werden die Halbwertzeiten der Gerinnungsfaktoren, die hämostatische Konzentration, die erforderlichen Infusionsmengen und Zeitabstände sowie die wichtigsten Konzentrate zusammengefaßt.

Tabelle 2

Faktor	T/2 h	Hämostat. Aktivität	Substitution erste	weitere	Präparat
I	110	100 mg%	4 g	1 g/24 h	Fibrinogen, Kryopräzipitate
II	60	40 %	1500 E	250 E/24 h	PPSB, Bebulin, Konyne
V	12	25 %	1000 E	500 E/12 h	ACC 76, Frischplasma
VII	3	10 %	1000 E	500 E/ 6 h	PPSB, Konyne
VIII	12	40 %	2000 E	750 - 1000 E 12-stdl.	Kryopräzipitate, gereinigter F. VIII
IX	24	40 %	2000 E	500 E/12 h	PPSB, Bebulin, Konyne
X	30	25 %	1000 E	500 E/24 h	PPSB, Bebulin, Konyne
XI	15	15 %	500 E	500 E/24 h	Plasma
XII	60	0 %	-	-	nicht erforderlich
XIII	120	10 %	500 E	250 E/72 h	Plasma, F. XIII-Konzentrat

Konzentrate der Faktoren XI und XII werden in der Tabelle vermißt. Dies hat seinen Grund darin, daß für die Substitution des Faktors XI die hämostatisch wirksame Konzentration bei 15 % liegt. Die Halbwertzeit ist überdies relativ lang, so daß in diesem Fall mit einer ein- bis zweimaligen Substitution mit 500 ml Plasma das Auslangen gefunden werden kann. Ein Faktor XII-Mangel verursacht nur in vitro eine Gerinnungsstörung. In vivo ist die Hämostase normal, weshalb eine Substitution nicht erforderlich ist.

Noch einige Worte über die Substitution von Thrombozyten. Zum Unterschied von plasmatischen Gerinnungsfaktoren können Thrombozytenkonzentrate nicht lyophilisiert werden, sondern sind immer frisch zu bereiten. Dies wird heute allerdings schon in vielen Blutbanken durchgeführt. Bei der Transfusion von Thrombozytenkonzentraten darf wegen der Beimengung von Erythrozyten nur gruppengleiches Blut verwendet werden. Eine zusätzliche Gewebstypisierung ist zu empfehlen, da die Thrombozyten nicht mit den Blutgruppen der Erythrozyten konform gehen.

Die Substitution von Thrombozyten ist nur dann sinnvoll, wenn eine Thrombopenie infolge einer verminderten Thrombozytenbildung vorliegt, etwa bei Panmyelopathie, bei Behandlung mit ionisierenden Strahlen, bei Leukosen und Tumoren. Außerdem kann eine Substitution bei qualitativen Plättchenstörungen zum Einsatz kommen, also bei der Thrombasthenie und bei Thrombopathien.

Bei Thrombopenien infolge eines erhöhten Thrombozytenabbaues werden auch die zugeführten Plättchen rasch zerstört, weshalb in solchen Fällen eine Substitution nur geringen Erfolg hat. Die Halbwertzeit normaler Thrombozyten beträgt 5 Tage. Eine Substitution soll so erfolgen, daß vor größeren chirurgischen Eingriffen eine Plättchenzahl von etwa 150.000 pro cmm erreicht wird. Bei Thrombopathien richtet sich die Dosierung nach dem Ergebnis der entsprechenden Thrombozytenfunktionsproben. Im allgemeinen kann mit einer praeoperativen Gabe von Thrombozytenkonzentraten aus 1500 bis 2000 ml Plasma das Auslangen gefunden werden. Postoperativ ist eine tägliche Infusion von Thrombozyten aus 300 bis 500 ml Plasma erforderlich. Dabei ist aber zu beachten, daß bei Einengung des Volumens des plättchenreichen Plasmas von 500 auf etwa 50 ml in diesem Konzentrat mindestens 1,5 bis 2,0 Millionen Thrombozyten pro cmm enthalten sein müssen, um die Substitution wirksam zu gestalten. Es sollen nur frische Thrombozytenkonzentrate verwendet werden. Schon nach 24 Stunden ist eine Reihe von Thrombozytenfunktionen im Konzentrat deutlich vermindert.

Die Erfahrung hat gezeigt, daß nach chirurgischen Eingriffen eine Thrombozytensubstitution durch höchstens 4 Tage erforderlich ist, um eine pathologische Blutung zu verhindern. Bei Transfusionen von Thrombozyten ist außerdem zu bedenken, daß sie häufig zur Bildung von Isoantikörpern Anlaß geben. Es ist deshalb eine gleichzeitige Medikation von Prednisolon und Azathioprin in Erwägung zu ziehen.

Wie die Erfolge der letzten Jahre gezeigt haben, ist es mit einer exakt durchgeführten Substitutionstherapie durchaus möglich, auch bei schweren Gerinnungsstörungen große chirurgische Eingriffe durchzuführen. Unbedingte Voraussetzung ist allerdings ein gut funktionierendes Gerinnungslabor und eine strenge Indikationsstellung zur Operation. Die Gefahr der Komplikationen, von denen besonders die Transfusionshepatitis und die Bildung von Hemmkörpern zu erwähnen sind, ist durchaus ernst zu nehmen. Es sollte deshalb bei Patienten mit gestörter Hämostase eine Operation nur dann durchgeführt werden, wenn eine konservative Behandlung nicht zielführend ist und wenn der chirurgische Eingriff für das Leben des Patienten oder zur Verhütung eines schweren Dauerschadens unbedingt erforderlich ist.

VERBRAUCHSKOAGULOPATHIE UND HYPERFIBRINOLYSE

Von J. Trokan

Die Verbrauchskoagulopathie wird in ihrer akuten oder mehr chronischen Verlaufsform als Symptom bei zahlreichen Erkrankungen beobachtet. Nach Erfahrung einiger Autoren stellt die Verbrauchskoagulopathie die häufigste Gerinnungsstörung des jeweils untersuchten Krankengutes dar. Es überrascht deshalb nicht, daß sie in den letzten Jahren zunehmend an klinischer Bedeutung gewonnen hat.

Der von LASCH geprägte Begriff "Verbrauchskoagulopathie" charakterisiert die Dynamik des pathogenetisch zugrunde liegenden Prozesses. Es handelt sich dabei um eine erworbene Gerinnungsstörung, die durch eine intravasale Umsatzsteigerung von Thrombozyten und plasmatischen Gerinnungsfaktoren charakterisiert ist. Eine sekundäre Aktivierung der Fibrinolyse erfolgt fast regelmäßig im Rahmen einer Verbrauchskoagulopathie.

Um das pathogenetische Prinzip der Verbrauchskoagulopathie besser erklären zu können, zuerst ganz kurz einige Bemerkungen zur Gerinnung und Fibrinolyse.

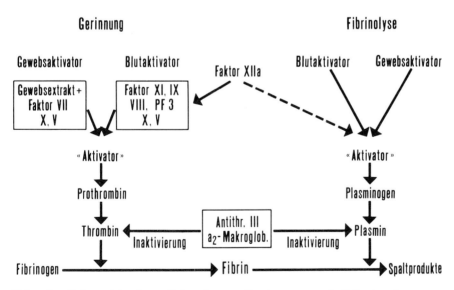

Abb. 1. Schematischer Ablauf von Gerinnung und Fibrinolyse

Wie die Abbildung Nr. 1 zeigt, können am Gerinnungsvorgang, der über mehrere Reaktionsschritte abläuft, einige plasmatische Faktoren und zusätzlich Thrombozyten und Zellelemente beteiligt sein. Der Vorgang der Blutgerinnung kann auf zwei unterschiedlichen Reaktionswegen eingeleitet werden, die beide zur Aktivierung des Faktors X und damit zur

Bildung des Prothrombinaktivators führen. Man unterscheidet zwischen einem exogenen und einem endogenen Weg.

Das endogene System

In der Startreaktion werden durch Kontaktaktivierung die Faktoren XII und XI aktiviert und aus den Thrombozyten gerinnungsaktive Inhaltsstoffe freigesetzt. Der wichtigste ist der Plättchenfaktor 3, ein Phospholipid. Die aktivierten Faktoren XII und XI bilden in Gegenwart von Phospholipiden einen Enzymsubstratkomplex, der die Aktivierung des Faktors IX katalysiert. Der auf dem endogenen Weg gebildete Faktor X-Aktivator setzt sich aus dem aktivierten Faktor IX, Faktor VIII und Phospholipiden zusammen.

Das exogene System

Bei Gewebsläsionen werden aus den zertrümmerten Zellen Inhaltsstoffe mit gerinnungsfördernder Aktivität ausgeschwemmt. Besonders reich an Substanzen, die das exogene System aktivieren, sind die Mikrosomen. Diese Zellfragmentfraktion wird als Gewebsthromboplastin oder Faktor III bezeichnet und bewirkt die Aktivierung von Faktor VII. Der Faktor X ist die enzymatische und wichtigste Komponente im Prothrombinaktivator-Komplex. Der Prothrombinaktivator katalysiert die Umwandlung von Prothrombin in Thrombin.

Die letzte Gerinnungsphase ist durch die Umwandlung von Fibrinogen in Fibrin und die anschließende Vernetzung des frisch entstandenen Fibrins charakterisiert. Der Fibrinthrombus stellt zwar das Endprodukt der Blutgerinnung dar, er kann aber durch einen anderen Mechanismus, die Fibrinolyse, wieder abgebaut werden. Zwischen dem Lyse- und dem Gerinnungsmechanismus bestehen auffallende Parallelen und eine Reihe von direkten Verknüpfungspunkten.

Im Mittelpunkt des Lysemechanismus steht das Plasminogen. Es ist die inaktive Vorstufe des Plasmins und kann durch Blut- oder Gewebsaktivatoren in seine aktive Form umgewandelt werden. Es ist von großer Bedeutung, daß der aktivierte Gerinnungsfaktor XII auch einen Aktivator des Plasminogens darstellt. Es scheint hier eine enge Beziehung zwischen der endogenen Auslösung sowohl der Gerinnung als auch der Fibrinolyse zu bestehen.

Die Ursache einer Verbrauchskoagulopathie ist, wie anfangs gesagt, die intravasale Aktivierung der Gerinnung, die bis zur Fibrinbildung führt.

Art und Manifestation der Gerinnungsstörungen bei der Verbrauchskoagulopathie sind von der Intensität und dem Ausmaß der initialen Gerinnungsaktivierung, ferner von der Funktion des retikuloendothelialen Systems und der reaktiven Fibrinolyse abhängig. Bei massiver Freisetzung von gerinnungsaktiven Stoffen im zirkulierenden Blut kann es zur ausgedehnten Mikrothrombosierung und durch den Verbrauch von Thrombozyten und Gerinnungsfaktoren bis zu einer hämorrhagischen Diathese kommen. Dabei werden Fibrinogen, die Faktoren II, V, VIII und XIII, Thrombozyten und Antithrombin III bei akuten Formen in so kurzem Zeitraum und so großem Ausmaß verbraucht, daß eine Kompensation durch gesteigerte Neubildung nicht möglich ist.

Für das Verständnis der klinischen Auswirkungen der intravasalen Gerinnung ist es wesentlich zu wissen, wie rasch Zwischenprodukte der Gerinnung und Fibrinolyse und vor allem Fibrin selber aus dem Blut entfernt werden können. Zirkulierendes Fibrin wird durch das normale retikuloendotheliale System außerordentlich rasch eliminiert, ebenfalls Thrombin und Thromboplastin, während Fibrinspaltprodukte eine Halbwertszeit von rund neun Stunden haben. Diese Daten erklären, warum es nur bei akuter intravasaler Gerinnung zu ischämischen Auswirkungen, wie den bekannten Nierenveränderungen, kommt, während bei chronischer Verbrauchskoagulopathie keine nennenswerten, durch Fibrinverstopfung der Mikrozirkulation bedingten Schäden zu erwarten sind. Das zirkulierende Fibrinogen wird bei dieser Form der Verbrauchskoagulopathie nicht plötzlich, sondern im Verlauf von Stunden zur Gerinnung gebracht. Somit wird der Fibrinanfall die Kapazität des retikuloendothelialen Systems und der lokalen Endothelfibrinolyse nicht übersteigen. Diese Überlegungen führen dazu, auf jeden Fall zwischen akuter und chronischer intravasaler Gerinnung zu unterscheiden.

Die Mechanismen, die zu einer Verbrauchskoagulopathie führen können, sind sehr vereinfacht auf der Abbildung Nr. 2 dargestellt.

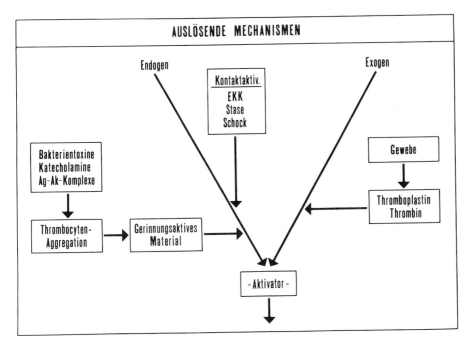

Abb. 2. Verbrauchskoagulopathie

Eine Verbrauchskoagulopathie kann durch folgende Mechanismen ausgelöst werden:

1. Einschwemmung von Gewebsthromboplastin oder Thrombin in die Blutbahn. Dieser Mechanismus kann bei Fruchtwasserembolie, Abruptio placentae, traumatischem Schock, bei Lungenoperationen und gelegentlich bei Karzinomen auftreten.

2. Aktivierung der Gerinnung durch Substanzen, die die Kontaktfaktoren beeinflussen. Diese Form kann mechanisch im extrakorporalen Kreislauf (EKK) auftreten oder durch Infusion von großmolekularen Substanzen mit hoher Oberflächenaktivität, z. B. hochmolekularem Dextran. Stase und Schock potenzieren diesen Mechanismus.

3. Aktivierung der Gerinnung durch Bakterientoxine, besonders bei Meningokokkensepsis, weiter durch Katecholamine oder Antigen-Antikörper-Komplexe.

4. Einschwemmung von Intermediärprodukten der Gerinnung, die in die Aktivierung des endogenen Mechanismus eingreifen. Diese Form kann in seltenen Fällen nach Bluttransfusionen beobachtet werden, insbesondere nach massivem Blutersatz und bei Verwendung älterer Konserven.

Aetiologisch kommen für die akuten Formen der Verbrauchskoagulopathie folgende Grundkrankheiten in Frage:

1. In der Chirurgie bei Operationen an Leber, Lunge, Herz, Pankreas, Prostata sowie nach Organtransplantationen.

2. In der Geburtshilfe bei Abruptio placentae, Placenta praevia, Fruchtwasserembolie, septischem Abort, Hysterektomie im Anschluß an Sectio caesaria.

3. Bei jeder Art von Schock als Begleitsymptom.

4. Bei Sepsis durch Meningokokken, Pneumokokken, Staphylokokken, bei Malaria und verschiedenen Viruserkrankungen.

5. Bei Karzinomen, besonders von Magen, Gallenblase, Pankreas, Bronchus oder Prostata. Ferner bei verschiedenen Sarkomen.

6. Bei akuten hämolytischen Erscheinungen im Rahmen von Transfusionszwischenfällen, toxischer Hämolyse, in einer hämolytischen Krise.

7. Bei Fettembolie nach Infusion von hochmolekularem Dextran.

8. Durch hyperergische Gefäßreaktionen auf Endotoxine.

Klinisch besteht bei den akuten Fällen, besonders in der Geburtshilfe, ein äußerst dramatisches Krankheitsbild mit schwerer uteriner Blutung und rasch sich entwickelndem hämorrhagischem Schock. Durch massiven Blutersatz, der in vielen Fällen die erste Maßnahme ist, wird keinerlei Besserung erzielt; es werden nur neue aktivierbare Gerinnungsfaktoren mit dem Blut zugeführt.

Die Verbrauchskoagulopathie kann zu drei klinisch bedeutsamen Folgezuständen führen.:

1. Lokale Zirkulationsstörungen

Die häufigsten klinischen Korrelate sind Nierenrindennekrose, Nebennierennekrose, Hypophyseninsuffizienz und akute Leberdystrophie.

2. Generalisierte Zirkulationsstörungen führen zu einer allgemeinen Kreislaufinsuffizienz, die sich bis zum irreversiblen Schock verstärken kann.

3. Hämorrhagische Diathese

Nach einer Phase übersteigerter Gerinnbarkeit des Blutes, in der es zu einem Verbrauch der für die Fibrinbildung wichtigen Blutgerinnungsfaktoren einschließlich der Thrombozyten kommt, wird ein Stadium erreicht, in dem ein echtes Defizit an koagulierbarem Material vorliegt. In Verbindung mit der reaktiven Hyperfibrinolyse kommt es dann zur klinisch manifesten hämorrhagischen Diathese.

Eine sekundäre Aktivierung der Fibrinolyse erfolgt fast regelmäßig im
Rahmen einer Verbrauchskoagulopathie. Es handelt sich in diesem Fall
um den Versuch des Organismus, die Mikrothrombosierung durch Fibrinolyse zu beseitigen. Eine rein endogene Hyperfibrinolyse ist ebenso wie
eine reine Verbrauchskoagulopathie selten. Viel häufiger finden sich
beide Erscheinungen nebeneinander. Es werden deshalb Leiden mit einem
vorwiegenden Verbrauchsmechanismus von solchen mit einer vorwiegenden
Hyperfibrinolyse unterschieden.

Gerinnungsanalysen bei der Verbrauchskoagulopathie und gesteigerten
Hyperfibrinolyse

In den zwei nächsten Abbildungen sind die Ergebnisse der Gerinnungsanalysen des von LASCH untersuchten Krankengutes zusammengestellt
(Abb. 3 und 4).

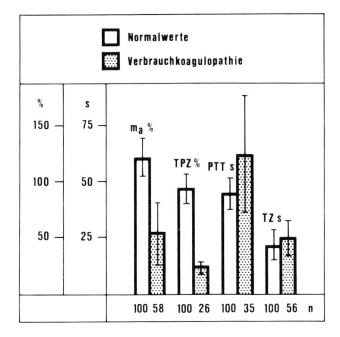

Abb. 3. m_a % = maximale Amplitude des TEG
TPZ = Thromboplastinzeit
PTT = partielle Thromboplastinzeit
TZ = Thrombinzeit

Die statistische Auswertung gegenüber den Normalwerten von gesunden
erwachsenen Blutspendern (n = 50 für die Faktoren V, VIII und XIII,
für alle übrigen Parameter n = 100) erbrachte signifikante Veränderungen aller angeführten Parameter, mit Ausnahme der Thrombinzeit.

Die Gerinnungsanalyse läßt also die Verbrauchskoagulopathie an ihrem
typischen Komplex von Störungen erkennen. Die entsprechenden Laborbefunde sind in der Tabelle 1 zusammengefaßt.

In der ersten Kolonne sind die einzelnen Gerinnungsuntersuchungen angeführt. Der Kolonne A sind die Befunde zu entnehmen, die bei einer
im Vordergrund stehenden Verbrauchskoagulopathie zu finden sind. In

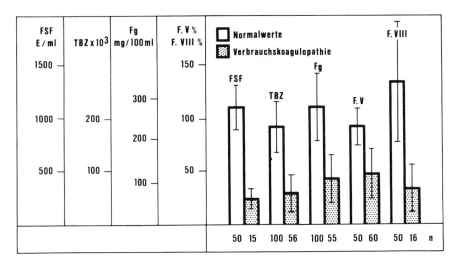

Abb. 4. FSF = Fibrinstabilisierender Faktor (XIII)
TBZ = Thrombozytenzahl
Fg = Fibrinogen
F. V = Faktor V
F. VIII = Faktor VIII

Tabelle 1. Laborbefunde bei Verbrauchskoagulopathie und Hyperfibrinolyse

Laborbefunde	A Verbrauchskoagulopathie B Hyperfibrinolyse	
Test	A	B
Thrombozytenzahl	↓	N
Fibrinogen	↓	↓
Thrombinzeit	leicht ↑	deutlich ↑
F. V, VIII, XIII	↓	↓
Aethanoltest Protamintest	+	−
Euglobulinlyse-Zeit	N	↓
TEG	v, k → m_a ↓	kein Ausschlag
Quick %	↓	↓
PTT	↑	↑

N = "normaler" Befund
↓ = vermindert
→ bzw. ↑ = verlängert
+ = Test positiv
− = Test negativ

der Kolonne B sind die wichtigsten Unterscheidungsmerkmale, falls die Hyperfibrinolyse dominiert, in Vergleich gestellt. Thrombozytenzahl, Aethanol- bzw. Protamintest, Euglobulinlysezeit und thrombelastografische Befunde sind die wichtigsten Unterscheidungsparameter. Wenn

eine Hyperfibrinolyse im Vordergrund steht, normalisiert sich die
Thrombinzeit bei Zusatz von Normalplasma zu Patientenplasma nicht.
Bei einer Verbrauchskoagulopathie ist es dagegen möglich, nach Zusatz
geringer Mengen Normalplasma die Thrombinzeit weitgehend zu normalisieren.

Da bei einem Verdacht auf akute Verbrauchskoagulopathie die Diagnose
rasch gesichert werden muß, wird man sich zunächst mit der Thrombozytenzählung, der Fibrinogenbestimmung und der Thrombinzeitbestimmung
zufrieden geben. Die weiteren Untersuchungen können dann mit dem bereits entnommenen Blut nachgeholt werden.

Therapeutische Maßnahmen

Die kausale Therapie der Verbrauchskoagulopathie ist die Verhinderung
des Grundübels bzw. die Behandlung der zugrunde liegenden Krankheit.
Gelingt dies nicht, muß eine gerinnungsspezifische Therapie eingeleitet werden. Die Beobachtungen von LASCH über den günstigen Effekt der
zunächst paradox erscheinenden Therapie mit Heparininfusionen wurden
inzwischen von vielen Autoren bestätigt. Unter dem Schutz von Heparin
gelingt es, auch fehlende Komponenten des verbrauchten Hämostasepotentials zu substituieren, ohne Gefahr zu laufen, die zugeführten Faktoren und Plättchen im gesteigerten intravasalen Umsatz zu verlieren.
Auf der Abbildung Nr. 5 sieht man den Anstieg der Thrombozytenzahl
und der Aktivität der Faktoren I und V nach probatorischer Heparingabe von 10 000 E/12 Std.

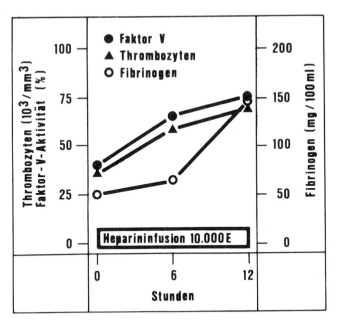

Abb. 5. Heparineffekt bei Verbrauchskoagulopathie

Bei der katastrophenartigen akuten Defibrinierung, z. B. in der Geburtshilfe, sind im Moment der Diagnose die ischämischen Schäden in der Regel schon gesetzt. In solchen Fällen dürfte die Empfehlung einer Heparintherapie in Anbetracht des Risikos sich höchstens auf Resultate kontrollierter Vergleichsstudien mit und ohne Heparin stützen, Studien, die noch nicht durchgeführt worden sind.

Was die Applikation von Hemmkörpern der Fibrinolyse, wie z. B. Epsilonaminokapronsäure oder Trasylol betrifft, ist zu betonen, daß vor der Injektion dieser Präparate sichergestellt werden muß, daß im Vordergrund keine Verbrauchskoagulopathie steht. Diese Therapie ist nur bei gewissen Fällen, wo die reaktive Fibrinolyse überwiegt, indiziert. Die Applikation von Hemmkörpern der Fibrinolyse ist deshalb unter Umständen gefährlich, weil sie die physiologische Elimination des Fibrins hemmt und somit die Ausbildung ischämischer Nekrosen begünstigen kann.

Da eine Verbrauchskoagulopathie sehr häufig im Verlauf schwerer Erkrankungen vorkommt, ist ihre Prognose ernst. Eine derartige Entgleisung der Hämostase mit ihren Folgen macht es notwendig, in der Klinik häufiger als bisher an die Verbrauchskoagulopathie zu denken.

Die Bedeutung der Reptilase- und Thrombinkoagulase-Gerinnungszeit sowie von immunelektrophoretischen Bestimmungsmethoden zur Messung der "Antithrombin VI" Aktivität für die Differentialdiagnose von Verbrauchskoagulopathien

Von E. Wenzel, H. Holzhüter, K.-H. Stürner und B. Angelkort

Bei septischen Prozessen, geburtshilflichen Komplikationen, Malignomen, entzündlichen und degenerativen Gefäßerkrankungen, bei polytraumatisierten Patienten und im Kreislaufschock werden häufig gleichzeitig das Gerinnungs- und das Fibrinolysesystem intravasal aktiviert. Thrombin spaltet vom Fibrinogen Peptide ab, die entstehenden Fibrinmonomere bilden mit Fibrinogen hochmolekulare, plasmalösliche Komplexe. Freies Plasmin vermag diese zirkulierenden Fibrinogen-Fibrinmonomerkomplexe, das Fibrinogen und am Endothel präzipitiertes Fibrin zu kleinmolekularen plasminresistenten Fibrin-Fibrinogen-Spaltprodukten abzubauen. Verlaufen diese Umsatzsteigerungen besonders akut und sind die körpereigenen Abräummechanismen blockiert, so können Plättchenaggregate und Abbauderivate des Fibrins die Endstrombahn verlegen. Dies kann zu Organnekrosen bzw. zur irreversiblen Kreislaufinsuffizienz führen. Bei chronischen Verbrauchskoagulopathien dagegen können Haemostasestörungen die Prognose des auslösenden Grundleidens komplizieren. Wegen des gesteigerten Umsatzes von Thrombozyten und gerinnungsaktiven Proteinen können Blutstillungsvorgänge (z.B. während Operationen) zur Dekompensation der Haemostase führen und außerdem wirken die kleinmolekularen, zirkulierenden, plasminresistenten Fibrin-Fibrinogen-Spaltprodukte antikoagulatorisch.

Methoden zum Nachweis der zirkulierenden Abbauprodukte des Fibrinogens und Fibrins werden diese gefürchteten Umsatzstörungen schneller erkennen lassen als aufwendige Isotopenstudien und sollten daher routinemäßig als Ergänzung zu den globalen und speziellen gerinnungsphysiologischen Laboranalysen zur Erfassung von Haemostase und Fibrinolysepotential, besonders bei Verdacht auf Umsatzstörungen, durchgeführt werden. Die antikoagulatorische Aktivität von zirkulierenden, plasminresistenten Fibrin- und Fibrinogenspaltprodukten läßt sich schnell mit den sogenannten Fibrinpolymerisationszeiten (Plasmathrombin, Reptilase, Thrombinkoagulase-Gerinnungszeiten) messen. Parakoagulations- und Fällungsphänomene (Staphylokokken-Clumping-Test; Aethanol- und Protaminsulfat-Fällungsteste) erfassen überwiegend höher molekulare FSP-Fibrinogenkomplexe bzw. Fibrinmonomere. Der Kliniker kann die Ergebnisse dieser schnellen laboranalytischen Methoden (Reptilase-, Thrombinkoagulase-, Thrombin-Gerinnungszeiten, evtl. Staphylokokken-Clumping-Test u. Aethanol-Fällungstest, siehe Tab. 1) nur dann kritisch interpretieren, wenn das Labor ihm das notwendige Wissen über Normalwerte, Spezifität und Empfindlichkeit der Methode mitteilen kann.

Um messen zu können, wie spezifisch und empfindlich mit Reptilase- Thrombinkoagulase- und Thrombin-Gerinnungszeiten der Einfluß von FSP auf die Fibrinpolymerisationsphase zu erfassen ist, war es zunächst notwendig, die sogenannte "Antipolymeraseaktivität" reproduzierbar zu standardisieren. Nach der vollständigen Proteolyse von gereinigtem, handelsüblichem Humanfibrinogen (Kabi, Forschungsfibrinogen Human) mit Plasmin (Kabi, Forschungsplasmin; 2,5 E Plasmin pro 100 mg Fibrinogen) gewannen wir Spaltproduktfraktionen, die in ihrer Aktivität (s. Abb. 2) und in ihrer immunelektrophoretischen Eigenheit (s. Abb. 1) in konstanter Beziehung zur Dauer der Fibrinogenproteolyse bzw. zur Plasminaktivität pro mg Fibrinogen stehen. Die Antipolymeraseaktivität des Spaltproduktstandards darf daher mit der Fibrinogenkonzentration vor der Proteolyse und mit Proteolysedauer für eine

Tabelle 1. Aufwand, Aussagekraft und Prinzip der Nachweismethoden für zirkulierende Abbauprodukte des Fibrinogens und Fibrins. Messung der Fibrinpolymerisationszeit und Staphylokokken-Clumping-Test sind schnelle und zuverlässige Nachweismethoden, gut geeignet für die klinische Routine zur Erfassung zirkulierender Fibrinogenspaltprodukte. Fibrinmonomere können qualitativ mit dem Fällungstest nach GODAL nachgewiesen werden

Aufw.	Test	Resultat	Material	Empf. (mg/100 ml)
< 15 min.	St.-Cl.-T. modifiz. n. HAWIGER	± + ±	Ser./ Urin u. a. Körperflüss.	0,05
	Prot. Sulfat-Fällungs-Test	± + ±	Plas. u. Ser.	1,0 ?
	Aethanol-Fällungs-Test (n. GODAL)	±	Plasma	1,0 ?
> 30'	Fibrinmonom.-Nachw. qual. n. LARGO-STRAUB et al.	± + ±	Plasma	?
↑ ?	Freie N-Glycin-Gr. n. KIERULF	± + ±	Plasma	≈ 2,7
< 15 min.	Aktiv.-Nachweis v. FSP (R./T.C.-Z.)	± +	Plasma	5 (-15 -40)
	Plättchen-Funktionsf.	±	Plasma	≈15
	Viskosität		(evtl. Ser.)	?
↑ ≈ 60'	Immunchem. (TRCHII-Test et latex)	± + ±	Serum	0,1
>3 h	Immunolog.-Elektrophorese, Ultrazentr.	± + ±	Ser. (Pl. n.)	
↑	Elektronenoptisch	±	Chromat.)	0,5 (0,1)

↑ hoher Arbeitsaufwand   ±   qualitat. Nachweis von FDP (FSP)
↑ hoher apparat. Aufwand   ± + ±   quantit. Nachweis von FDP (FSP)

Arbeitsz. + Wartez. = Analysedauer

⟶ Vorbereit. + Ansatz + Messung + Berechnung

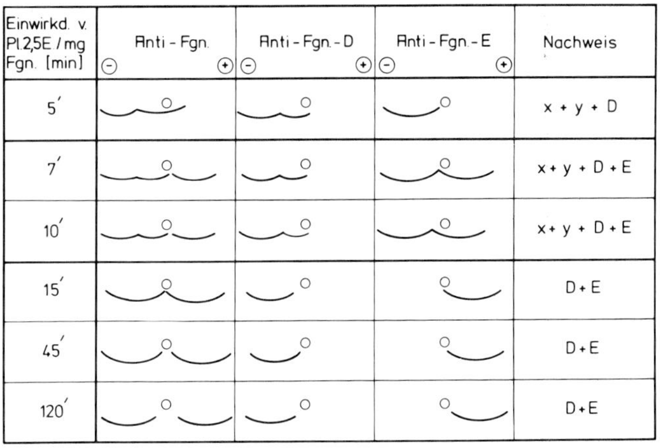

Einwirkd. v. Pl.2,5E/mg Fgn. [min]	Anti-Fgn. (−) (+)	Anti-Fgn.-D (−) (+)	Anti-Fgn.-E (−) (+)	Nachweis
5'				x + y + D
7'				x + y + D + E
10'				x + y + D + E
15'				D + E
45'				D + E
120'				D + E

Abb. 1. Immunelektrophoretische Charakterisierung (Immunelektrophorese nach GRABAR) von Fibrinogenspaltprodukten, wie sie nach Inkubation von Fibrinogen mit Plasmin bei definierten Inkubationszeiten nachgewiesen werden (Humanfibrinogen und Plasminogen für Forschungszwecke, KABI)

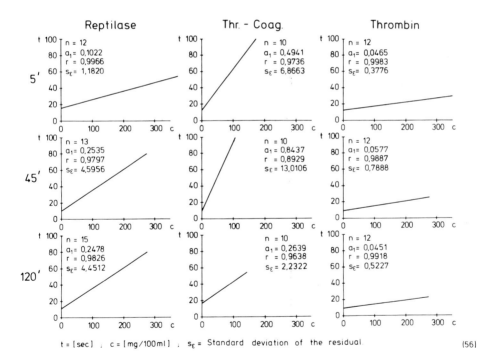

$t = [sec]$; $c = [mg/100ml]$; s_E = Standard deviation of the residual. (56)

Abb. 2. Fibrinpolymerisationshemmende Aktivität von frühen (5 Min. Inkubationszeit) und späten Spaltprodukten (120 Min. Inkubationszeit), gemessen mit der Thrombinkoagulase-, Reptilase-, und Thrombin-Gerinnungszeit. Steigende Konzentrationen (Abszisse) dieser Spaltproduktfraktionen wurden Normalplasma zugesetzt und die Gerinnungszeiten (Ordinate) dieser Ansätze gemessen

konstante Plasminaktivität charakterisiert werden. Thrombinkoagulase-, Reptilase-, und Thrombin-Gerinnungszeiten messen die Antipolymeraseaktivitäten von X, Y, D- oder D, E (plasminresistenten) Fragmenten "richtig", denn die Gerinnungszeiten von Plasmen oder Fibrinogenlösungen, denen diese Spaltprodukte zugesetzt worden waren, korrelieren (R > 0,90) mit den Konzentrationen zugesetzter FSP. Die Regressionsgraden zwischen den Gerinnungszeiten und den Fibrinogenäquivalenten der Spaltprodukte steigen jedoch unterschiedlich steil an (s. Abb. 3).

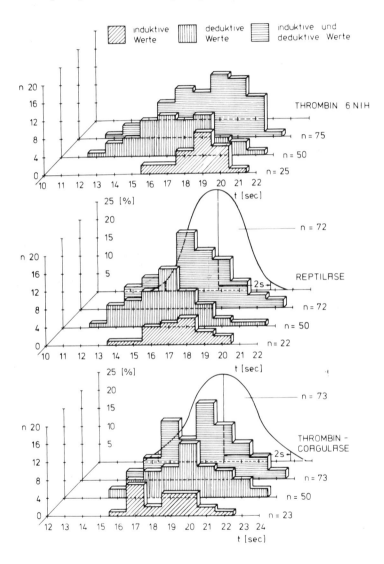

Abb. 3. Vergleich der Normalwertbereiche induktiv (bei Blutspendern) und deduktiv (Patienten ohne Hinweis auf Umsatzsteigerung oder Defektkoagulopathie) ermittelter Normalwerte für Thrombinkoagulase-, Reptilase- und Thrombin-Gerinnungszeiten. Nur für Thrombinkoagulase- und Reptilase-Gerinnungszeiten sind induktiv und deduktiv ermittelter Wertbereich identisch. Der Normalwertbereich für die Thrombinzeit weist erhebliche biologische Schwankungen auf

Die Thrombinkoagulase erfaßt somit empfindlicher X, Y, D-Spaltprodukte als das vergleichbare standardisierte Reptilasereagenz und Thrombin spricht auf X, Y, D und auf D, E-Spaltprodukte weniger empfindlich an als Reptilase und Thrombinkoagulase. Auf diese unterschiedliche Empfindlichkeit von Reptilase und Thrombinkoagulase gegenüber den einzelnen Spaltproduktfraktionen haben auch andere Autoren hingewiesen.

Außerdem konnten wir ein interessantes Phänomen statistisch sichern: Das Verhältnis zwischen der Antipolymeraseaktivität von zirkulierenden FSP und der Konzentration tatsächlich gebildeter Fibrinmonomere charakterisiert sehr ausgeprägt, wie lange die Fibrinpolymerisationsphase dauert: Sobald FSP den Ablauf der Polymerisationsphase stören, beeinflußt die Fibrinogenkonzentration wesentlich, wie lange die Thrombinkoagulase-, Reptilase- und Thrombin-Gerinnungszeit dauert. Diesem wechselseitigen systematischen Einfluß von Fibrinogenkonzentration und FSP-Aktivität unterliegt besonders das Thrombinkoagulasereagenz (molekulare Additionsverbindung von Prothrombin und Staphylokoagulase).

Enzymatische und gerinnungsphysiologische Bestimmungsmethoden dürfen als "präzis" bezeichnet werden, wenn der Variationskoeffizient kleiner als 10 % ist. Diese empirische Forderung nach einer minimalen relativen Streuung im Mehrfachversuch erfüllen die drei Gerinnungszeiten auch bei der kritischen Präzisionsprüfung an verschiedenen Tagen (Präzision von Tag zu Tag). Der Variationskoeffizient von Mehrfachversuchen in Serie (an einem Tag) ist erfahrungsgemäß kleiner als der Variationskoeffizient der Präzisionskontrolle von Tag zu Tag. Nach TONKS sollte diese in vitro erreichbare Präzision innerhalb der biologischen Streubreite der Normalwerte liegen (Tabelle 2). Nach RICHTERICH dürfen Normalwerte nicht nur an gesunden ausgewählten Spendern (induktiv) ermittelt werden, retrospektiv sollte unbedingt geprüft werden (deduktive Normalwerte), inwieweit diese Werte auch bei Patienten gültig sind, bei deren Erkrankungen man für den untersuchten Wert kein abnormes Resultat erwartet. Thrombinkoagulase- und Reptilase-Gerinnungszeit erfüllen diese Forderungen. Deduktiv und induktiv ermittelte Normalwerte für die Thrombingerinnungszeiten unterscheiden sich allerdings signifikant und der graphisch ermittelte Normalwertbereich für die Thrombinzeit weist eine erhebliche biologische Schwankungsbreite auf, besonders im Vergleich zu der in vitro erzielten Präzision (s. Tab. 2 und Abb. 3).

Auch abnormales Fibrinogen, das mangelhaft polymerisiert (z. B. angeborene Dysfibrinogenämie, natales Fibrinogen, erworbene Fibrinogenopathie) führt zu verlängerten Fibrinpolymerisationszeiten. Dieses pathologische Fibrin vermag auch der Faktor XIII (fibrinstabilisierender Faktor) nur unzureichend als Substrat zu akzeptieren. Daher werden diese Gerinnsel nicht enzymatisch stabilisiert und die Gerinnsel bleiben säurelöslich (1 %ige Monochloressigsäure z. B.). FSP verzögern dagegen nur die Polymerisation der Monomere zu einem sichtbaren Gerinnsel, beeinflussen allerdings nicht die Fibrinstabilisierungsphase und damit die Festigkeit des gebildeten Gerinnsels. Die seltenen Fibrinogenopathien als Ursache verlängerter Reptilase- und Thrombinkoagulase-Gerinnungszeiten lassen sich daher schnell erkennen, indem die Gerinnselfestigkeit in 1 %iger Monochloressigsäure geprüft wird (s. Tabelle 3).

Besonders wichtig erscheint uns, daß Heparin die Reptilase und Thrombinkoagulasereagentien nur sehr gering - und für die Praxis wohl unerheblich - beeinflußt. Dies haben wir in vitro und bei klinischen Untersuchungen bestätigen können (siehe Tabelle 3). Gegenüber unspezifischen Einflüssen (z. B. unexakte Antikoagulierung des Blutes mit Citrat, Schwankungen der Albumin- und Antithrombin III-Konzentration im Plasma) sind diese Teste erstaunlich unempfindlich. Die Thrombinkoagulase ist allerdings plasminempfindlich. Es empfiehlt sich daher, dem Citrat bei der Blutabnahme 500 E Trasylol/ml zuzusetzen.

Tabelle 2. Vergleich von biologischer Schwankungsbreite des Normalwertbereiches mit der erreichbaren Präzision von Thrombinkoagulase-, Reptilase- und Thrombin-Gerinnungszeiten. Für die Reptilase und Thrombinkoagulase sind die geforderten Präzisionskriterien nach TONKS (siehe Text) erfüllt

	Normalwerte			Präzision (von Tag zu Tag)		
	Thrombin (6 NIH/ml)	Reptilase (~7 NIH/ml)	Thr.-Coag. (5 NIH/ml)	Thrombin (6 NIH/ml)	Reptilase (~7 NIH/ml)	Thr.-Coag. (5 NIH/ml)
$\bar{x}$ (sec.)	16,30	16,54	19,24	14,60	15,50	16,02
s (sec.) ($x \pm 2s$)	2,33 (11,63 - 20,97)	2,17 (12,20 - 20,88)	1,99 (15,26 - 23,22)	1,03	0,88	0,64
V_k (%) (bzw. ALE)	14,32	13,1	10,34	7,07	5,67	4,03
n	51	71	104	18	18	18

Vergleich von Normalwertbereich und erreichbarer Präzision (an verschiedenen Tagen)

Tabelle 3. Aussagekraft von Thrombinkoagulase-, Reptilase- und Thrombin-Gerinnungszeiten sowie von Fibrinogenbestimmung und Staphylokokken-Clumping-Test als schnelle Notfalluntersuchungen bei Verbrauchskoagulopathien, Dysfibrinogenämie, und unter Heparintherapie

			Thrombinzeit (sec.) (6 NIH/ml)	Reptilase-zeit (sec.)	Thr.-Coag.-Zeit (sec.) (5 NIH/ml)	Fibrinogen n. Clauss (mg/100 ml)	FSP (mg/100 ml) Fg. Äqu. i. Ser. (St.-Cl.-T.)
[1]Wert vor und nach Heparinmedikat. (und Hämodialyse)	vor (N=7)	x̄	17,3	15,7	18,6	223	< 3,25
		2s	2,6	3,2	1,9	168	
	nach (N=7)	x̄	75,6	13,22	21,0	213,5	< 3,25
		2s	113,8	3,4	5,5	158	
	vor		17,4	30,6	40,5	80	40,0
	nach		50,4	21,5	36,0	100	26,5
	vor		16,5	16,4	25,3	120	16,5
	nach		72,0	12,4	28,0	120	18,0
	vor		18,6	18,3	27,0	140	35,0
	nach		68,4	14,3	26,3	140	25,0
	vor		19,4	16,6	30,6	175	35,0
	nach		118,0	12,0	34,4	210	30,0
Fibrinogenopathie [2] "Wien"			49,7	43,0	147,3		< 3,25
Fibrinogenopathie [3] "Wiesbaden"			186,0	79,4	90,8		< 3,25
reakt. Hyperfibrinolyse b. Prostata-Ca.	[4]		36,5	40,2	26,0	110	145
	[5] 24 h		27,2	23,2	32,5	95	85,5
	[6] 48 h		31,4	18,5	21,2	210	10,4
Verlaufsbeobachtung bei Plasmocytom (GODAL-T.-)	1. Tag		16,3	27,2	36,7	220	36,7
	4. Tag		20,4	24,2	39,3	220	42,0
	6. Tag		14,4	16,4	24,2	195	15,2
Purpura fulm. bei Meningokokkenseps. (GODAL-T.+)			54,3	55,6	400	80	175,0
Sept. Abort (GODAL-T. +)			34,6	63,7	162	65	158,0
tiefe Beinvenenthrombose	vor		20,4	27,5	26,2	380	28,6
	[7] nach		65,0	32,0	38,4	360	45,0

[1] vor u. 1 - 8 h nach Gabe von 5000 - 10000 USP Heparin/70 kg (u. Hämodialyse)
Für die Übersendung dieser Plasmen danken wir:
[2] Herrn Doz. Dr. K. Lechner, I. Med. Univ.-Klinik Wien
[3] Herrn Prof. Dr. G. Winckelmann, Diagn. Klinik Wiesbaden
[4] vor und [5] nach Therapie mit Heparin und Trasylol i. v. und Fibrinogen-Subst. (8 g)
[6] s. c. Calciparin
[7] 3. Tag nach Heparinmedikation

Für den Arzt im Labor (Qualitätskontrolle, Befundung) und für den Kliniker am Krankenbett (kritische Interpretation des Laborwertes) können diese Ergebnisse zu folgenden Hinweisen zusammengefaßt werden:

1. Thrombinkoagulase- und Reptilase-Gerinnungszeiten erfassen die polymerisationshemmende Aktivität von Spaltprodukten empfindlicher als die Thrombingerinnungszeit. Da die Fibrinogenkonzentration im Plasma limitiert ist und wir wissen, wie empfindlich die Polymerisationszeiten Spaltprodukte erfassen, sollte eine Fibrinogenbestimmung (z. B. Methode nach CLAUSS) die Reptilase- und Thrombinkoagulasegerinnungszeit ergänzen. Wird außerdem die Plasmathrombinzeit mitgemessen, kann zwischen Heparin (Antithrombin III) -Wirksamkeit und der Anwesenheit von FSP leicht differenziert werden.

2. Da der Staphylokokken-Clumping-Test hochmolekulare Spaltprodukte erfaßt, während Thrombinkoagulase- und Reptilasegerinnungszeiten unmittelbar die antikoagulatorische ("polymerisationshemmende") Aktivität kleinmolekularer Spaltprodukte mißt, ist es besonders rationell, zur Beantwortung spezieller Fragen den empfindlichen und wenig aufwendigen Staphylokokken-Clumping-Test mit heranzuziehen.

3. Im Gegensatz zu den sogenannten "Fällungstesten" liefern Thrombin-, Reptilase- und Thrombinkoagulase-Gerinnungszeiten sogenannte "Maßzahlen" und können daher der täglichen Qualitätskontrolle auf Präzision und Richtigkeit unterworfen werden. Die entsprechenden (eingefrorenen) Standardlösungen sollten mit den aufwendigen aber spezifischeren und zum Teil auch empfindlicheren Methoden (z. B. Immunelektrophorese und s. w. siehe Tab. 1) regelmäßig charakterisiert werden.

4. Ist die Fibrinpolymerisationszeit verlängert, werden viele Screeningteste des Gerinnungsstatus unspezifisch beeinflußt (z. B. PTT, PTZ usw). Dieser unspezifische Einfluß von FSP auf Gerinnungszeiten wird mit Thrombinkoagulase- bzw. Reptilase-Gerinnungszeiten zuverlässig erkannt und erleichtert damit die Befundung pathologischer Gerinnungstaten (siehe Tabelle 3).

2. DISKUSSION

VINAZZER: Ich möchte nun die Diskussion eröffnen und bitte um Fragen zu dem ersten Diskussionsvortrag.

Auditorium: Können Sie nochmals Ihre Formel zur Berechnung der erforderlichen Menge eines Konzentrates anhand von praktischen Beispielen vorführen?

VINAZZER: Dies soll am Beispiel einer schweren Hämophilie A mit einem Faktor VIII unter 1 % gezeigt werden. An einem solchen Patienten soll ein mittlerer chirurgischer Eingriff durchgeführt werden. Präoperativ muß der Faktor VIII einen Wert von 40 % erreichen, um eine normale Hämostase zu gewährleisten. Bei einem Erwachsenen von 60 bis 70 kg Körpergewicht gibt man dazu aufgrund der Formel zunächst 2000 Einheiten Faktor VIII als Kryopräzipitat oder in Form eines gereinigten Konzentrates. Präoperativ ist dann im Gerinnungslabor eine Faktor VIII-Bestimmung durchzuführen, um zu kontrollieren, ob der Wert von 40 % tatsächlich erreicht wurde. Dies ist erforderlich, da bei einer etwa bestehenden Blutung, aber auch aus anderen Gründen, auf die nicht im Detail eingegangen werden kann, der tatsächlich erreichte Wert geringer sein kann als der errechnete. In einem solchen Fall wäre eine weitere korrektive Faktor VIII-Zufuhr nötig, bevor man zu operieren beginnen kann. Ist der nötige Wert erreicht, so wird sofort postoperativ die nächste Faktor VIII-Kontrolle durchgeführt und dann mit der laufenden Substitution begonnen. Diese beträgt in der ersten postoperativen Woche etwa die Hälfte der initialen Menge in 12-stündlichen Abständen. Dabei sind wiederum tägliche Faktor VIII-Bestimmungen nötig, da der Wert während dieser Zeit nicht unter 40 % absinken soll. In der zweiten Woche genügt eine Faktor VIII-Konzentration von 25 %, die mit etwa 2/3 der in der ersten Woche gegebenen Substitution erreicht werden kann. Anstelle der 12-stündigen Gaben von Faktor VIII kann auch eine kontinuierliche Infusion mit einer Motorspritze durchgeführt werden. Dabei besteht nicht nur der Vorteil einer konstanten Faktor VIII-Konzentration, sondern es können auch etwa 25 % geringere Substitutionsmengen gegeben werden. Im Hinblick auf die Kosten der Faktor VIII-Konzentrate ist auch dieser Punkt nicht unwesentlich.

Ebenso geht man bei der Hämophilie B und bei den sonstigen angeborenen plasmatischen Gerinnungsstörungen vor, die allerdings im Vergleich zur Hämophilie A äußerst selten sind. Lediglich die Menge der laufenden Substitutionstherapie unterscheidet sich vom Schema bei Hämophilie A, da die Halbwertzeiten der einzelnen Gerinnungsfaktoren verschieden lang sind.

Auditorium: Ab welchem Grad einer Verbrauchskoagulopathie kann man sich darauf beschränken, ausschließlich zu heparinisieren? Ab welchen Prozentzahlen der einzelnen Faktoren muß man substituieren und wie schnell werden im Körper die einzelnen Faktoren wieder nachproduziert?

VINAZZER: Darüber sind die Ansichten nicht ganz einheitlich. Wenn es sich um eine reine Verbrauchkoagulopathie ohne nachfolgende Fibrinolyse handelt oder um eine beginnende Verbrauchskoagulopathie, so genügt nach neueren Untersuchungen von LASCH, der auf diesem Gebiet richtungsweisend ist, die ausschließliche Heparinisierung. Die Dosierung beträgt anfänglich 5000 Einheiten als intravenöse Injektion, gefolgt von einer intravenösen Dauerinfusion von 1000 Einheiten Heparin pro Stunde bei einem normalgewichtigen Erwachsenen. Zur Behandlung der Verbrauchskoagulopathie ist die subkutane Gabe von Depotheparin nicht geeignet, sondern nur die intravenöse. Die Dauer der Heparintherapie beträgt mindestens 24 Stunden bei akuten Formen. Es existieren aber auch subakute Formen von Verbrauchskoagulopathie, besonders im Rahmen von Virusinfektionen, bei denen die Heparinisierung durch 7 bis 10 Tage kontinuierlich erforderlich ist.

Eine zusätzliche Substitution erfolgt gewöhnlich bei einer Fibrinogenkonzentration von weniger als 100 mg%. In diesem Fall werden 2 - 3 g Fibrinogen gegeben, aber erst nach Beginn der Heparintherapie, da sonst das zugeführte Fibrinogen ebenso dem Verbrauch unterliegt wie das körpereigene. Die ebenfalls verminderten Faktoren V, VIII und XIII werden mit den im Handel erhältlichen Fibrinogenpräparaten gleichzeitig substituiert, da sie bei der Herstellung eines Fibrinogenkonzentrates nicht abgetrennt werden. Bei einer Verbrauchskoagulopathie muß also Heparin unbedingt, Fibrinogen dagegen nur fallweise gegeben werden.

Zu Ihrer zweiten Frage: Die Gerinnungsfaktoren werden im Körper nach Unterbrechung des Verbrauchsmechanismus sehr rasch nachgebildet. Bereits am folgenden Tag sind die Werte gewöhnlich weitgehend normalisiert. Noch ein Wort zur Substitution bei Hyperfibrinolyse. Diese kann primär oder nach Verbrauchskoagulopathie auch sekundär auftreten. Dabei muß der Lysemechanismus unterbrochen werden, was mit Trasylol, Ugurol oder Epsilonaminocapronsäure möglich ist. Auch in diesen Fällen kann bei Bedarf mit Fibrinogen substituiert werden. Allerdings muß vor der Gabe von Fibrinolysehemmern unbedingt bewiesen sein, daß es sich tatsächlich um eine Hyperfibrinolyse handelt. Anderenfalls könnte es, besonders im Rahmen einer Verbrauchskoagulopathie, zur Fixierung der Mikroemboli in den Organen und damit etwa zu einer iatrogenen letalen Anurie kommen.

<u>Auditorium</u>: Wie kontrolliert man den Effekt der Heparinisierung?

<u>VINAZZER</u>: Üblicherweise mit der Thrombinzeit, die einfach und rasch durchgeführt werden kann. Dazu werden 0,2 ml Plasma mit 0,2 ml Thrombinlösung von 2 Einheiten pro ml bei 37° zur Gerinnung gebracht und die Gerinnungszeit gemessen. Die Normalwerte liegen bei 18 bis 22 sec. und sollen bei wirksamer Heparintherapie auf das zwei- bis dreifache verlängert sein.

<u>Auditorium</u>: Welche Gerinnungsfaktoren sollte man zweckmäßigerweise lagernd haben?

<u>VINAZZER</u>: 1. Ein Kryopräzipitat, etwa Kryobulin. In diesem Konzentrat ist neben Faktor VIII auch Fibrinogen und Faktor XIII enthalten. Man kann damit sowohl die Hämophilie A als auch die Verbrauchskoagulopathie substituieren.
2. Einen Prothrombinkomplex, entweder Bebulin oder Prothromplex. Beide Präparate, die sich voneinander nur unwesentlich unterscheiden, sind Konzentrate der Faktoren II, IX und X. Man verwendet sie in erste Linie bei akuten Blutungen nach Überdosierung von oralen Antikoagulantien, ferner bei Blutungen im Rahmen einer Leberzirrhose und schließlich zur Substitution der Hämophilie B.
3. Heparin soll für Fälle von akuter Verbrauchskoagulopathie immer vorrätig sein.

Schließlich sind noch Thrombozytenkonzentrate zu erwähnen, die aber nicht konserviert werden, sondern frisch bereitet werden müssen. Dies ist erfahrungsgemäß nur in größeren Blutbanken möglich, zumal nicht selten eine große Anzahl von Thrombozytenkonzentraten benötigt wird, die mit dem Spenderblut nicht nur gruppengleich, sondern nach Möglichkeit auch entsprechend gewebstypisiert sein sollen.

Von den erwähnten Faktorenkonzentraten soll mindestens eine Menge vorrätig sein, die für eine Substitution von 24 Stunden ausreichend ist.

Auditorium: Haben Sie Fibrinogen mit Absicht nicht genannt?

VINAZZER: Ich habe Kryopräzipitat genannt, das Fibrinogen enthält. In einer Packung Kryobulin befindet sich etwa 1 g Fibrinogen. Umgekehrt enthalten die im Handel erhältlichen Fibrinogenpräparate auch Faktor VIII. Der Unterschied besteht nur darin, daß in dem einen Präparat die Konzentration von Faktor VIII, in dem anderen die von Fibrinogen genau eingestellt ist.

Auditorium: Kann man Faktor V bei der Substitution vernachlässigen?

VINAZZER: Dies ist insofern möglich, weil im Kryopräzipitat auch Faktor V enthalten ist. Für den reinen Faktor V-Mangel, es sind allerdings davon nur 70 Fälle in der Weltliteratur bekannt, kann man als Faktor V-Konzentrat das ACC 76 der Behringwerke geben. Dieses enthält allerdings aktivierten Faktor V, der eine äußerst kurze Halbwertzeit aufweist.

Auditorium: Könnte man das PPSB mit dem Kryopräzipitat gleichsetzen?

VINAZZER: Nein, keinesfalls. Das Kryopräzipitat enthält Fibrinogen, Faktor VIII und XIII sowie geringe Mengen von Faktor V, während PPSB, ähnlich wie Bebulin und Prothromplex, ein Konzentrat der Faktoren II, VII, IX und X ist. Darf ich nun um Fragen zum zweiten Diskussionsvortrag von Herrn TROKAN bitten.

Auditorium: Herr Dr. TROKAN hat in seinem Vortrag eine Heparindosierung von 10 000 Einheiten pro Stunde über 6 bis 12 Stunden angegeben. Kann man Heparin tatsächlich so hoch dosieren oder handelt es sich um einen Fehler?

TROKAN: Es handelt sich um eine Angabe von LASCH.

VINAZZER: Als Praktiker darf ich hinzufügen, daß man 10 000 Einheiten Heparin pro Stunde unter Umständen bei einer Thrombose 6 bis 12 Stunden geben kann, besonders wenn infolge eines niedrigen Antithrombin III die Heparinempfindlichkeit gering ist. Bei der Verbrauchskoagulopathie ist diese Dosierung jedoch zu hoch. Man kann zwar eine Initialdosis von 10 000 Einheiten geben, aber auch LASCH sagt heute, daß man dann mit einer Dosis von 1000 Einheiten pro Stunde fortsetzen soll.

Auditorium: Welche Komplikationen hat man nach Heparin in der allgemein üblichen Dosierung von 12 000 Einheiten pro die nach einer Erstinjektion von 5000 Einheiten zu erwarten?

VINAZZER: Meinen Sie das subkutane oder das intravenöse Heparinschema?

Auditorium: Intravenös anwendbares Heparin.

VINAZZER: In dieser Dosierung ist mit Komplikationen nicht zu rechnen. Hat man hingegen überdosiert, so kann die Ungerinnbarkeit in wenigen Minuten mit Protaminchlorid oder Protaminsulfat behoben werden.

Auditorium: Soll bei extremen Verbrauchsreaktionen sowohl Fibrinogen als auch Prothrombin ersetzt werden?

VINAZZER: Prothrombin wird bei der Verbrauchskoagulopathie am wenigsten vermindert und muß nicht ersetzt werden. Selbst bei schweren akuten Formen sinkt Prothrombin kaum unter 50 % der Norm ab und beeinflußt daher die Hämostase nicht.

Auditorium: Im Vortrag von Herrn WENZEL kam eine gewisse Warnung vor dem Trasylol zum Ausdruck. Kann die thromboplastische und antifibrinolytische Wirkung Schaden anrichten?

VINAZZER: Trasylol wirkt antifibrinolytisch, außerdem kommt es bei sehr hoher Dosierung von etwa 500 000 Einheiten pro Stunde auch zu einer Gerinnungshemmung. Wie bereits vorhin erwähnt, kann ein Antifibrinolytikum schaden, wenn es gegeben wird, ohne daß Hyperfibrinolyse vorliegt, da der Abbau der Mikroemboli in den Organen damit verhindert wird. Trasylol ist dabei weniger gefährlich als etwa Epsilonaminocapronsäure. Besteht keine technische Möglichkeit zur Unterscheidung zwischen einer Verbrauchskoagulopathie und einer Hyperfibrinolyse, so sollte man in jedem Fall mit Heparin beginnen. Nur wenn innerhalb der nächsten Stunden kein Fibrinogenanstieg erfolgt, kann man auf Trasylol übergehen. Dies ist aber nur eine Notlösung. Sicherer ist es, zwischen einer Verbrauchskoagulopathie und einer Hyperfibrinolyse aufgrund entsprechender Laborbefunde zu differenzieren.

WENZEL: Aus den gleichen Gründen haben wir es uns zur Angewohnheit gemacht, Trasylol nur unter Heparinschutz zu geben. Steigen unter Heparin die Parameter einer Hyperfibrinolyse an, so geben wir intermittierend halb- bis einstündlich 125 000 bis 200 000 Einheiten Trasylol beim normalgewichtigen Erwachsenen.

VINAZZER: Danke, Herr WENZEL. Ich wollte das Problem etwas vereinfachen, zumal sich im Auditorium zahlreiche Kollegen aus kleineren Krankenhäusern befinden, die nicht die feineren technischen Möglichkeiten einer differenzierten Gerinnungsdiagnostik haben. Da keine weiteren Anfragen vorliegen, darf ich die Diskussion der drei Vorträge beenden.

3. Praktische Übungen

VINAZZER: Im letzten Teil des Seminars werden die wichtigsten Untersuchungen der Blutgerinnung praktisch vorgeführt.

Dazu wurden folgende Apparate aufgebaut: Ein Phasenkontrastmikroskop zur direkten Thrombozytenzählung und zwei Koagulometer nach SCHNITGER und GROSS. Dieser Koagulometertyp funktioniert folgendermaßen: In vier Meßkanälen wird durch einen Synchronmotor je ein Häkchen bewegt, das in Sekundenabständen in das Testgemisch eintaucht. Der erste Fibrinfaden, der sich bildet, stellt eine elektrisch leitende Brücke dar, die den entsprechenden Kanal und damit auch das Sekundenzählwerk abschaltet. Die Temperaturkonstanz von 37° ist durch einen Thermoblock gewährleistet. Das Gerät arbeitet sowohl mit Vollblut als auch mit Plasma. Die Tests werden von einer MTA der Fa. Merz und Dade, Bern, vorgeführt.

Zunächst noch eine kurze theoretische Vorbemerkung: Wie Ihnen bekannt ist, bestand der "Gerinnungsstatus" alten Stils aus einer Blutungs- und Gerinnungszeit sowie einer Thrombozytenzählung. Mit diesen drei Untersuchungsmethoden konnte man lediglich das Symptom einer Thrombopenie sicher feststellen. Die Blutungszeit schwankt schon normalerweise in weitem Bereich. Nur eine Verlängerung über 5 min. kann als sicher pathologisch gelten und auch dann kann man damit nur diese Tatsache, nicht aber ihre Ursache feststellen. Die Gerinnungszeit wird leider auch heute noch in einzelnen Krankenhäusern mit Blut aus der Fingerbeere durchgeführt. Dabei untersucht man ein Gemisch von Blut mit einem mehr oder weniger großen Anteil von Gewebsflüssigkeit, die thromboplastisch aktive Substanzen enthält. Man bestimmt also ein Mittelding zwischen Gerinnungszeit, Thromboplastinzeit und partieller Thromboplastinzeit. Das Ergebnis ist so wenig aussagekräftig, daß man damit auch eine schwere Hämophilie übersehen kann. Es ist deshalb selbst für die Aussage, daß kein schwerer Defekt vorliegt und der Patient gefahrlos operiert werden kann, eine Reihe von empfindlichen Tests erforderlich. Ferner werden einige Untersuchungen vorgeführt, die es in einfacher Weise ermöglichen, akute Störungen der Hämostase rasch und richtig zu erkennen, um dementsprechende Maßnahmen rechtzeitig einleiten zu können.

Bei den heute üblichen Gerinnungsuntersuchungen unterscheiden wir Gesamtgerinnungstests, Gruppentests und spezifische Untersuchungen.

Die Gesamtgerinnungstests haben die Aufgabe, den Gerinnungsablauf in seiner Gesamtheit zu überprüfen. Dazu zählt die bereits erwähnte Gerinnungszeit. Sie ist allerdings nur dann aussagekräftig, wenn sie mit reinem Venenblut durchgeführt wird. Selbst ein längeres Suchen der Vene kann zu Verunreinigungen des Blutes mit Spuren von Gewebssaft führen, die das Ergebnis wesentlich verfälschen können. Zur Durchführung der Gerinnungszeit läßt man direkt aus einer weitlumigen Kanüle etwa 1 ml Blut in ein Röhrchen fließen, das sofort in ein Wasserbad von 37° gestellt wird. In Minutenabständen wird nun durch Neigen des Röhrchens der Zeitpunkt gemessen, zu dem das Blut nicht mehr fließt. Die Normalwerte betragen bei Verwendung von Glasröhrchen 6 bis 9 min., bei Plastikröhrchen 15 bis 25 min. Dieser Unterschied kommt dadurch zustande, daß Glas als benetzbare Oberfläche den Gerinnungsablauf aktiviert. Die Gerinnungszeit ist bei den meisten plasmatischen Störungen verlängert, also bei der Hämophilie, den Verminderungen anderer Gerinnungsfaktoren mit Ausnahme des Faktors VII, aber auch beim Vorhandensein von Hemmsubstanzen, etwa bei der Heparintherapie.

Da die exakte Durchführung der Gerinnungszeit wegen der ständig erforderlichen Temperaturkonstanz des Blutes häufig mit Schwierigkeiten verbunden ist, verwendet man heute vielfach an ihrer Stelle die Rekalzifikationszeit. Dazu wird Venenblut im Verhältnis 1 : 10 mit Natriumzitratlösung vermischt. Man kann in der Spritze 0,5 ml Zitrat vorlegen und bis zur Marke 5 ml Blut aufziehen. Durch den Zitratzusatz kommt es zu einer Blockierung des ionisierten Kalzium und damit zu einer Ungerinnbarkeit. Die Gerinnungsfaktoren werden dadurch nicht beeinflußt. Das Zitratblut benötigt nun für den Transport ins Labor keine Temperaturkonstanz mehr. Zur Durchführung der Rekalzifikationszeit werden 0,15 ml Blut in einen Meßkanal des Koagulometers pipettiert und nach einer Vorwärmzeit von etwa 1 min. setzt man 0,10 ml m/40 Kalziumchloridlösung zu. Dadurch erhält das Blut wieder ionisiertes Kalzium und der Gerinnungsvorgang kann ablaufen. Die Normalwerte liegen bei 160 bis 240 sec., die Aussagekraft ist dieselbe wie die der Gerinnungszeit. Der vorliegende Test ergab einen Wert von 84 sec. Dieser erscheint wesentlich zu kurz. Die Ursache dafür liegt darin, daß das Blut für Demonstrationszwecke bereits etwa 3 Stunden vor Versuchsbeginn in der Blutbank gewonnen wurde und durch Lagerung und Transport eine gewisse Aktivierung zustande gekommen ist. Man entnimmt daraus, daß Blutuntersuchungen für Gerinnungszwecke so rasch als möglich durchgeführt werden müssen, um brauchbare Werte zu erhalten. Die Empfindlichkeit der Gerinnungs- bzw. Rekalzifikationszeit ist relativ gering. Ein Gerinnungsfaktor muß auf Werte unter 15 % der Norm vermindert sein, um eine sichere pathologische Verlängerung dieser Tests hervorzurufen. Die Empfindlichkeit gegenüber Hemmsubstanzen, besonders Heparin, ist allerdings sehr groß.

Ein weiterer wichtiger Gesamtgerinnungstest ist das Thrombelastogramm. Mit dem entsprechenden Gerät, dem Thrombelastographen nach HARTERT, wird die Gerinnselbildung und die jeweilige Gerinnselfestigkeit in ihrem Gesamtablauf zeitlich erfaßt. Es resultieren charakteristische Kurven für plasmatische, für thrombozytäre Gerinnungsstörungen und für die Hyperfibrinolyse. Die Empfindlichkeit dieser Methode ist wesentlich größer als die der Gerinnungszeit. Allerdings ist ein Thrombelastograph meist nur in einem spezialisierten Gerinnungslabor zu finden.

Bei den Gesamtgerinnungstests handelt es sich also um Suchmethoden, die eine relevante Störung feststellen können. Da ihre Empfindlichkeit nicht besonders groß ist, sind für die Diagnostik weitere Methoden erforderlich.

Wir kommen nun zu den Gruppentests, die es auf einfache Weise ermöglichen, Störungen der endogenen und der exogenen Gerinnung voneinander zu unterscheiden. Dazu ist die partielle Thromboplastinzeit zu erwähnen. Das Prinzip besteht darin, daß zu Zitratplasma vor der Rekalzifizierung ein Phospholipid zugesetzt wird, das unter anderem auch einer der wirksamen gerinnungsfördernden Bestandteile der Thrombozyten ist. Um eine vollständige Aktivierung der Gerinnungsfaktoren XI und XII, die die endogene Gerinnung einleiten, zu erhalten, wird dem Phospholipid noch eine Substanz mit großer benetzbarer Oberfläche zugesetzt, meist Kaolin. In den im Handel erhältlichen Reagentien ist dieses gewöhnlich schon enthalten. Praktisch gehen wir so vor, daß zu 0,1 ml Plasma 0,1 ml aktiviertes partielles Thromboplastin zugesetzt wird (Phospholipid plus Kaolin). Zur Erreichung der maximalen Aktivierung wird das Gemisch 3 min. bei 37° im Koagulometer inkubiert, dann erfolgt die Rekalzifikation. Die Normalwerte sind stark von dem jeweils verwendeten Präparat abhängig und bewegen sich in relativ engen Grenzen von wenigen sec. Sie können allerdings für ein Präparat 30 bis 35 sec., für ein anderes 45 bis 55 sec. betragen. Man muß deshalb die Normalwerte für ein bestimmtes partielles Thromboplastin immer selbst im eigenen Labor bestimmen.

Eine Verlängerung der partiellen Thromboplastinzeit findet man vor allem bei Störungen im endogenen Bereich, also bei Hämophilie A und B sowie bei Mangel an Faktor XI und XII. Außerdem ist der Wert pathologisch verändert, wenn Faktoren im gemeinsamen endogenen und exogenen Bereich pathologisch vermindert sind. Es sind dies die Faktoren X, V, II und I. Ebenso tritt eine Verlängerung bei Vorliegen einer Hemmsubstanz auf. Die Empfindlichkeit ist für die endogenen Faktoren größer als für die exogenen. Eine Verlängerung ist bereits bei der Verminderung eines endogenen Faktors auf etwa 40 % der Norm feststellbar. Zur Kontrolle der Richtigkeit Ihrer Werte und zur Bestimmung des Normalbereichs ist es am günstigsten, folgendermaßen vorzugehen:
Von 10 gesunden Spendern wird Zitratblut entnommen, getrennt zentrifugiert, die Plasmen gemischt und sofort bestimmt. Wenn Sie jedes der 10 Plasmen einzeln bestimmen, können Sie außerdem die Streubreite des Normalwertes berechnen. Einige Firmen versuchen, dem Konsumenten entgegenzukommen und liefern lyophilisiertes Normalplasma mit ihren Reagenzien. Dieses ist allerdings nur mit Vorsicht verwendbar. Durch die Lyophilisierung und durch Transport und Lagerung ergeben sich gewöhnlich Änderungen der Aktivität, die nicht unbeträchtlich sein können. Bei kritikloser Anwendung solcher Plasmen als Norm erhalten Sie dann unrichtige Normalwerte. Ein Gemisch frischer Spenderplasmen ist deshalb als Kontrolle unbedingt vorzuziehen.

Da die partielle Thromboplastinzeit vor allem auf Änderungen der endogenen Gerinnung reagiert, kann bei ihrer Verlängerung mit Recht der Verdacht auf die häufigste dieser Störungen, die Hämophilie, ausgesprochen werden, wenn es sich um eine isolierte Verlängerung dieses Tests handelt. Eine genauere Differenzierung ist jedoch möglich, wenn die exogene Gerinnung gleichzeitig untersucht wird.

Es wird deshalb als nächster Test die Untersuchung der exogenen Gerinnung mit dem Quickwert gezeigt. Zur Durchführung wird dem Plasma vor der Rekalzifizierung Gewebsthromboplastin zugesetzt. Damit wird die endogene Phase völlig übersprungen, Veränderungen der Faktoren XII, XI, IX und VIII haben auf den Quickwert keinen Einfluß, sondern nur der exogene Gerinnungsfaktor VII und die gemeinsamen Faktoren X, V, II und I. Eine Faktor VII-Empfindlichkeit ist jedoch nur dann gegeben, wenn das Thromboplastin aus Hirngewebe gewonnen wurde. Bei Lungen- oder Plazentathromboplastin wird der Faktor VII nicht miterfaßt. Ebenso reagiert der Quickwert wieder auf bestimmte Hemmkörper der Gerinnung. Die Empfindlichkeit auf eine Verminderung der genannten Faktoren ist groß. Schon bei Werten unter 50 bis 70 % der Norm ist eine Verlängerung nachweisbar. Gegen Hemmkörper ist der Quickwert relativ wenig empfindlich.

Die Durchführung ist einfach:
Zu 0,1 ml Plasma wird 0,1 ml Thromboplastin pipettiert, anschließend wird mit 0,1 ml Kalziumchloridlösung rekalzifiziert. Bei dem hier verwendeten Präparat der Fa. Dade ist Kalzium bereits dem Reagens zugesetzt, so daß man um einen Pipettierungsvorgang weniger hat. Die Normalzeiten sind kurz und betragen je nach dem verwendeten Präparat zwischen 12 und 16 sec. Hier haben wir soeben einen Wert von 12 sec. erhalten.

Wie Ihnen bekannt ist, wird der Quickwert gewöhnlich in Prozent der Norm ausgedrückt. Dazu ist eine Eichkurve erforderlich, die durch Bestimmung einer Reihe von Plasmaverdünnungen erhalten wird. Solche Eichkurven werden von den Herstellern der Thromboplastinpräparate immer mitgeliefert, doch gilt für diese ebenfalls, daß sie nicht kritiklos verwendet werden sollen. Die Aktivität des Reagens kann sich bei Transport und Lagerung ändern und in der Folge können die gefundenen Werte bis zu 50 % differieren, wenn man die mitgelieferte Eichkurve mit einer eigenen vergleicht. Die Eichkurve kann man so herstellen, daß das bereits erwähnte Normalplasmagemisch mit physiologischer Kochsalzlösung in geometrischer Reihe verdünnt wird. Wir erhalten damit Plasmaverdünnungen von 100 %, 50 %, 25 % und 12,5 %. Mit jedem dieser Werte wird eine Doppelbestimmung durchgeführt, die Mittelwerte werden auf doppeltlogarithmischem Papier aufgetragen und sollen eine Gerade ergeben, von der man dann jeden ermittelten Sekundenwert als Prozentangabe ablesen kann. Sollen tiefere Werte als 12,5 % gemessen werden, so muß allerdings die Verdünnung des Plasmas nicht mit physiologischer Kochsalzlösung, sondern mit einem Plasma erfolgen, das die Faktoren II, VII und X nicht enthält. Ein solches Plasma kann selbst hergestellt werden, wenn Normalplasma mit 10 Volumenprozent Aluminiumhydroxidsuspension (Hersteller: Behringwerke, Marburg/Lahn) gemischt und dann durch 20 min. bei 5000 x g zentrifugiert wird.

Der Quickwert wird in der Klinik gewöhnlich zur Kontrolle von Patienten verwendet, die mit oralen Antikoagulantien eingestellt wurden. In der Gerinnungsdiagnostik hat er jedoch noch weitere Aufgaben. Gemeinsam mit der partiellen Thromboplastinzeit und der noch zu besprechenden Thrombinzeit läßt er eine feinere Differenzierung der Störung bzw. eine genauere Angabe darüber, daß die Gerinnung weitgehend normal ist, zu.

Die Thrombinzeit mißt das Auftreten der Gerinnung nach Zusatz von Thrombin zu Plasma. Sie ist verlängert, wenn das Fibrinogen stark vermindert ist, wenn die Fibrinpolymerisation gestört ist oder wenn ein Antithrombin, also etwa Heparin, im System vorhanden ist. Die übrigen Gerinnungsfaktoren beeinflussen die Thrombinzeit nicht. Der Normalwert ist von der Thrombinkonzentration abhängig. Bei einer Verwendung von 2 NIH-Einheiten Thrombin pro ml beträgt er zwischen 18 und 22 sec. Die Empfindlichkeit gegenüber Heparin und Hemmsubstanzen der Fibrinpolymerisation ist verhältnismäßig groß, gegen Verminderungen von Fibrinogen aber relativ gering.

Die Durchführung ist einfach: zu 0,1 ml Zitratplasma wird 0,1 ml Thrombinlösung pipettiert und das Koagulometer in Betrieb gesetzt. Folgendes ist zu beachten: Eine verdünnte Thrombinlösung inaktiviert sehr rasch, sie muß daher unmittelbar vor Versuchsbeginn frisch angesetzt werden. Im Eisbad ist sie einige Stunden unverändert haltbar. Das im Handel erhältliche lyophilisierte Thrombinpulver ist hingegen im Kühlschrank jahrelang unverändert haltbar. Die Thrombinzeit wird eben durchgeführt, sie beträgt bei unserer Blutprobe 15 sec. Da die Thrombinkonzentration des verwendeten Fertigpräparates 2,5 Einheiten beträgt, handelt es sich um einen Normalwert.

Wir können nun anhand der vier bisher vorgeführten Tests bereits folgende differentialdiagnostische Unterscheidungen machen:
nur partielle Thromboplastinzeit verlängert:
Mangel an Faktor XII, XI, IX oder VIII
partielle Thromboplastinzeit und Quickwert pathologisch:
Mangel an Faktor X, V, II oder I
nur Quickwert pathologisch: Faktor VII-Mangel
partielle Thromboplastinzeit und Quickwert leicht, Thrombinzeit stärker

pathologisch: Sofortantithrombin im Plasma (Heparintherapie!) oder
          Polymerisationshemmer
alle Werte stark pathologisch: beträchtlicher Fibrinogenmangel oder
          beträchtliche Antithrombinkonzentration.

Die Bestimmung der einzelnen Gerinnungsfaktoren mittels spezifischer
Untersuchungen wäre nun der nächste Schritt im Gerinnungslabor. Diese
sollte allerdings spezialisierten Laboratorien überlassen werden und
wird im Einzelnen nicht hier vorgeführt. Eine Ausnahme bildet dabei
die Fibrinogenbestimmung, die in der Klinik sehr wichtig ist. Dazu
wurde eine ganze Reihe von Methoden angegeben, von denen hier nur
eine einzige gezeigt werden soll. Es ist die Fibrinogenmethode nach
CLAUSS, die auf folgendem Prinzip beruht: Wird einer verdünnten Fibri-
nogenlösung eine hochkonzentrierte Thrombinlösung zugesetzt, so ist
die Gerinnungszeit vom Fibrinogengehalt abhängig. Für die Bestimmung
sind fertige Kombinationen von Reagenzien erhältlich, etwa die hier
vorgeführte Fibrinogenbestimmung der Fa. Dade. Das Fibrinogenreagens
ist Thrombin, das bei Auflösung eines Fläschchens aus der Packung in
1 ml destilliertem Wasser eine Thrombinkonzentration von 100 Einhei-
ten/ml ergibt. Ferner findet sich in der Packung lyophilisiertes Fibrinogen, dessen Konzentration genau bestimmt wurde und angegeben
ist. Wird dieses gelöst, so kann anhand einer Verdünnungsreihe mit
dem beigegebenen Puffer die Eichkurve für die Fibrinogenbestimmung
selbst hergestellt werden. Das zu untersuchende Plasma wird mit dem
mitgelieferten Puffer im Verhältnis 1 : 10 verdünnt. Dann werden
0,1 ml Plasma mit 0,1 ml Thrombinlösung im Koagulometer zur Gerinnung
gebracht und die gefundene Zeit anhand der Eichkurve in mg% Fibrinogen
umgewandelt. Ist der Fibrinogengehalt sehr hoch, so sind weitere Plasmaverdünnungen, etwa 1 : 20 oder sogar 1 : 40 erforderlich, um genaue
Werte zu erzielen, da sonst die Gerinnungszeit so kurz ist, daß sie
nicht mehr verläßlich abgelesen werden kann. Die Probe mit unserem
Plasma ergab einen Wert von 9 sec., auf der Eichkurve entspricht diese Zeit einem Fibrinogen von 239 mg%. Fehlerquellen dieser Bestimmung
sind vor allem dann gegeben, wenn es sich um einen Patienten mit stark
erhöhter Fibrinolyse handelt. Dabei werden Fibrinspaltprodukte frei,
die die Fibrinpolymerisation hemmen. Daraus resultiert eine für den
tatsächlichen Fibrinogengehalt zu lange Gerinnungszeit und damit ein
scheinbar zu niedriges Fibrinogen. Dies ist allerdings klinisch von
nicht allzu großer Bedeutung und die Methode hat sich besonders in
der klinischen Notfalluntersuchung bereits seit Jahren bestens bewährt.

Fibrinogen ist neben der äußerst seltenen Hypofibrinogenämie vor allem
bei der akuten Verbrauchskoagulopathie und bei der Hyperfibrinolyse
vermindert. Da diese Krankheitsbilder in der Intensivtherapie eine
wesentliche Rolle spielen, sollen noch weitere Tests zu ihrer genauen
Differenzierung gezeigt werden. Dazu gehört besonders die Feststellung
von Fibrinspaltprodukten, mit denen man eine Hyperfibrinolyse nachwei-
sen kann. Diese Substanzen wirken als Hemmstoffe der Fibrinpolymerisation. Sie können daher mit der Thrombinzeit nachgewiesen werden. Es
gibt aber noch weitere Nachweismethoden, die sich durch größere Empfindlichkeit auszeichnen. Zu diesen gehört die Gerinnung mit gewissen Schlangengiften, besonders Reptilase oder Arwin sowie die Thrombinkoagulasezeit. Wir haben ein Plasma mit Fibrinspaltprodukten, die
allerdings künstlich hergestellt wurden, da es nicht gelungen ist,
rechtzeitig zur Demonstration über einen Patienten mit Hyperfibrinolyse zu verfügen. Die Tests entsprechen alle dem System der Thrombinzeit. Zu 0,1 ml Plasma wird 0,1 ml Reagens pipettiert und die Gerinnungszeit gemessen. Die Thrombinzeit, Thrombinkoagulasezeit und Arwinzeit wird mit Normalplasma und mit Fibrinolyseplasma vorbereitet. Nach
Ablauf der Reaktionen zeigen sich folgende Ergebnisse:

Thrombinzeit: normal 15 sec., Lyseplasma 24 sec.
Thrombinkoagulasezeit: normal 24 sec., Lyseplasma 31 sec.
Arwinzeit: normal 28 sec., Lyseplasma 56 sec.

Es handelt sich hier um frühe Spaltprodukte, die auf Arwin am empfindlichsten ansprechen. Die unterschiedlichen Ergebnisse der verschiedenen Tests bei Vorliegen von frühen bzw. von späten Spaltprodukten wurde ja im Vortrag von Herrn WENZEL genau ausgeführt.

Wir können also mit diesen Methoden rasch und einfach feststellen, ob Fibrinspaltprodukte vorhanden sind und damit aussagen, ob bei dem Patienten eine Hyperfibrinolyse vorliegt.

Ein weiterer wichtiger Test ist die Feststellung des Vorhandenseins von Fibrinmonomer, dessen Auftreten für eine Verbrauchskoagulopathie beweisend ist. Dazu werden 1,0 ml Zitratplasma mit 0,2 ml 50%igem Äthanol gemischt und das Röhrchen 20 min. bei Zimmertemperatur belassen. Bei Vorhandensein von Monomerkomplexen bildet sich ein spinnwebartiges Gerinnsel, das häufig erst nach leichtem Schütteln des Röhrchens sichtbar ist.

Schließlich soll noch die Thrombozytenzählung nach der direkten phasenoptischen Methode nach DERLATH gezeigt werden. Die früheren Methoden der Thrombozytenzählung waren kompliziert und ungenau. In einem gefärbten Blutausstrich wurden die Thrombozyten pro 1000 Erythrozyten ausgezählt und das Ergebnis mit der Erythrozytenzahl pro cmm : 1000 multipliziert. Der Zeitaufwand war groß und die Methode hatte eine Fehlerbreite von ca. 40 %. Mit der phasenoptischen Methode können die Thrombozyten direkt in der Zählkammer ausgezählt werden. Man benötigt dazu eine Leukozytenpipette, in die bis zur Marke 0,5 Blut aufgezogen und bis zur Marke 11 mit 2%iger Novokainlösung verdünnt wird. Innerhalb von 10 min. kommt es zu einer Hämolyse der Erythrozyten, die Thrombozyten sind im Phasenkontrastmikroskop deutlich als dunkle Schatten sichtbar. Es wird eine Bürker-Türk'sche Zählkammer mit dem Gemisch beschickt und nach einer Sedimentationszeit von mindestens 10 min. werden die Thrombozyten in 80 kleinen Quadraten ausgezählt. Das Ergebnis wird mit 1000 multipliziert. Die Abnahme erfolgt also wie zur Kammerzählung der Leukozyten, die Auszählung wie die der Erythrozyten. Die Methode ist rasch durchführbar und liefert genaue Werte. Besonders zu beachten ist, daß als Verdünnungsflüssigkeit Novokain in 2%iger wässeriger Lösung verwendet werden muß und nicht das für die Lokalanaesthesie übliche Novokain in isotoner Lösung. Es würde sonst nicht zur Hämolyse der Erythrozyten kommen und die Zählung wäre nicht möglich. Beim Ergebnis der Thrombozytenzählung bestehen Unterschiede, ob sie aus Kapillar- oder aus Venenblut durchgeführt wurde. Im Kapillarblut findet man gewöhnlich etwas niedrigere Werte, da es zu einer Adhäsion von Thrombozyten an den Wundrändern kommt. Bei Verwendung von Zitratblut muß der Verdünnung mit Zitrat dadurch Rechnung getragen werden, daß der ermittelte Wert um 10 % erhöht wird. Die Thrombozytenzahl soll immer nur in durch 1000 teilbaren Zahlen angegeben werden. Eine genauere Bestimmung ist ohnehin nicht möglich und ist auch für die Klinik völlig belanglos.

Der zweite Teile der vorgeführten Tests diente vor allem der Erkennung einer Verbrauchskoagulopathie und einer Hyperfibrinolyse sowie der Unterscheidung zwischen diesen beiden akuten Zustandsbildern. Zusammenfassend zeigt diese Notfallsdiagnostik mit den hier vorgeführten Methoden folgende Ergebnisse:

Verbrauchskoagulopathie:		Hyperfibrinolyse:
Fibrinogen:	vermindert	vermindert
Thrombozyten:	vermindert	normal

	Verbrauchskoagulopathie:	Hyperfibrinolyse:
PTT, Quickwert:	pathologisch	pathologisch
Thrombinzeit:	normal oder verlängert	verlängert
Äthanoltest:	positiv	negativ
Spaltprodukte:	nicht nachweisbar	nachweisbar

Wie bereits früher erwähnt, kann diese Unterscheidung von vitaler Bedeutung für den Patienten sein, sie sollte daher so deutlich als möglich erarbeitet werden. Sicherlich gibt es Grenzfälle, etwa eine Hyperfibrinolyse im Anschluß an eine Verbrauchskoagulopathie. Sollten wir bei einem solchen Patienten bereits Heparin gegeben haben, so ist eine Unterscheidung dennoch möglich. Heparin verlängert zwar die Thrombinzeit, nicht aber die Reptilase- oder Arwinzeit. Sind diese ebenfalls verlängert, so finden sich neben Heparin zusätzlich Spaltprodukte im Plasma und es handelt sich um eine Fibrinolyse.

Es dürften damit die wichtigsten Tests für ein Notfallabor gezeigt worden sein. Sicherlich kann bei entsprechendem Interesse noch eine Ausweitung des Testprogramms erfolgen, doch sollte der heutige Vormittag vor allem zeigen, daß es mit verhältnismäßig einfachen Methoden möglich ist, die nötige Gerinnungsdiagnostik durchzuführen.

Sollten noch offene Fragen bestehen, so bitte ich um Wortmeldungen.

Auditorium: Bei der Durchführung der Hämodialyse bestimmen wir die Gesamtgerinnungszeit. Wir benötigen eine entsprechende Verlängerung, damit das Blut in der Spule nicht gerinnt. Wie verhält sich die Gerinnungszeit bei einer solchen Bestimmung zur Rekalzifikationszeit?

VINAZZER: Zunächst eine Rückfrage: Nach welcher Methode bestimmen Sie die Gerinnungszeit und woher gewinnen Sie das Blut?

Auditorium: Das Blut, das aus der Spule wieder zurückkommt, wird für die Bestimmung verwendet, die Methode erfolgt in einem Uhrschälchen mit Häkchenziehen.

VINAZZER: In diesem Fall dürfte die beschriebene Methode der Rekalzifikationszeit ziemlich genau der von Ihnen gefundenen Gerinnungszeit entsprechen, d. h. bei einer Gerinnungszeit von 10 min. finden Sie wahrscheinlich auch eine Rekalzifikationszeit von etwa 10 min. Sind noch weitere Anfragen? Wenn dies nicht der Fall ist, dann schließe ich das Seminar und danke Ihnen für Ihr großes Interesse.

Seminar 2

Probleme der Blutgasanalyse

Leiter: E. Jacobsen, Kopenhagen

1. Gewinnung von Blutproben

Die Blutgasmessung beinhaltet nicht nur die Bestimmung der P_{O_2}- und P_{CO_2}-Werte, sondern auch die des pH-Wertes und der von diesen Messungen abgeleiteten Parameter. Es soll hier nicht nur der Meßvorgang selbst behandelt, sondern auch eine Reihe von Problemen besprochen werden, denen man als Anaesthesist vom Zeitpunkt der Probenentnahme über die Analyse bis zur Beurteilung der Analyseresultate ständig gegenübergestellt wird.

Eine große Anzahl gerade von dänischen Autoren haben bedeutend zur Klarlegung und Terminologie der Begriffe des Säure-Basen-Haushaltes und der Blutgasverhältnisse beigetragen.

SØRENSEN wies im Jahre 1912 darauf hin, daß zwischen zwei Formen von Azidität unterschieden werden muß: der titrierbaren Azidität, die der Normalität einer Säure entspricht, und der aktuellen Azidität, die von der Wasserstoffionkonzentration abhängig ist, oder - wie es SØRENSEN formulierte - vom pH-Wert, wobei der pH-Wert der negative Logarithmus der Wasserstoffionkonzentration ist.

Als erster hob HASSELBALCH hervor, daß drei Variable zur Beschreibung des Säure-Basen-Haushaltes im Blut nötig sind. Er stellte das Verhältnis zwischen diesen drei Variablen in einer Gleichung zusammen, die jetzt die Henderson-Hasselbalch'sche Gleichung genannt wird.

Die heutige Definition einer Säure bzw. einer Base stammt aus dem Jahre 1923, als BRØNSTEDT erklärt hat, daß eine Säure ein Molekül ist, das ein Wasserstoffion binden kann.

In den letzten zwanzig Jahren sind mehrere neue Meßmethoden, Definitionen einer Säure bzw. einer Base und Nomogramme von der Gruppe um ASTRUP und SIGGAARD-ANDERSEN hervorgegangen. Die Astrup-Methode zur indirekten Bestimmung des P_{CO_2}-Wertes stammt aus der Zeit der großen Poliomyelitisepidemie der Jahre 1952/53, wo die große Zahl der Patienten mit einer respiratorischen Insuffizienz eine schnelle Bestimmung des P_{CO_2}-Wertes notwendig machte. Danach folgten die Definitionen der metabolischen Komponente, zuerst Standard-Bikarbonat und später der Basenüberschuß. SIGGAARD-ANDERSENs Nomogramme, das Kurvennomogramm von 1960 und das Alignementnomogramm von 1963 sind allen denen bekannt, die mit dem Säure-Basen-Verhältnis arbeiten.

Der erste Teil der Arbeit wird sich mit der Probenarbeit und den Meßproblemen beschäftigen.

Arterien- oder Kapillarblut

Auf Grund der beschwerlichen und nicht immer komplikationsfreien Technik bei der Arterienpunktur ist Kapillarblut jahrelang zur Bestimmung des Säure-Basen-Verhältnisses sowie des Oxygenierungsgrades im arteriellen Blut verwendet worden. Wenn dies möglich war, so nur deshalb, weil Blut, das frei in einer Kapillare strömt, in seiner Zusammensetzung arteriell sein wird und da zahlreiche Untersuchungen eine gute

Übereinstimmung zwischen diesen beiden Probeentnahmetechniken aufgewiesen haben.

Es gibt indessen eine Reihe klinischer Zustände, wo diese Übereinstimmung nicht zutrifft:

Bei Patienten im Schockzustand mit niedrigem arteriellen Druck, hohem zentralen Venendruck und großem arteriovenösem Blutgasunterschied wird das Kapillarblut einen niedrigen pH-Wert, einen höheren P_{CO_2}- und einen niedrigeren P_{O_2}-Wert als das Arterienblut haben. Ein ähnliches Verhältnis wird bei Neugeborenen beobachtet, die in den ersten Tagen eine schlechte periphere Zirkulation aufweisen. In der gesamten neonatalen Periode reicht das Fersenblut nicht für die Sauerstoffdruckmessungen aus. Bei Patienten mit venöser Stase oder geringer kardialer Leistung werden nur Arterienblutproben über den respiratorischen Status und insbesondere über die Sauerstoffparameter einwandfrei Auskunft geben.

Kapillarblut kann ebenfalls nicht für Sauerstoffdruckmessungen bei denjenigen Patienten benutzt werden, die Sauerstoff zusätzlich bekommen, das heißt in den Fällen, wo der arterielle Sauerstoffdruck 150 mm Hg überschreitet. Der Grund dafür ist darin zu suchen, daß in diesen P_{O_2}-Regionen selbst eine geringe Beimengung von venösem Blut, wie dies bei der kapillären Abnahme möglich ist, das pH oder den P_{CO_2}-Wert zwar nicht verändert und auch bei der Sauerstoffsättigung einen Abfall von nur einigen Prozent verursachen wird, infolge des Verlaufes der Sauerstoff-Dissoziationskurve jedoch einen sehr auffallenden Abfall im P_{O_2} zur Folge haben wird. Für den Anaesthesiologen sind Sauerstoffdruckmessungen also eine absolute Notwendigkeit, und um diese vornehmen zu können, bedarf es der Arterienpunktur.

Einzelprobentechnik

Im Rigshospital in Kopenhagen haben ROSEN und Mitarbeiter ein neues Verfahren für die arterielle Blutprobenentnahme entwickelt. Das Blut wird aus der a. radialis in eine 1-ml-Mantoux-Spritze gezogen, an der eine 25-Gauge-Mantoux-Kanüle von 0,95 cm Länge befestigt ist. Der Totraum, der etwa 0,1 ml ausmacht, wird mit einer heparinisierten Lösung von 1000 I. E. pro ml gefüllt. Die Haut über der a. radialis wird mit Jod sterilisiert und die Hand wird dorsalflektiert. Danach markiert man den Verlauf der Arterie mit einem Finger und führt die Kanüle in einem schrägen Winkel so ein, daß ein möglichst großer Teil derselben im Lumen der Arterie zu liegen kommt. Die schräge Perforation der Arterie erleichtert außerdem das Zustandekommen der Hämostase nach Entfernung der Kanüle. Die Kanüle ist während des Einführens an der Spritze befestigt und mit etwas Übung merkt man, wann die Vorderwand der Arterie perforiert wird. Mit den dünnen Kanülen, die wir verwenden, gelangt bei der Perforation der Arterie noch kein Blut in die Spritze sondern erst bei Aspiration. Der Kolben wird langsam zurückgezogen, um Blasenbildung und den damit verbundenen Abfall des P_{O_2}- oder P_{CO_2}-Wertes zu vermeiden.

Die a. radialis ist bei weitem die am leichtesten zugängliche und sicherste Stelle für eine Arterienpunktur. Für den Patienten ist die Punktur so gut wie schmerzlos, wenn man die Berührung des Periosts vermeidet. Das Risiko ist gering und außer Hämatomen haben wir bei mehr als 4000 Punkturen keine Komplikationen beobachtet. Wir machen vor der Punktur keinen Allens-Test. Wir halten das Verfahren für so sicher, daß wir unsere Krankenschwestern auf den Intensivstationen arterielle Blutproben entnehmen lassen.

Ein wesentlicher Vorteil bei diesem Verfahren ist, daß es auch wiederholte Blutentnahmen bei Kindern zuläßt; sogar bei Neugeborenen ist es möglich, Blut aus der a. radialis zu erhalten. Wir hatten wochenlang Kinder am Respirator, wo Blut zu sämtlichen Laboruntersuchungen aus der a. radialis genommen wurde, weil die venösen Möglichkeiten erschöpft waren. Selbst nach mehreren täglichen Punkturen über Wochen hindurch weist die Haut keine ernsthaften Veränderungen auf und die Arterie ist weiterhin palpabel.

Der wesentlichste Einwand gegen dieses Verfahren ist, daß der Arteriendruck allein nicht imstande ist, die Spritze zu füllen; teils weil die Kanülen zu dünn sind, teils, weil die Reibung im Kolben von Kunststoffspritzen größer ist als bei Glasspritzen. Somit ist eine Aspiration notwendig, die ihrerseits das Risiko einer Kanülenverschiebung einschließt, wenn der Punkteur die Hand von der Einstichstelle in die Aspirationsstellung verlegen muß.

Auch beim Anlegen intraarterieller Katheter benutzen wir die a. radialis. Vor der Einführung des Katheters wird die Allens-Probe vorgenommen, um eine ausreichende Zirkulation von der a. ulnaris für die Hand zu sichern. Unsere Technik unterscheidet sich nicht von der anderwärts beschriebenen und soll deshalb hier auch nicht besprochen werden. Was die Indikation zur Anlegung von Arterienkathetern anbelangt, so sind wir bedeutend zurückhaltender als andere und zwar infolge von drei ernsten Komplikationen (Amputation eines Daumens, einer Hand und eines Unterarmes). Auf eine dieser Komplikationen soll hier näher eingegangen werden.

An einer 52-jährigen Frau sollte eine geschlossene Valvulotomie vorgenommen werden. Beide aa. ulnares wurden mit Hilfe der Allens-Probe als suffizient erklärt und wir kanülierten die rechte a. radialis, um den Blutdruck kontinuierlich registrieren und Blutgasmessungen vornehmen zu können. Das Einführen des Katheters, das ich selbst vornahm, verlief leicht und ohne Komplikationen. Die Kanüle wurde in gleichmäßigen Abständen mit Heparin-NaCl-Lösung gespült. Anderthalb Stunden nach dem Kanülieren war die Hand kalt und livid, weshalb der Katheter entfernt wurde.

Die Valvulotomie wurde unmittelbar vor Wahrnehmung der Komplikation durchgeführt. Am Schluß der Operation waren die Hand und der distale Unterarm kalt, zeigten eine periphere Cyanose und eine sehr langsame Kapillarauffüllung. Der Puls der a. ulnaris war palpabel, jedoch nicht der der a. radialis. Als sich der Zustand drei Stunden nach der Operation nicht verändert hatte, wurde eine Untersuchung der a. radialis an der Einstichstelle, einschließlich einer Embolektomie mit dem Fogarty-Katheter vorgenommen. Die Einstichstelle war unauffällig, ohne Hämatom oder Aufrollung der Intima. Die a. radialis und die distalen Arterien waren jedoch mit Thrombusmassen gefüllt. Des weiteren wies die a. radialis einen abnormen Verlauf auf: der Hauptzweig verlief oberflächlich zum Arcus durch die "Tabatiere". Trotz Entfernung der Thrombusmassen gelang es nicht, die Hand zu retten. Auffallend war, daß alle Finger gleich stark nekrotisch waren und daß sich die Nekrose bis auf den Unterarm oberhalb der Einstichstelle erstreckte.

Die Komplikation muß nicht unbedingt auf den Arterienkatheter zurückzuführen sein. Als weitere Möglichkeiten kommen einmal ein bei der Valvulotomie losgerissener Embolus und zum anderen die Spülung des Katheters mit einer anderen Lösung als der vorgesehenen Heparin-NaCl-Lösung (im Operationssaal stand Barbiturat) in Frage. Eine dritte absolut in Betracht zu ziehende Möglichkeit bei der Einführung von Arterienkathetern ist die, daß ein abnormer Verlauf der a. radialis zu einer Fehldeutung der Allens-Probe Anlaß geben kann.

Diese Patientin wurde jetzt den über 200 anderen Patienten zugeordnet, die derzeit im Rigshospital aufgrund von bei der Anwendung von a. radialis-Kathetern entstandenen Komplikationen untersucht werden. Bei den Patienten wird neben der klinischen Untersuchung die Fingertemperatur gemessen. Bei keinem der anderen Patienten als den genannten sind Temperaturunterschiede oder Komplikationen beobachtet worden. 60 % der Arterien waren drei Wochen nach Einführung des Katheters ohne Puls.

Diese Komplikation wurde deshalb so ausführlich beschrieben, weil sie nach unserer Meinung so ernst ist, daß wir trotz großer komplikationsfreier Serien, wie sie aus dem Ausland bekannt sind, unsere Indikationen für Arterienkatheter geändert haben. Wir legen Arterienkatheter bei Herzoperationen, bei Operationen an Hauptblutgefäßen und bei Hypotensions-Anaesthesien, jedoch so gut wie niemals bei Respiratorpatienten. Die Katheter werden von einem ersten Assistenten oder unter seiner Aufsicht eingeführt und bei anderen Indikationen, als den genannten, nur nach Besprechung mit dem zuständigen Abteilungsarzt.

Kunststoff- oder Glasspritzen

Im Laufe der Zeit sind zahlreiche Argumente gegen Kunststoffspritzen vorgebracht worden. Einige davon möchte ich hier erwähnen: Kunststoff nimmt Sauerstoff und Kohlensäure auf. Kunststoffspritzen sind oft von so mangelhafter Qualität, daß sich deren Spitze schlecht an Kanülen und Anschlüsse von Blutgasgeräten anpassen läßt. Infolge von Reibung zwischen Spritzenkolben und -gehäuse kann die Kunststoffspritze nicht durch den Arteriendruck gefüllt werden. Auch der Kolben schließt oftmals schlecht ab. Ein Vorteil bei Kunststoffspritzen ist, daß diese weniger als Glasspritzen wiegen. Eine schwere Spritze kann die Kanüle während der Handhabung leichter verschieben.

Trotz der vielen Einwände, die gegen Kunststoffspritzen vorgebracht werden können, hat es sich in der Praxis erwiesen, daß nur kleine und klinisch gewiß unbedeutende Unterschiede zwischen Arterienproben bestehen, die mit den beiden Spritzentypen entnommen wurden. Im Gentofte Amtskrankenhaus sowie im Rigshospital in Kopenhagen wurden Vergleichsuntersuchungen vorgenommen, wobei gleichzeitig Blut aus der a. radialis mit einer Kunststoffspritze und aus der a. femoralis mit einer Glasspritze entnommen wurde. Nur in den P_{O_2}-Werten waren geringe Unterschiede zu verzeichnen, diese waren eigentümlicherweise etwas höher in den Kunststoff- als in den Glasspritzen. Bei gepaarten Beobachtungen fiel das Resultat bei 25 von 32 Probenentnahmen zusammen, wenn eine Variation von 5 % für klinische Messungen voll annehmbar angenommen werden kann. Für wissenschaftliche Untersuchungen wird jedoch die Anwendung von Glasspritzen empfohlen.

Spritzenkonstruktion

Trotz unserer guten Erfahrungen mit der Mikro-Arterienpunktur ist diese nicht so populär, wie sie es nach unserer Ansicht sein sollte. Der Grund hierfür kann sein, daß die Technik zu schwierig ist und zu viel "gepfuscht" wird. Um diese Methode zu popularisieren, haben wir die Mantoux-Spritze mit einem Entlüftungskanal versehen, der offen ist, wenn der Kolben ganz zurückgezogen ist. Die Beigabe von Heparin wird wie beschrieben vorgenommen. Bevor dann die Haut perforiert wird, zieht man den Kolben so weit zurück, daß die Luft durch den dann offenen Entlüftungskanal verdrängt wird, wenn das Blut in der Spritze zu steigen beginnt. Wenn die Spritze bis zum Kolben gefüllt ist, zieht man die Kanüle heraus und drückt den Kolben so weit herunter, daß die Probe anaerob versiegelt wird. Mit dieser Spritzenform wird die Aspiration vermieden und damit der Arbeitsgang vereinfacht; gleichzeitig wird das Risiko einer Verrückung der Kanüle vermindert. Des weiteren ist die Identifizierung der Arterie leichter, da das Blut in die Spritze steigt, sobald die Vorderwand perforiert wird. Unsere Erfahrung mit dieser Spritze ist noch begrenzt, ihre Konstruktion nicht endgültig, jedoch erscheint das Prinzip vielversprechend.

Heparin-Einfluß

Die Zusetzung von Heparin beeinflußt das Ergebnis der Blutgas- und pH-Messung zweifach, einmal dadurch, daß Heparin eine Säure ist, zum anderen wird die Reaktion selbst in die saure Richtung auf Grund der Verdünnung verschoben. BECK-JANSEN und BECH (Gentofte Amtskrankenhaus) haben die Wirkung von 0,1 ml Heparin, gemischt mit steigenden Blutvolumina von 0,1 bis 1 ml, untersucht. Es wurde der pH-Wert in diesen Verdünnungen mit drei verschiedenen Heparinlösungen gemessen: Die üblich angewandte Heparinlösung mit 5000 I. E./ml, sowie mit 1000 I. E./ml und 100 I. E./ml. Die starke Heparinlösung hat selbstverständlich den kräftigsten Einfluß auf den pH-Wert, jedoch ist die Wirkung von Heparin bei 0,6 ml Blut in der Spritze vernachlässigbar. Eine Koagulation kann mit nur 10 I. E. Heparin pro ml verhindert werden, vorausgesetzt, daß die Mischung optimal ist. Da die Einwirkung auf den pH-Wert mit fallender Konzentration nachläßt, ist die Anwendung einer Heparinlösung von 1000 I. E./ml zu empfehlen.

Aufbewahrung

Während der Aufbewahrung wird der Stoffwechsel des Blutes die P_{O_2}- und die Säure-Basen-Werte verändern. Da der Stoffwechsel im wesentlichen die Leukozyten betrifft, hängt die Geschwindigkeit dieser Veränderungen mehr von der Anzahl der Leukozyten als vom Hämoglobingehalt ab. Maßgebend für diese Veränderungen sind Zeit und Temperatur und, was den P_{O_2}-Wert betrifft, die Sauerstoffsättigung. Bei hohen Sauerstoffdrucken wird Sauerstoff für den Stoffwechsel dem physikalisch gebundenen O_2 entzogen. Das Fallen des Sauerstoffdruckes wird dadurch so bedeutend sein, daß schon nach sehr kurzer Zeit die Analyse wesentliche Fehler aufweisen wird. Es ist hier zu empfehlen, gleichzeitig mit der Probenentnahme eine Stoppuhr anlaufen zu lassen, nach z. B. zwei und vier Minuten den P_{O_2}-Wert zu messen und dann auf die Zeit null zu extrapolieren.

Beträgt die Temperatur während der Aufbewahrung 4°C, dann wird sich ein Abfall für den pH-Wert von 0,006 ± 0,004 und für den P_{CO_2}-Wert von 0,6 ± 0,6 finden. Wird die Probe bei Zimmertemperatur aufbewahrt, dann ist der Abfall viermal und bei 37° sechsmal so groß. Die Veränderungen der Säuren-Basen-Parameter werden innerhalb von drei Stunden bei 4°C Aufbewahrungstemperatur ohne Bedeutung sein, dies gilt jedoch nicht für den P_{O_2}-Wert. Die Abb. 1 und 2 zeigen den P_{O_2}-Abfall in Abhängigkeit von der Zeit bei Zimmertemperatur und 4°C, wobei die Proben in Glas- und in Kunststoffspritzen aufbewahrt wurden. Die Spritzen werden von einem Tonometer gefüllt. Die verschiedenen Drucke bei der Zeit null sind Ausdruck für Äquilibrierungs-Variationen und nicht für verschiedene Eigenschaften bei den beiden Spritzentypen.

Zunächst zum Verhalten der Blutproben bei Zimmertemperatur (Abb. 1): Bei 100 % Sauerstoff ist der initiale Abfall in der Kunststoffspritze am größten. In der Glasspritze fällt der P_{O_2}-Wert durchschnittlich um 2,6 mm Hg/min., in der Kunststoffspritze um 2,9 mm Hg/min. ab. Bei 50 % Sauerstoff ist der Abfall in den beiden Spritzentypen gleich und beträgt ca. 1 mm Hg/min. Bei 4°C (Abb. 2) ist der Verlust in der Kunst-

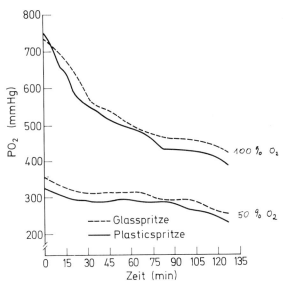

Abb. 1. Aufbewahrung von arteriellen Blutproben bei Raumtemperatur

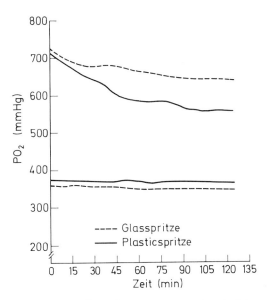

Abb. 2. Aufbewahrung von arteriellen Blutproben bei 4° C

stoffspritze bei 100 % Sauerstoff ebenfalls am größten, bei niedrigen Drucken verhalten sich beide Typen gleich. Der größere Verlust in der Kunststoffspritze ist dem Diffusionsverlust zuzuschreiben und macht dieses Material damit weniger geeignet für die Aufbewahrung von Blut mit sehr hohen Drucken.

Meßvorgang und Elektrodenprobleme

Messen

Zum Messen von Ionen in einer Lösung benutzt man Elektropotentiale, die an der Oberfläche zwischen zwei Phasen, meist Metall und Lösung, entstehen. Auch dort, wo eine semipermeable Membran zwei Flüssigkeitsphasen voneinander trennt, entsteht ein Elektrodenpotential, sofern die Membran nur ein bestimmtes Ion durchläßt. Das Potential ist proportional dem Logarithmus des Verhältnisses zwischen Ionenkonzentration an den beiden Seiten der Membran. In der pH-empfindlichen Glaselektrode wird der Strom zwischen den beiden durch die Membran separierten Lösungen von Wasserstoffionen geleitet, da die Membran so fungiert, als ob sie nur für Wasserstoffionen durchlässig sei. Die Potentiale bei verschiedenen pH-Werten beschreiben eine gerade Linie mit einer Steilheit von 61,5 mV/pH-Einheit. Als Bezugselektrode wird eine Kalomel-Quecksilberelektrode verwendet, die mittels einer Salzbrücke von Kaliumchlorid mit der Probenlösung in Kontakt steht. Bei der modernen Glaselektrode ist das empfindliche Glas wie ein Kapillarrohr geformt.

Bei Verwendung von Elektroden kann es nun eine Unzahl von Ursachen für Fehlmessungen geben. Wir wollen die Elektrodenprobleme hier von zwei Gesichtspunkten betrachten. Einerseits finden sich spezifische Probleme, die mit der Verwendung der entsprechenden Elektroden verbunden sind, andererseits können generelle Probleme, die allen Elektrodenmessungen gemein sind, wie Eichung, Membran- und Temperaturprobleme, auftreten.

Zunächst sollen die verschiedenen allgemeinen Probleme sowie Gerätemängel erwähnt werden, die alle zu Schwierigkeiten bei pH-Messungen führen können.

Probleme der Glaselektrode

Die Glaselektrode ist von der Seite des Kapillarröhrchens mit pH-unempfindlichem Glas verschmolzen. Die beiden Glastypen haben verschiedene Temperatur-Dehnungskoeffizienten. Es können deshalb Risse im Kapillarröhrchen entstehen, was zu Kurzschlüssen führen kann. Dies ist gleichfalls bei mechanischer Reinigung der Elektrode möglich. In beiden Fällen wird der Widerstand zwischen Glaselektrode und Bezugselektrode mit gefüllter Elektrode niedrig sein, d. h. unter 10 M-Ohm. Solch eine Elektrode ist zu vernichten. Die Glaselektrode wird durch Saugung gefüllt und deshalb können Luftblasen in die Kapillarröhre gelangen, die Fehlergebnisse in basischer Richtung verursachen. An der Innenseite des Glases kann sich Protein ansetzen und mit seinen Puffereigenschaften das pH in der Probe verändern. Proteineinlagerungen können des weiteren die Ursache einer trägen Elektrodenansprache sein, so wie sie diese auch ganz verstopfen können. Die Elektrode kann durch Spülen mit Hämosol oder Pepsinlösung, eventuell mechanisch, gereinigt werden. Bei einem Glaselektrodentyp ist es möglich, daß Wasser in den Raum zwischen der Außenseite der Glaselektrode und dem Wassermantel dringen kann; das Wasser gelangt durch einen Vinylstopfen hinein, der die Glaselektrode rückwärts festhält. Durch einfaches Abtrocknen der Glaselektrode und des Kanals kann dieses Problem vermieden werden.

Der bedeutsamste Fehler, der in der Nähe der Bezugselektrode entsteht, wird durch einen Fehler in der Temperaturregelung verursacht: eine niedrige Temperatur ergibt Fehler in alkalischer Richtung. Die Verstopfung der flüssigen Brücke mit Kaliumchlorid-Kristallen im keramischen Stift oder Verunreinigung desselben, so daß andere Ionen als Kaliumchlorid Diffusionsverbindungen bilden, wird einen erhöhten

Widerstand im System verursachen. Die flüssige Brücke ist in den meisten Elektrodentypen eine schwache Stelle.

Die Kohlendioxydelektrode ist eine membranbedeckte Glaselektrode, die Kohlendioxyd-induzierte pH-Veränderungen in einem Bikarbonat-Puffer mißt. Das pH-empfindliche Glas ist in der Elektrodenspritze untergebracht und separiert die Elektrodenfüllflüssigkeit, eine Elektrolytlösung mit einem pH von ca. 7, von der äußeren Pufferlösung. Die Füllflüssigkeit enthält bei allen Kohlendioxyd-Elektrodentypen eine Luftblase zur Kompensierung der temperaturbedingten Volumensänderung. Um zu vermeiden, daß die Luftblase am pH-Glas anliegt und damit die Empfindlichkeit beeinträchtigt, sind die Elektroden in horizontaler Lage zu montieren. Die Glasoberfläche soll gleichmäßig konvex sein. Unebene, konkave oder unregelmäßige Formen werden die Dicke der Glasmembran und damit die Ansprechzeit verändern. Bevor man eine neue Kohlendioxydelektrode benutzt, ist diese unter einer Lupe zu prüfen und an den Hersteller zurückzusenden, wenn die Oberflächenbeschaffenheit Mängel aufweist. Bei Membranenwechsel ist es üblich, daß man Silikonfett in die Rille des O-Ringes appliziert. Fett an der Elektrodenspitze bewirkt eine herabgesetzte Empfindlichkeit und wird mit Äther entfernt.

Im Laufe der Zeit verändert sich die Empfindlichkeit des Glases und die Ansprechzeit läßt nach. Bevor man eine Elektrode wegwirft, kann man versuchen, diese mit Scheuerpulver oder 1%iger Flußsäure eine Minute lang zu reinigen.

Bei der Sauerstoffelektrode wird eine Spannung von 0,7 Volt zwischen die negativ geladene Kathode und die positiv geladene Bezugselektrode gelegt. Wenn der Sauerstoff mit der negativ geladenen Platinelektrode in Berührung kommt, werden die Elektronen vom Metall entfernt. Die Anode empfängt die Elektronen aus der Lösung und ein Strom passiert Anode und Kathode. Bei einer Spannung zwischen den Elektroden von 0,7 Volt wird der gesamte Sauerstoff, der mit der Platinelektrode in Kontakt kommt, reagieren. Der Sauerstoffdruck an der Elektrodenoberfläche ist demnach null und der Gradient zwischen Probe und Kathode wird ausschließlich vom Sauerstoffdruck der Probe bestimmt, unabhängig von Sauerstoffgehalt und der Sauerstofflöslichkeit.

Probleme in Verbindung mit Sauerstoffdruck-Messungen können infolge von Kathodenfehlern entstehen. Silberablagerungen um den Platindraht - das Silber stammt von der Bezugsleketrode - vergrößern die aktive Oberfläche, da alle Edelmetalle, also auch Silber, die Eigenschaft haben, auf Sauerstoff zu reagieren. Die größte Oberfläche führt zu größerer Stromstärke, Driftsteigerung und erhöhtem Sauerstoffverbrauch. Der erhöhte Sauerstoffverbrauch bedeutet ein größeres Gas/Flüssigkeits-Verhältnis. Das Silber kann mit Scheuerpulver entfernt werden oder in Salpetersäure aufgelöst werden. Man kann auch versuchen, die Glasoberfläche mit Karborundumstein zu schleifen, wodurch man gleichzeitig eine gleichmäßig konvexe, etwas rauhe Oberfläche erzielt. Eine rauhe Oberfläche ist ein Vorteil, weil sie der Elektrolytschicht eine entsprechende Dicke verleiht. Eine zu dünne Elektrolytschicht ergibt nämlich mangelhafte Linearität.

An der Anode der Sauerstoffelektrode lagert sich gewöhnlich Silberchlorid ab, wodurch die Möglichkeit zu schwachem Ausschlag und Abwärtsdrift gegeben ist. Silberchloride werden mit Ammoniumchlorid durch Schleifen mit Stahlwolle oder durch Elektrolyse entfernt.

Eichung

Die Eichung der Sauerstoffelektrode geschieht am leichtesten mit Gasen. Stickstoff wird meist zu Nullpunktbestimmungen benutzt. Verglichen mit Sulfitborax ist der Sauerstoffdruck im Stickstoff 1 mm Hg. Die Empfindlichkeitseinstellung ist vor und nach dem Messen vorzunehmen, wobei man den Amperemeterausschlag so einstellt, daß der Ausgangseffekt der Elektrode mit der kalibrierten Skala in Übereinstimmung gebracht wird - gewöhnlich bei Sauerstoffdruck von atmosphärischer Luft. Die Voraussetzung dafür, daß Gas zum Eichen angewandt werden kann, ist, daß das Gas/Blut-Verhältnis bekannt ist und daß eine dementsprechende Korrektur vorgenommen wird oder auch, daß das Gas/Blut-Verhältnis so klein ist, daß sich eine Korrektur erübrigt. Sauerstoffelektroden liefern in einer Blutprobe niedrigere Werte als in einer Gasprobe mit gleichem Sauerstoffdruck. Die Erklärung für das Gas/Blut-Verhältnis ist einerseits der Sauerstoffverbrauch in der Blutprobe selbst, andererseits der Sauerstoffverbrauch der Kathode; durch letzteren wird ein Diffusionsgradient in der Blutprobe bewirkt. In einer Gasprobe sind die Molekülbewegungen rascher, weshalb keine Diffusionsgradienten entstehen.

Moderne Sauerstoffelektroden haben sehr kleine Kathoden mit geringem Sauerstoffverbrauch und kurzer Ansprechzeit, was beides das Gas/Blut-Verhältnis herabsetzt. Das Gas/Blut-Verhältnis kann mittels Tonometeräquilibrierung von Blut bestimmt werden. Es soll jedoch davor gewarnt werden, sich nicht zu sehr auf die Tonometrierung zu verlassen, und zwar 1. weil es zweifelhaft ist, inwiefern ein vollkommenes Gleichgewicht erreicht werden kann, 2. weil die Überführung des Blutes vom Tonometer zur Elektrode ohne Veränderung der Temperatur oder des Druckes vor sich gehen soll und 3. weil das Blut laufend Sauerstoff konsumiert. Die Gas/Blut-Differenz variiert faktisch auch bei Tonometerversuchen zwischen 1 und 8 %. HULANDS und Mitarbeiter haben bewiesen, daß 30 % Glyzerin in Wasser ein Gas/Flüssigkeitsverhältnis haben, das gleich dem des Blutes ist und sie empfehlen die Anwendung dieser Lösung zur Prüfung des Gas/Blut-Verhältnisses. Glyzerin hat jedoch eine Dehydratisierungstendenz und ist deshalb weniger geeignet.

Eine einfache Eichmethode, die das Gas/Blut-Verhältnis in Betracht zieht, ist folgende:
Man bestimmt das Luft/Wasser-Verhältnis und multipliziert dieses mit 1,8, addiert das Ergebnis zur Luft und stellt die Elektrode auf diesen Wert ein, wenn sie mit Luft gefüllt ist. Die Kohlendioxydelektrode hat keine Gas/Flüssigkeitsdifferenz, weshalb zwei Gase mit bekanntem Kohlendioxydgehalt für die Eichung benutzt werden.

Auf die Eichung der Kohlendioxydelektrode und der pH-Elektrode wird hier nicht eingegangen.

Membranmaterial

Durch die Änderung des Membranmaterials können drei wichtige Elektrodenfunktionen beeinflußt werden: Ansprechzeit, Linearität und Gas/Flüssigkeits-Verhältnis. Der entscheidende Faktor für diese drei Funktionen ist die Permeabilität der Membran.

Eine sehr permeable Membran wird eine kurze Ansprechzeit haben, jedoch wird infolge der großen Sauerstoffmenge, die die Membran durchdringt, dem Teil der Probe, der in der Nähe der Kathode ist, mehr Sauerstoff entzogen. Dadurch wird die Eichsicherheit gering und das Gas/Blut-Verhältnis groß sein, wenn es sich nicht um Proben mit Umrührung handelt. Die schwach permeable Membran wird eine langsame Ansprache und ein kleines Gas/Blut-Verhältnis bewirken.

Teflon- und Silikon-Membranen sind Beispiele für sehr permeable Membranen mit 99 % Ansprache im Laufe von 1 sec. bei 37° C. Die 6 µ dünne Teflonmembran kann sehr vorteilhaft zusammen mit einer Cellophanmembran darunter angewendet werden, wodurch die Linearität der Membran verbessert wird und man diese gegen Druckschwankungen stabilisiert. Mylar ist ein Beispiel für eine schwach permeable Membran; die Ansprechzeit beträgt drei Minuten. Zwischen diesen beiden Extremen liegt Polypropylen mit einer 99 %igen Ansprechzeit von 25 sec. und mit einem Gas/Blut-Unterschied von 2 bis 4 %, bedingt durch das Alter der Membran.

Probleme mit der Kohlendioxydelektroden-Membran hängen hauptsächlich mit Leckstellen und losen Membranen zusammen. Eine Leckstelle verursacht einen Drift der CO_2-Elektrode und kann bei modernen Blutgas-Geräten leicht mit Hilfe des Membranleckstellen-Knopfes ausfindig gemacht werden. Die Teflonmembran hat die Tendenz, mit der Zeit an Elastizität nachzulassen. Wenn sich die Membran lockert, wird die Flüssigkeitsschicht zwischen Membran und Elektrodenoberfläche dicker, weshalb die Ansprechzeit lang sein wird. Normalerweise wird eine 25 µ dicke Teflonmembran benutzt, die bei 99 % Ausschlag eine Ansprechzeit von 120 sec. hat.

Es gibt auch beträchtlich dünnere Teflonmembranen - bis zu 3 µ. Die äußerst dünnen Membranen haben nur eine kurze Lebensdauer, was ebenso für Silastic-Membranen gilt, die die Tendenz haben, zu hydrieren und Wasserstoffionen nach einigen Tagen zu verlieren.

Zur Sicherung einer ständigen dünnen Flüssigkeitsschicht zwischen Membran und Glaselektrode wird ein mechanischer Separator eingeschaltet. In diesem Falle hat Josephpapier sich als bestens geeignet erwiesen.

Temperaturprobleme

Das Blut hat einen hohen Temperaturkoeffizienten, weshalb eine konstante Temperatur innerhalb sehr enger Grenzen für eine genaue Messung notwendig ist. Der P_{O_2}-Wert sinkt um 6 bis 7 %, der P_{CO_2}-Wert sinkt um 4,5 % pro Grad C. Ein Temperaturfehler von 0,25° C entspricht also einem Fehler von 1,5 mm Hg bei einem P_{O_2}-Wert bei 100 mm Hg und von 0,4 mm Hg bei einem P_{CO_2}-Wert von 40 mm Hg. So kleine Temperaturunterschiede können sogar mit korrekter Temperatur der Thermostatflüssigkeit entstehen, zum Beispiel dadurch, daß der aktive Teil der Elektrode beim Gaskalibrieren abgekühlt wird. Dies kann vorkommen, weil Luft ein geringerer Wärmeleiter als Blut ist. Temperaturunterschiede zwischen den verschiedenen Teilen der Elektrode werden am besten durch Anwendung rostfreien Stahls als Küvettenmaterial vermieden.

Die häufigste Ursache der Temperaturprobleme ist natürlich auf das Wasserbad zurückzuführen. Ideal soll das Wasserbad eine Temperatur von 37 $\pm$ 0,1° im ganzen Meßsystem sichern. Eine so kleine Temperaturabweichung kann man nur dadurch aufrechterhalten, daß man viele und häufige Temperaturmessungen an verschiedenen Stellen im System vornimmt, wenn man eine Behinderung der Wasserbadzirkulation durch Schmutz, Bakterien- oder Hefezellklumpen vermeidet und wenn man die Elektroden mit genügend kurzen, nicht geknickten Schläuchen montiert.

Wenn kaltes Blut in eine Elektrode injiziert wird, vergeht mindestens eine Minute, bevor ein Temperatur-Gleichgewicht über die Membran eingetreten ist. Kalte Blutproben sollen langsam injiziert werden, so daß die Temperaturäquilibrierung in den Zuleitungsschläuchen stattfindet. Dadurch können die initialen Schwingungen umgangen werden, die beim stetigen Aufzeichnen des Elektrodenausschlages abgelesen werden können und die zur Unsicherheit über den richtigen Zeitpunkt für das Ablesen des endgültigen Resultates veranlassen können.

Falls der Thermostat Temperaturgrenzen von ± 0,1° C sichern kann, wird die Reproduzierbarkeit der pH-Messungen 0,002, der P_{CO_2}-Messungen 0,5 mm Hg und der P_{O_2}-Messungen 0,7 mm Hg betragen.

Temperaturkorrektur

Aus praktischen Gründen muß die Elektrodentemperatur unverändert gehalten werden und, falls die Temperatur des Patienten von jener abweicht, muß der Temperaturunterschied korrigiert werden. Sinkt die Temperatur einer Blutprobe, die anaerob aufbewahrt wurde, so steigt der pH-Wert, während der P_{CO_2}- und P_{O_2}-Wert sinken.

ROSENTHAL hat den Temperaturkorrekturfaktor für den pH-Wert mit $\Delta pH = -0,0147 \times \Delta T$ angegeben. Der pH-Temperaturkoeffizient ist jedoch auch vom aktuellen pH abhängig, wie ADAMSON gezeigt hat, und im geringeren Grade auch vom P_{CO_2}-Wert. Letzerer kann bei Anwendung in der Klinik ausgelassen werden, und die Gleichung des Korrekturfaktors sieht dann folgendermaßen aus:

$$\frac{\Delta pH}{\Delta T} = 0,0065 (7,4 - pH_{37}) - 0,0146$$

Die Temperaturkorrektur für P_{CO_2} ist in der folgenden Gleichung ausgedrückt.

$$\Delta \log P_{CO_2} = f \times \Delta T \quad (f = 0,019 \text{ bei } 37°)$$

In dieser Gleichung wird keine Rücksicht auf die P_{CO_2}-Temperaturvariationen im Verhältnis zum pH-Wert genommen, bei niedrigen pH-Werten wird der Korrekturfaktor also zu groß sein.

Die Probleme betreffs der Temperaturkorrektur und der Unsicherheit der Werte werden noch größer, wenn es sich um den P_{O_2}-Wert handelt. So lange das Blut vollgesättigt und der P_{O_2}-Wert über etwa 250 mm Hg liegt, kann eine genaue Korrektur zum Beispiel mit dem Hedley-Whyte Nomogramm durchgeführt werden. Wenn der P_{O_2}-Wert unter 250 mm Hg liegt, wird die Temperaturkorrektur durch diejenige Wirkung kompliziert, die die Temperatur auf die Sauerstoffdissoziationskuve ausübt. Der Verlauf dieser Kurve variiert erstens von einem Individium zum anderen und zweitens werden metabolische Säure-Basen-Störungen - obwohl der pH-Wert unverändert ist - die Dissoziationskurve verschieben, wie ROTH und Mitarbeiter nachgewiesen haben. Es ist also nicht möglich, eine genaue Temperaturkorrektur für P_{O_2} bei Werten unter 250 mm Hg zu erreichen. Da es praktisch ebenso unmöglich ist, die Elektrodentemperatur parallel zur Körpertemperatur zu ändern, müssen diese Fehler akzeptiert werden. Bei wissenschaftlichen Messungen unter Hypothermie werden zwei Elektroden empfohlen: die eine bei 37° C, die andere bei der gewünschten Temperatur unter den vorliegenden Hypothermiebedingungen.

3. Berechnung abgeleiteter Parameter und Säure-Basen-Diagramme

Abgeleitete Parameter

Zur Ausrechnung der nicht direkt meßbaren Parameter in der Säure-Basen-Bilanz verwendet man gewöhnlich eines der vielen Diagramme, die zu diesem Zweck konstruiert worden sind. Von diesen sind die SIGGAARD-ANDERSEN Nomogramme am anwendbarsten und haben den Vorteil, daß unabhängig davon, welche Terminologie man bevorzugt oder welche Ausrüstung man

verwendet, entweder das Kurvennomogramm oder das Alignementnomogramm, verwendet werden kann. Der Vollständigkeit halber soll erwähnt werden, daß die Pufferlinie einer Blutprobe auf zwei Arten, je nach verfügbarer Apparatur, festgestellt werden kann:
1. Durch eine direkte P_{CO_2}-Messung mit einer CO_2-Elektrode, eine pH-Messung und eine Hämoglobinbestimmung. Der Hämoglobingehalt bestimmt dabei die Neigung der Pufferlinie, ihre Lage im Koordinatensystem ist vom P_{CO_2} und vom pH-Wert abhängig.
2. Durch die Astrup-Technik, bei der Neigung und Lage der Pufferlinie von zwei zusammengehörigen pH- und P_{CO_2}-Werten definiert werden.

Die Beschreibung des Säure-Basen-Verhältnisses im Blut umfaßt außer dem pH-Wert und dem respiratorischen Parameter P_{CO_2} auch metabolische Parameter. Als solche sind Total-CO_2, Standard-Bikarbonat, aktuelles Bikarbonat, Pufferbase und Basenüberschuß zu nennen. Welche dieser fünf Größen gibt nun am besten über die nicht-respiratorischen Störungen des Säure-Basen-Gleichgewichtes Auskunft?

Die zwei wichtigsten Puffersysteme im Blut sind das Bikarbonat- und das Proteinsystem. Beim Anstieg des P_{CO_2}-Wertes wird die oberste Gleichung in Abb. 3 nach links verschoben, und die erhöhte Menge von Wasserstoffionen wird die Gleichung wieder nach rechts verschieben.

$$H^+ + HCO_3^- \rightleftarrows H_2CO_3 \rightleftarrows CO_2 + H_2O$$

$$H^+ + Prot^- \rightleftarrows H\,Prot$$

$$HCO_3^- + Prot^- = Pufferbase$$

Abb. 3. Puffersysteme - Pufferbase

Da die Wasserstoffionen innerhalb desselben Systems bleiben, wird die Proteinanionenkonzentration um so viel sinken, wie die Bikarbonatkonzentration steigen wird und die Summe der zwei Ionen bleibt unverändert. Die Summe der zwei Ionen ist die Pufferbase. Es geht aus der eben erwähnten Darstellung hervor, daß die Pufferbase vom P_{CO_2}-Wert unabhängig ist. Wenn eine nicht flüchtige Säure dem System zugeleitet wird, werden die beiden Gleichungen nach rechts verschoben und die Summe des Bikarbonations und Proteinanions sinkt, d. h., die Pufferbase ist niedrig. Wenn man dem System Basen zufügt, verschieben sich die Gleichungen nach links, die Pufferbase wird hoch.

Es ist immer noch üblich, die Säure-Basen-Bilanz durch Änderungen des Bikarbonatsystems zu beschreiben, was aber folgende Nachteile hat:
1. ist es unlogisch und verwirrend, den metabolischen Parameter als Total-CO_2 oder als Bikarbonat zu beschreiben, der so viel Ähnlichkeit mit dem P_{CO_2}-Wert, dem respiratorischen Parameter, hat.
2. die Bikarbonatkonzentration beschreibt nicht die quantitativen Änderungen des gesamten Puffersystems, da die Verschiebung des Proteinsystems nicht mitgerechnet wird. Bei der Anwendung der Pufferbase werden quantitative und komplette Informationen erreicht ohne daß weitere Messungen nötig sind.

Die Pufferbase hat übrigens eine wichtige Funktion, nämlich Bindeglied zwischen Säure-Basen- und dem Elektrolytstoffwechsel zu sein, indem Bikarbonat und Protein, wie es aus Gamble's Diagramm hervorgeht, in der Anionenkolonne mit einer Konzentration von insgesamt 42 mmol/l angegeben sind.

Der Basenüberschuß nun wird als diejenige Menge Säure oder Base definiert, die notwendig ist, um eine Blutprobe auf den pH-Wert von 7.40 bei einem P_{CO_2}-Wert von 40 mm Hg und 37° C titrieren zu können. Pufferbase und Basenüberschuß sind eng verwandt: BE=BB-NBB (BE = Basenüberschuß, BB = gemessene Pufferbase, NBB = normale Pufferbase). Wenn keine metabolischen Änderungen vorliegen, ist NBB = BB und BE ist Null. Ein negativer BE drückt einen azidotischen Zustand aus. Der Basenüberschuß besitzt den Vorteil, daß er im normalen Blut ungeachtet der Hämoglobinkonzentration Null ist. Ferner wird durch ihn der Überschuß der Säure oder Base im Blut direkt in mmol/l angegeben. Dies ist leichter, als sich fortwährend einen Normalwert zu merken und danach die Verschiebungen zu berechnen. Der Basenüberschuß kann deshalb als <u>der</u> metabolische Parameter empfohlen werden.

Sowohl für die Pufferbasen-Werte als auch für die Basenüberschuß-Werte muß jeweils angeführt werden, ob man sich auf Plasma oder auf Blut bezieht. Der normale Basenüberschuß-Wert ist sowohl im Plasma als auch im Blut Null, während die normalen Pufferbasen 42 mmol/l im Plasma betragen, im Blut jedoch einen höheren Wert, allerdings in Abhängigkeit von der Hämoglobinkonzentration, aufweisen.

An den Begriffen Basenüberschuß und Pufferbase ist Kritik geübt worden, besonders von SCHWARTZ und seiner Schule in Boston. Die Ursache dieser Kritik war, daß SCHWARTZ und Mitarbeiter bei Untersuchungen von Fällen akuter und chronischer respiratorischer Azidose einen negativen Basenüberschuß fanden, wenn der aktuelle P_{CO_2}-Wert akut über 70 mm Hg anstieg. Dies bedeutete also, daß der Basenüberschuß "in vivo" vom P_{CO_2}-Wert abhängig war. Aufgrund dieses Verhältnisses wurden Basenüberschuß und Pufferbase von SCHWARTZ verworfen, er empfahl als metabolischen Parameter das aktuelle Bikarbonat und zeichnete "in vivo"-Titrierungskurven, die die vom P_{CO_2} abhängigen Bikarbonatveränderungen beschreiben. Auf diesen Diagrammen kann man zwischen ausschließlich respiratorischen und kombinierten metabolisch-respiratorischen Störungen unterscheiden. Sie geben aber kein Maß für die Größe der metabolischen Komponente an.

Die Siggaard-Andersen Nomogramme sind auf eine in vitro-Äquilibrierung von Blut mit Gasen von verschiedenem CO_2-Gehalt eingestellt. In vivo wird eine Steigerung des P_{CO_2}-Wertes von einem Verlust des Bikarbonates in der Extrazellulärflüssigkeit gefolgt sein, eine solche Blutprobe wird demnach einen negativen Basenüberschuß zeigen. Bei akutem Anstieg des P_{CO_2}-Wertes auf 70 mm Hg handelt es sich dabei um 3,3 mmol/l.

Dieses Verhältnis wurde von SIGGAARD-ANDERSEN beschrieben, ehe die Kritik von SCHWARTZ erschien, und SIGGAARD-ANDERSEN hat ein einfaches Verfahren zur Eliminierung der Unterschiede zwischen in-vivo und in-vitro CO_2-Titrierungskurven aufgezeigt: Eine Flüssigkeit mit einem Hämoglobingehalt von 5 g/100 ml, der einer Erythrozytenverteilung in einem Volumen von gleicher Größe des Extrazellularvolumens entspricht, besitzt eine Pufferlinie, die genau der in-vivo-CO_2-Titrierungskurve folgen wird. Deshalb ist der neue Parameter "Extrazellularflüssigkeits-Basenüberschuß" erschienen und wird auf neueren Nomogrammen angewendet. Es hat sich ergeben, daß der Basenüberschuß sowohl im fetalen als auch im Erwachsenenblut vom P_{CO_2}-Wert unabhängig ist.

<u>Säure-Basen-Diagramm</u>

Bei der Beurteilung von Laboratoriums-Resultaten vergleicht man die eingehenden Antworten mit Referenzwerten, den sogenannten Normalwerten. Das ist einfach, sofern es sich um einzelne Parameter handelt, die keine Beziehung zu anderen haben, wie z. B. der Hämoglobingehalt. Im Säure-

Basen-Haushalt sind drei Werte zu einer integrierten Bewertung zusammenzufassen, was entweder eine sehr eingehende Kenntnis der Säure-Basen-Probleme voraussetzt oder Diagramme mit Angabe der physiologischen und pathophysiologischen Beziehungen zwischen den Säure-Basen-Parametern erfordert. Ein Beispiel eines solchen Diagramms ist das Säure-Basen-Diagramm von SIGGAARD-ANDERSEN (1971).

Der Aufbau des Diagramms (Abb. 4) entspricht im Prinzip dem des Kurvennomogramms. Es hat den wesentlichen Vorteil, daß die beiden am häufigsten gemessenen Parameter pH und P_{CO_2} als Abszisse beziehungsweise Ordinate vertreten sind. Auf der Abszisse ist gleichfalls die Wasserstoffionen-Konzentration in Nano-Mol/l angeführt.

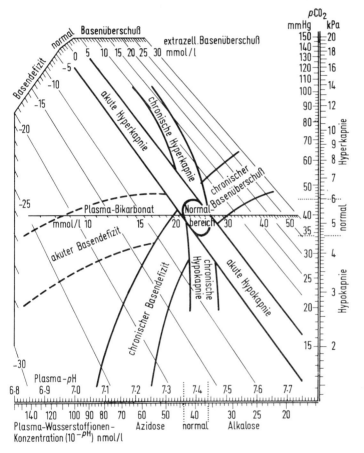

Abb. 4. SIGGAARD-ANDERSEN Säure-Basen Diagramm

Das P_{CO_2} ist in mm Hg sowie in der neuen Einheit Kilo-Pascale, die als Druckeinheit von der "International Union of Pure and Applied Chemistry" empfohlen wird, angegeben.

Der BE (Basenüberschuß) in der extrazellulären Flüssigkeit ist auf der Skala in der oberen linken Ecke des Diagramms eingetragen. Der BE-Wert ist in mmol/l angegeben. Das Projezieren zur BE-Skala erfolgt längs der schrägen BE-Linie, auch "in-vivo CO_2-Äquilibrierungskurve" genannt. In diesem Diagramm entspricht die Neigung der Pufferlinie einem Hämoglobingehalt von 3,7 mmol/l oder 5 g/100 ml.

Die Bikarbonatkonzentration ist in der Mitte des Diagramms eingetragen, der Ausgangspunkt dieser Skala wird durch die Henderson-Hasselbalch-Gleichung definiert.

Der Normalbereich gibt Säure/Basen-Werte von normalen ruhenden Personen an. Die Werte von Frauen und Kindern liegen im untersten linken, für Männer im obersten rechten Teil des Normalbereiches.

Alle rein respiratorischen Veränderungen werden längs der gleichen Basenüberschuß-Linie verlaufen, während metabolische Veränderungen im rechten Winkel zu den Basenüberschuß-Linien verlaufen werden.

Wenn der P_{CO_2}-Wert infolge von CO_2-Inhalation oder apnoischer Oxygenation akut steigt, werden die Säure-Basen-Werte innerhalb des Bereiches "Akute Hyperkapnie", also der akuten respiratorischen Azidose mit normalem extrazellulärem Flüssigkeits-BE, zu finden sein. Ein normaler extrazellulärer Flüssigkeits-BE wird auch bei akuter Hyperventilation = "Akute Hypokapnie" vorkommen.

Die renale Kompensation einer respiratorischen Azidose ist erst nach einigen Tagen maximal; sie besteht, wie bekannt, aus einer erhöhten renalen Wasserstoffionen-Ausscheidung und erhöhter Bikarbonat-Reabsorption, also einem erhöhten BE. Wenn man bei Patienten mit chronischer respiratorischer Insuffizienz Werte außerhalb des Bezugsbereiches vorfindet, ist die Ursache sicher eine herabgesetzte Nierenfunktion, was eine mangelhafte Kompensation ergibt, oder ein Kaliummangel, bei dem die Ausscheidung der Wasserstoffionen erhöht ist und die Werte rechts von Bezugsbereich zu finden sein werden.

Die chronische Hypokapnie kann wohl kaum als pathologischer Zustand bezeichnet werden, da diese nur bei normalen Personen beobachtet wird, die sich an größere Höhen gewöhnt haben.

Reine metabolische Veränderungen kommen selten vor, weil die respiratorische Kompensation solcher Störungen rasch eintritt und volle Kompensation in der Regel innerhalb von vier bis sechs Stunden beobachtet wird. Ein akuter Basenmangel kann demnach etwa bei anaerober Muskelarbeit oder bei Infusion nichtflüchtiger Säuren vorkommen.

Ein erhöhter chronischer Basenmangel oder auch eine chronische metabolische Azidose setzen eine normale respiratorsiche Funktion voraus und werden bei chronischer Niereninsuffizienz sowie bei diabetischer Azidose beobachtet. Einen chronisch erhöhten Basenüberschuß oder eine chronische metabolische Alkalose findet man z. B. nach Gabe von Bikarbonat und bei starkem wiederholtem Erbrechen. Auch Kaliummangel ergibt eine Alkalose, jedoch fallen die Werte bei diesem Zustand oftmals rechts unterhalb des Normalbereiches, was durch eine erhöhte intrazelluläre Wasserstoffionenkonzentration im Respirationszentrum bewirkt wird.

Dieses Säuren-Basen-Diagramm basiert auf P_{CO_2}- und pH-Werten von Patienten mit charakteristischen Säure-Basen-Störungen. Die Bereiche sind jedoch nicht mit mathematischer Genauigkeit definiert und werden von einem Patienten zum anderen sowie von Verfasser zu Verfasser etwas variieren.

Benutzt man das Diagramm zum Diagnostizieren von Säure-Basen-Störungen, so muß dies mit Vorsicht geschehen. Bei der Einzeichnung des P_{CO_2}- und des pH-Wertes kann man auf Grund der Lage derselben einen bestimmten Störungsgrad definieren. Erst durch Vergleich mit der Klinik aber kann eine endgültige Diagnose gestellt werden. Wichtiger als die aktuellen Zahlen ist eine vorherige Orientierung, auf welche Art und Weise diese Werte ihre jetzige Stelle im Diagramm erreicht haben. Der Weg dieser Werte wird durch physiologische Kompensationsmechanismen, Behandlung oder durch Kombination beider Fakten bestimmt und kann durch häufige Eintragungen auf dem Diagramm verfolgt werden.

4. Die kontinuierliche Messung von Blutgasen und von pH-Werten

ist eine ideale Methode für die Registrierung sämtlicher Variationen dieser Parameter im richtigen zeitlichen Verhältnis zueinander.

Bis jetzt ist diese Meßmethode vor allem bei physiologischen Messungen und Tierversuchen angewandt worden, um normale und induzierte Veränderungen aufzuklären. Es wurden auch einige wenige klinische Messungen, insbesondere bei Herz-Lungenoperationen, durchgeführt, um eine laufende Kontrolle von P_{O_2}, P_{CO_2} und pH zu sichern.

Kontinuierlich messen kann man auf zweierlei Arten:
1. durch Einführung von Elektroden in die Blutbahn
2. mit einer Durchflußküvette mit Elektroden, die am Blut messen, das durch die Küvettenzelle fließt. Die Durchflußzelle bringt man zwischen einem arteriellen und einem venösen Katheter an. Ich habe keine Erfahrung mit intravaskulären Elektroden, habe jedoch mit einer Durchflußküvette gearbeitet.

In ihrer ursprünglichen Form war die Durchflußküvette aus Glas hergestellt und hatte vier Kanäle zum Einsetzen einer Sauerstoffelektrode, einer Kohlendioxydelektrode, einer Glaselektrode und einer Bezugselektrode. Die Meßoberfläche an der Elektrode reicht hinunter zu dem Glasröhrchen, durch das das Blut fließt. Auf dem Diagramm (Abb. 5) sieht man die Anordnung der Durchflußküvette in der gesamten Versuchsaufstellung. Das Signal gelangt von den Elektroden durch die pH-Meter zu einem Schreiber. Links in Abb. 5 erkennt man das Eichsystem und den Thermostaten, der das gesamte System auf 37° hält, sowie eine Vorwärmspirale (TES), die eine volle Temperatur-Äquilibrierung des Blutes sichern soll. Arterielles Blut durchströmt, von einer okklusiven Pumpe gesteuert, die Durchflußküvette mit einer Geschwindigkeit von 4 ml/min. In dieser Anordnung werden Blutgas- oder pH-Änderungen mit einem Verzug von ca. 1 Minute registriert, denn Katheter und Durchflußküvette fassen 4 ml.

Die beschriebene Apparatur wurde bei einer Reihe von Tierversuchen mit extracorporaler Zirkulation eingesetzt. Zur Ermöglichung der Messung während Herzoperationen an Menschen haben wir eine neue Durchflußzelle konstruiert, die kompakt und sterilisierbar ist und somit auch im Operationssaal eingesetzt werden kann.

Die Durchflußzelle hat eine Größe von 20 x 12 x 5 cm, ist aus Makrolon hergestellt und in Modulen aufgebaut. Die beiden oberen sind Elektrodenkammern mit Raum für zwei Elektroden in jeder Kammer. Im untersten Modul befindet sich eine okklusive Fingerpumpe mit zwei Geschwindigkeiten (2 oder 4 ml/Minute), eine Vorwärmspirale, ein Heizkörper, Thermistor und ein Rührer, der das Thermostatwasser an den Elektrodenkammern und den beiden Tonometern, die sich direkt unter den Elektrodenkammern befinden, vorbeileitet. Die Tonometer enthalten ein mit zwei CO_2-O_2-

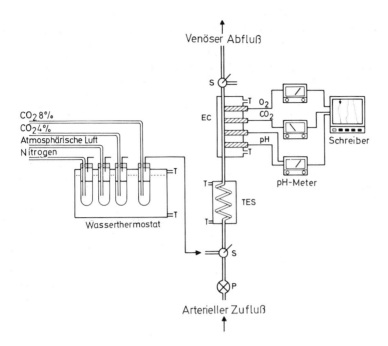

Abb. 5. Versuchsanordnung für eine kontinuierliche Säure-Basen- und Sauerstoff-Messung. Der Wasserthermostat enthält Gläser zur Befeuchtung und Erwärmung der Eichgase und beliefert über die Anschlüsse T die Vorwärmspirale (TES) und die Elektrodenkammer bzw. Durchflußküvette (EC) mit temperaturgeregeltem Wasser. P = Pumpe, S = Dreiwegehahn, O_2 = Sauerstoffelektrode, CO_2 = Kohlendioxydelektrode, pH = Glas- und Vergleichselektrode

Gemischen äquilibriertes Wasser. Die pH-Elektrode wird, wie üblich, mit Puffer geeicht. Beim Vergleich zwischen der kontinuierlichen Messung und Blutproben, die der extrakorporalen Schleife entnommen wurden, läßt sich eine gute Übereinstimmung zwischen den beiden Meßmethoden feststellen: die Mittelwerte sind für praktische Zwecke identisch und 95 % der Beobachtungen befinden sich innerhalb des Bereiches, der im wesentlichen dem zweimaligen Ablesungsfehler entspricht. Die Elektrodendrift in der Versuchsperiode, ausgedrückt als Differenz zwischen den Eichwerten vor und nach den Messungen, die sich über 4 - 5 Stunden erstreckten, ist gering. Die größte findet sich für die Sauerstoffelektrode, die kleinste für pH-Messungen.

Eine kontinuierliche Messung ist also genau und technisch durchführbar. Es erhebt sich jedoch die Frage, welchen Risiken Patienten bei einer solchen Messung ausgesetzt sind und in welchen klinischen Situationen eine kontinuierliche Überwachung der Blutgase und des pH-Wertes angezeigt erscheint.

Eine absolute Bedingung dafür, das Blut nach Passieren des Meßsystems in den Kreislauf des Patienten zu returnieren, ist die Anwendung sterilen, nicht pyrogenen Materials. Bei ca. 40 Messungen an Hunden wurden trotz wiederholten Züchtungen aus diesem Blut keine Mikroorganismen festgestellt, die aus der mit einer quarternären Ammoniumverbindung (Cetavlon[R]) desinfizierten extrakorporalen Schleife hätten stammen können.

Trotz negativer Züchtungsresultate bei Tierversuchen haben wir in Hinsicht auf Messungen am Menschen beschlossen, die Rückführung des Blutes zu vermeiden. Dies hat sich als angebracht erwiesen, da im Laufe der ersten zehn Messungen aus der Meßkammer zweimal Pyocyaneus-Bakterien gezüchtet wurden. Für diese Messungen wurde eine neue autoklavierbare Durchflußküvette angewendet, jedoch sind die Elektrodenspitzen die für die Sterilität kritische Stelle, die im Gegensatz zur restlichen Meßkammer nicht sterilisiert, sondern nur desinfiziert werden kann. Wir können keine sichere Lösung des Sterilitätsproblems angeben.

Die Koagulation des Blutes, das die Meßkammer passiert, kann natürlich verhindert werden. Dies geschieht entweder mit einer Universalheparinisierung, wie wir sie angewandt haben, oder mit einer Teilheparinisierung. Bei dem letztgenannten Verfahren wird ein doppelläufiger Arterienkatheter verwendet, durch dessen einen Lauf mit einer automatischen Pumpe Heparin in einer Menge injiziert wird, die ausreichend für die Gerinnungshemmung desjenigen Blutes ist, das durch den anderen Lauf des Arterienkatheters strömt. Inzwischen ergaben mehrere unserer Versuche, daß es trotz optimaler Heparinisierung zu einer Verstopfung der Meßkammer kommen kann. Verursacht wurde dies durch eine Agglutination von Thrombozyten, die im wesentlichen an den leitenden Elektrodenoberflächen erfolgte. Dieses Problem haben wir gelöst, indem wir das System mit einer Silikonlösung durchspülen; die Vorbehandlung des Patienten mit Azetylsalizylsäure ist eine andere mögliche Lösung.

Der Vollständigkeit halber möchte ich noch das potentielle Risiko einer Luftembolie erwähnen, das immer bestehen wird, wenn eine extrakorporale Schleife verwendet wird.

Die angewandte Apparatur ist noch nicht so vollkommen entwickelt, daß sie zu einer routinemäßigen klinischen Anwendung zugelassen werden kann; es stellt sich daher natürlich die Frage, ob diese Messung der Mühe wert ist.

Wissenschaftliche kontinuierliche Messungen haben zwar wichtige Informationen über das respiratorische Verhalten geliefert und werden es auch weiterhin tun, jedoch ist das Verfahren für klinische Zwecke, obwohl ideal, nur in ganz wenigen Fällen angezeigt und das nach meiner Meinung
1. zur Kontrolle der Herz-Lungen-Maschinenfunktion bei offener Herzchirurgie sowie
2. zur Überwachung von Respiratorpatienten mit marginaler Lungenfunktion, z. B. Patienten mit konsolidierten Lungen und großem intrapulmonalem Shunt, wo man zwischen dem Risiko von Hypoxieschäden und zusätzlichen, durch Sauerstoffintoxikation verursachten Lungenveränderungen balancieren muß.

Einige unserer Erfahrungen mit der kontinuierlichen Überwachung während der extracorporalen Zirkulation sollen hier besprochen werden: Zunächst die Registrierung während einer Herztransplantation, die an einem Hund vorgenommen wurde (Abb. 6). Die Messung erstreckte sich über 236 Minuten, davon 148 Minuten Perfusion. Gemessen und registriert wurden P_{O_2}, P_{CO_2} und pH. Blutdruck und Temperatur sind unter den Kurven angegeben.

Im unteren Teil der Abbildung sind die Sauerstoff- und CO_2-Konzentrationen im Respirator bzw. Oxygenator angeführt. Wir haben uns besonders für die Veränderungen interessiert, die beim Übergang zu und von der Perfusion vorkommen: der P_{O_2}- und P_{CO_2}-Wert fallen beim Starten der Perfusion äußerst rasch. Der P_{CO_2}-Abfall ist als Folge des niedrigen CO_2-Gehaltes der Füllflüssigkeit der Herz-Lungen-Maschine zu deuten.

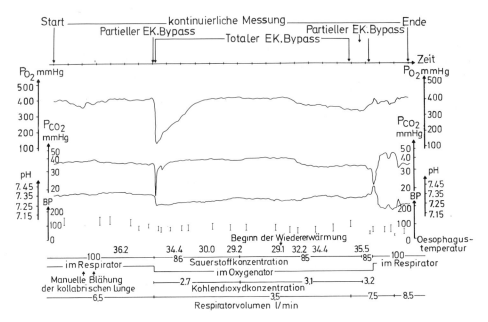

Abb. 6. Kontinuierliche Registrierung von P_{O_2}, P_{CO_2} und pH während des extrakorporalen Kreislaufes bei Hund 69/173. Der Ablauf der Perfusion ist im oberen Anteil der Abbildung dargestellt. Im unteren Anteil sind Blutdruck, Oesophagustemperatur, Respiratorvolumen und Sauerstoff und Kohlendioxyd in Prozent aufgetragen

Der P_{O_2}-Abfall ist nicht ohne weiteres erklärbar, weil die Sauerstoffkonzentration sowohl im Respirator als auch im Oxygenator hoch ist. Der P_{O_2}-Wert steigt während der Abkühlung, ist am höchsten bei niedrigster Temperatur und fällt während der Erwärmung wieder ab. Am Ende der Perfusion steigt der P_{CO_2}-Wert und der pH-Wert fällt ab. Dies ist Ausdruck für eine respiratorische Azidose, bedingt durch einen vergrößerten Totraum. Die Azidose kann durch eine Erhöhung des Beatmungsvolumens normalisiert werden.

Unmittelbar nach dem Start der Perfusion und in den darauffolgenden 3 bis 4 Minuten ist der Sauerstoffdruck oftmals gefährlich niedrig, wie es Abb. 7 veranschaulicht. Sie zeigt den Kurvenverlauf einer Einzelmessung sowie P_{O_2}-Durchschnittswerte und deren obere und untere Grenzen bei zehn Patienten während extrakorporaler Zirkulation mit dem Rygg Kyvsgaards Blasen-Oxygenator. Beim Übergang zur Perfusion fällt der P_{O_2}-Wert ab; der niedrigste registrierte Wert betrug 61 mm Hg. Die Sauerstoffverwertung durch den Oxygenator ist demnach besonders in den ersten Minuten sehr gering. Des weiteren ist in Betracht zu ziehen, daß es einer gewissen Zeit bedarf, bevor die Herz-Lungenmaschine die Zirkulation voll übernimmt, da das Herz in diesem Teil der Perfusionsphase weiterhin aktiv ist.

5. Anaesthesiologische Anforderungen an ein Blutgasmeßgerät

Blutgas-Messungen sind für den Anaesthesiologen genau so wichtig wie Elektrokardiogramme für den Kardiologen. Die Behandlung von Patienten mit respiratorischer Insuffizienz kann nur dann mit entsprechender

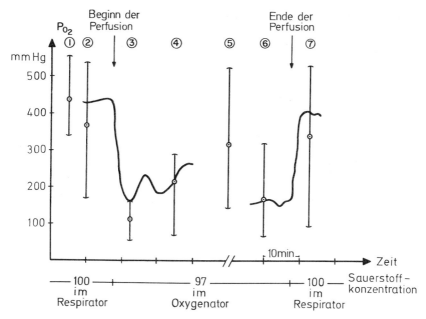

Abb. 7. Kontinuierliche Registrierung von PO_2 zu Beginn und am Ende des extrakorporalen Kreislaufes. Die ausgezogene Linie stellt den PO_2-Wert, bezogen auf eine Einzelmessung, dar; die offenen Kreise geben die Mittelwerte von zehn Messungen an

Sicherheit vor sich gehen, wenn das Laboratorium Tag und Nacht imstande ist, den Anaesthesiologen mit diesen Werten zu versorgen.

Der Anaesthesiologe verlangt aber nicht nur einen 24-Stundendienst, sondern auch eine rasche Antwort auf Proben. Die klinische Situation für respirationsgefährdete Patienten am Respirator kann sich so sehr schnell verändern, daß selbst ein Befund, der innerhalb der ersten Viertelstunde vorliegt, keine behandlungsmäßigen Folgen mehr zu haben braucht. Der Anaesthesiologe verlangt zudem vielleicht als einziger im Krankenhaus Sauerstoffdruckmessungen.

Nicht alle Zentrallaboratorien können oder wollen diese Forderungen erfüllen, die Folge ist oft die Errichtung eines Anaesthesie-Laboratoriums. Deshalb muß man sich die Frage stellen, wie ein solches Anaesthesie-Laboratorium ausgestattet sein soll. Da Blutgas-Apparaturen niemals spezifisch für Anaesthesisten hergestellt werden, ist man gezwungen, sich mit den allgemeinen Anforderungen an ein Zentrallaboratorium zu beschäftigen und diese zu erfüllen. Dies bedeutet zunächst, daß die Apparatur mit einer Genauigkeit arbeiten muß, die außerhalb der klinischen Relevanz liegt. Der Fehler bei Sauerstoff- und Kohlendioxyddruck-Messungen nähert sich 1 %, die Meßunsicherheit beträgt mit Glaselektroden einige Tausendstel einer pH-Einheit. In der Klinik ist es selbstverständlich unwesentlich, ob ein Sauerstoffdruck 99 oder 100 mm Hg beträgt. Viel wichtiger ist es, daß man die Möglichkeit hat, die Entwicklung einer Krankheit durch häufig wiederholte Befunde zu verfolgen, selbst wenn der Meßfehler drei bis vier Prozent betragen sollte.

Ein Blutgasmeßgerät ist in seiner derzeitigen Form für den Gebrauch in Zentrallaboratorien bestimmt, was zur Folge hat, daß die Bedienung der meisten Geräte zu kompliziert ist. Nur Laboranten oder Ärzte, die Blutgas-Messungen bei wissenschaftlichen Untersuchungen vornehmen, haben ausreichende Routine. Ein wesentlicher Punkt ist eigentlich die Tatsache, daß Geräte nur dem gehorchen, der ihnen ganze Pflege und Sorgfalt schenkt.

In unserem Anaesthesie-Laboratorium haben wir schlechte Erfahrungen mit wachthabenden, nicht fachkundigen Ärzten, die die Geräte außerhalb der Tageszeit benutzten, gemacht.

Ich möchte hier einige der am häufigsten vorkommenden Bedienungsfehler nennen: Elektroden werden nicht durchgespült und Blut ist möglicherweise in den Elektroden koaguliert. Man dreht die Kalibrierungsgase nicht ab und die Gasflasche ist wahrscheinlich am nächsten Morgen leer. Alle zugänglichen Knöpfe sind halb oder ganz verdreht. Eine solche Behandlung der Geräte hat oftmals zur Folge, daß die Laborantin die erste Stunde am nächsten Morgen damit verbringen muß, ihre Apparatur wieder betriebsfähig zu machen.

Ein Blutgasmeßgerät muß den technischen Kenntnissen des Benutzers und seinem theoretischen Wissen über Blutgase angepaßt werden und das Analyseverfahren muß so einfach sein, daß sogar Ärzte und Krankenschwestern das Gerät ohne Instruktion verwenden können.

Das Blutgasmeßgerät sollte in der vordersten "Frontlinie" eingesetzt werden können, d. h. auf Intensivpflege-Stationen oder in einem direkt an solche angeschlossenen Raum. Dadurch wird es notwendig sein, die Blutgasmeßgeräte mit so wenig Eichgasflaschen wie nur möglich auszustatten.

Ich stelle mir ein Gerät vor, das automatisch mit Hilfe einer Luftmischpumpe und einer Flasche mit 100 % CO_2 eicht. Wenn man zwei verschiedene CO_2-Gemische durch einen Phosphat-Bikarbonat-Puffer sprudeln läßt, werden die gleichen Eichlösungen für alle drei Elektroden anwendbar sein. Die Eichwerte werden mit einem Ausdruck in gleichmäßigem Abstand registriert und bevor das Gerät in Betrieb genommen wird, vergleicht man den letzten registrierten Eichwert mit den Standardwerten.

Die Probe wird in das Gerät eingespritzt oder eingesaugt und die direkte Messung von P_{O_2}, P_{CO_2} und pH erfolgt in einer Meßkammer, die z. B. so ähnlich wie eine Durchflußküvette sein kann. Die gemessenen Parameter können direkt digital angezeigt, abgelesen oder mit dem Print registriert werden. Bringt man außerdem ein Hämoglobinmeter in der Meßzelle unter, so können die abgeleiteten Parameter mit Hilfe eines Computers errechnet werden, welch letzterer ohnehin zur Steuerung der mechanischen Funktionen wie Programmierung des Eich- und Spülvorganges erforderlich ist. Ein solches Gerät wird so gut wie ohne Bedienungsknöpfe hergestellt werden können, wodurch eine eventuelle Fehlbedienung und dadurch eine Beeinträchtigung der Gerätefunktion eliminiert wird. Theoretisch müßte ein Kontakt für das Lichtnetz und eine Einspritzstelle für die Blutprobe genügen. Mit einem solchen Gerät wäre es möglich, nahezu 100%ige Zuverlässigkeit zu erlangen. Dies ist natürlich noch eine Frage der Zukunft und sicherlich in dieser umrissenen Art und Weise nicht zu lösen. Fest steht jedoch, daß das Blutgas-Analyseverfahren vereinfacht werden muß, wenn unsere Patienten und wir vollen Nutzen aus diesen Messungen ziehen sollen.

Anaesthesiology and Resuscitation · Anaesthesiologie und Wiederbelebung
Anesthésiologie et Réanimation

Lieferbare Bände:

1 Resuscitation Controversial Aspects. Edited by Peter Safar
2 Hypnosis in Anaesthesiology. Edited by Jean Lassner
4 Die intravenöse Kurznarkose mit dem neuen Phenoxyessigsäurederivat Propanidid (Epontol). Herausgegeben von K. Horatz, R. Frey und M. Zindler
5 Infusionsprobleme in der Chirurgie. Herausgegeben von U. F. Gruber und M. Allgöwer
6 Parenterale Ernährung. Herausgegeben von K. Lang, R. Frey und M. Halmágyi
7 Grundlagen und Ergebnisse der Venendruckmessung zur Prüfung des zirkulierenden Blutvolumens. Von V. Feurstein
8 Third World Congress of Anaesthesiology
9 Die Neuroleptanalgesie. Herausgegeben von W. F. Henschel
11 Der Elektrolytstoffwechsel von Hirngewebe und seine Beeinflussung durch Narkotica. Von W. Klaus
12 Sauerstoffversorgung und Säure-Basenhaushalt in tiefer Hypothermie. Von P. Lundsgaard-Hansen
13 Infusionstherapie. Herausgegeben von K. Lang, R. Frey und M. Halmágyi
14 Die Technik der Lokalanaesthesie. Von H. Nolte
15 Anaesthesie und Notfallmedizin. Herausgegeben von K. Hutschenreuter
16 Anaesthesiologische Probleme der HNO-Heilkunde und Kieferchirurgie. Herausgegeben von K. Horatz und H. Kreuscher
17 Probleme der Intensivbehandlung. Herausgegeben von K. Horatz und R. Frey
18 Fortschritte der Neuroleptanalgesie. Herausgegeben von M. Gemperle
19 Örtliche Betäubung: Plexus brachialis. Von Sir Robert R. Macintosh und W. W. Mushin
20 Anaesthesie in der Gefäß- und Herzchirurgie. Herausgegeben von O. H. Just und M. Zindler
21 Die Hirndurchblutung unter Neuroleptanaesthesie. Von H. Kreuscher
22 Ateminsuffizienz. Von H. L'Allemand
23 Die Geschichte der chirurgischen Anaesthesie. Von Thomas E. Keys
24 Ventilation und Atemtechnik bei Säuglingen und Kleinkindern unter Narkosebedingungen. Von J. Wawersik
25 Morphinartige Analgetica und ihre Antagonisten. Von Francis F. Foldes, Mark Swerdlow, and Ephraim S. Siker
26 Örtliche Betäubung: Kopf und Hals. Von Sir Robert R. Macintosh und M. Ostlere
27 Langzeitbeatmung. Von Ch. Lehmann
28 Die Wiederbelebung der Atmung. Von H. Nolte
29 Kontrolle der Ventilation in der Neugeborenen- und Säuglingsanaesthesie. Von U. Henneberg
30 Hypoxie. Herausgegeben von R. Frey, K. Lang, M. Halmágyi und G. Thews
31 Kohlenhydrate in der dringlichen Infusionstherapie. Herausgegeben von K. Lang, R. Frey und M. Halmágyi
32 Örtliche Betäubung: Abdominal-Chirurgie. Von Sir Robert M. Macintosh und R. Bryce-Smith
33 Planung, Organisation und Einrichtung von Intensivbehandlungseinheiten am Krankenhaus. Herausgegeben von H. W. Opderbecke
35 Die Störungen des Säure-Basen-Haushaltes. Herausgegeben von V. Feurstein
36 Anaesthesie und Nierenfunktion. Herausgegeben von V. Feurstein
37 Anaesthesiologie und Kohlenhydratstoffwechsel. Herausgegeben von V. Feurstein
38 Respiratorbeatmung und Oberflächenspannung in der Lunge. Von H. Benzer
39 Die nasotracheale Intubation. Von M. Körner
40 Ketamine. Herausgegeben von H. Kreuscher
41 Über das Verhalten von Ventilation, Gasaustausch und Kreislauf bei Patienten mit normalem und gestörtem Gasaustausch unter künstlicher Totraumvergrößerung. Von O. Giebel
43 Die Klinik des Wundstarrkrampfes im Lichte neuzeitlicher Behandlungsmethoden. Von K. Eyrich
45 Vergiftungen: Erkennung, Verhütung und Behandlung. Herausgegeben von R. Frey, M. Halmágyi, K. Lang und P. Oettel
46 Veränderungen des Wasser- und Elektrolythaushaltes durch Osmotherapeutika. Von M. Halmágyi
47 Anaesthesie in extremen Altersklassen. Herausgegeben von K. Hutschenreuter, K. Bihler und P. Fritsche
48 Intensivtherapie bei Kreislaufversagen. Herausgegeben von S. Effert und K. Wiemers
49 Intensivtherapie beim akuten Nierenversagen. Herausgegeben von E. Buchborn und O. Heidenreich
50 Intensivtherapie beim septischen Schock. Herausgegeben von F. W. Ahnefeld und M. Halmágyi
51 Prämedikationseffekte auf Bronchialwiderstand und Atmung. Von L. Stöcker
52 Die Bedeutung der adrenergen Blockade für den haemorrhagischen Schock. Von G. Zierott
53 Nomogramme zum Säure-Basen-Status des Blutes und zum Atemgastransport. Herausgegeben von G. Thews
54 Der Vena Cava-Katheter. Von C. Burri und D. Gasser

55 Intensivbehandlung und ihre Grenzen. Herausgegeben von K. Hutschenreuter und K. Wiemers
56 Anaesthesie bei Eingriffen an endokrinen Organen und bei Herzrhythmusstörungen. Herausgegeben von K. Hutschenreuter und M. Zindler
57 Das Ultrakurznarkoticum. Methohexital. Herausgegeben von Ch. Lehmann
58 Stoffwechsel. Pathophysiologische Grundlagen der Intensivtherapie. Herausgegeben von K. Lang, R. Frey und M. Halmágyi
59 Anaesthesia Equipment. By P. Schreiber
60 Homoiostase. Wiederherstellung und Aufrechterhaltung. Herausgegeben von F. W. Ahnefeld und M. Halmágyi
61 Essays on Future Trends in Anaesthesia. By A. Boba
62 Respiratorischer Flüssigkeits-Wärmeverlust des Säuglings und Kleinkindes bei künstlicher Beatmung. Von W. Dick
63 Kreislaufwirkungen von nicht depolarisierenden Muskelrelaxantien. Von H. Schaer
64 Sauerstoffüberdruckbehandlung. Probleme und Anwendung. Herausgegeben von I. Prodlesch
65 Der Wasser- und Elektrolythaushalt des Kranken. Von H. Baur
66 Überlebens- und Wiederbelebungszeit des Herzens. Von P. G. Spieckermann
67 Energiebedarf und Sauerstoffversorgung des Herzens in Narkose. Von D. Kettler
68 Anaesthesie mit Gamma-Hydroxibuttersäure. Herausgegeben von W. Bushart und P. Rittmeyer
69 Ketamin. Neue Ergebnisse in Forschung und Klinik. Herausgegeben von M. Gemperle, H. Kreuscher und D. Langrehr
70 Die Sekretionsleistung des Nebennierenmarks unter dem Einfluß von Narkotica und Muskelrelaxantien. Von M. Göthert
71 Anaesthesie und Wiederbelebung bei Säuglingen und Kleinkindern. Herausgegeben von F. W. Ahnefeld und M. Halmágyi
72 Therapie lebensbedrohlicher Zustände bei Säuglingen und Kleinkindern. Herausgegeben von R. Frey, M. Halmágyi und K. Lang
73 Diagnostische und therapeutische Nervenblockaden. Herausgegeben von R. Frey, M. Halmágyi und H. Nolte
74 Intravenöse Narkose mit Propanidid. Herausgegeben von M. Zindler, H. Yamamura und W. Wirth
75 Anesthetic Management of Endocrine Disease. By T. Oyama
76 Diagnostik der Narkose- und Operationsfähigkeit. Herausgegeben von H. Kronschwitz und P. Lawin
77 Herzrhythmus und Anaesthesie. Herausgegeben von H. Nolte und J. Wurster
78 Biotelemetrie – Angewandte biomedizinische Technik. Von H. Hutten
79 Coronardurchblutung und Energieumsatz des menschlichen Herzens unter verschiedenen Anaesthetica. Von H. Sonntag
80 Anaesthesie. Atmung – Kreislauf. Herausgegeben von M. Gemperle, G. Hossli und B. Tschirren
81 Wechselwirkungen von Trometamol. Von H. Helwig
82 Engström-Respirator. Herausgegeben von G. Kalff und P. Herzog
83 Anaesthesie im Alter. Herausgegeben von F. W. Ahnefeld und M. Halmágyi
84 Ethrane. Edited by P. Lawin und R. Beer
85 Blutersatz durch stromafreie Hämoglobinlösung. Von J. M. Unseld
86 Intensivtherapie im Alter. Herausgegeben von K. Lang, R. Frey und M. Halmágyi
87 Notfallversorgung in der Gynäkologie und Geburtshilfe. Herausgegeben von F. W. Ahnefeld und M. Halmágyi
88 Beeinflussung gestörter Thrombozytenfunktion. Herausgegeben von J. Schara
92 Anaesthesie in Augen- und HNO-Heilkunde, Blutgerinnung, Blutanalyse. Herausgegeben von H. Bergmann und B. Blauhut
93 Respiration, Zirkulation, Herzchirurgie. Herausgegeben von H. Bergmann und B. Blauhut